Sprachliche Variation in autobiographischen Interviews

SPRACHE IN DER GESELLSCHAFT
BEITRÄGE ZUR SPRACH- UND MEDIENWISSENSCHAFT

Herausgegeben von Bernhard Pörksen und Ingrid Schröder

BAND 35

Zu Qualitätssicherung und Peer Review der vorliegenden Publikation

Die Qualität der in dieser Reihe erscheinenden Arbeiten wird vor der Publikation durch Herausgeber der Reihe geprüft.

Notes on the quality assurance and peer review of this publication

Prior to publication, the quality of the work published in this series is reviewed by editors of the series.

Ingrid Schröder / Carolin Jürgens (Hrsg.)

Sprachliche Variation in autobiographischen Interviews

Theoretische und methodische Zugänge

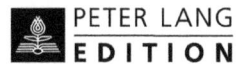

Bibliografische Information der Deutschen Nationalbibliothek
Die Deutsche Nationalbibliothek verzeichnet diese Publikation
in der Deutschen Nationalbibliografie; detaillierte bibliografische
Daten sind im Internet über http://dnb.d-nb.de abrufbar.

ISSN 0721-4081
ISBN 978-3-631-67734-6 (Print)
E-ISBN 978-3-653-07246-4 (E-PDF)
E-ISBN 978-3-631-70628-2 (EPUB)
E-ISBN 978-3-631-70629-9 (MOBI)
DOI 10.3726/b10627

© Peter Lang GmbH
Internationaler Verlag der Wissenschaften
Frankfurt am Main 2017
Alle Rechte vorbehalten.
Peter Lang Edition ist ein Imprint der Peter Lang GmbH.

Peter Lang – Frankfurt am Main · Bern · Bruxelles ·
New York · Oxford · Warszawa · Wien

Diese Publikation wurde begutachtet.

www.peterlang.com

Inhaltsverzeichnis

Ingrid Schröder/Carolin Jürgens (Hamburg)

Sprachliche Variation in autobiographischen Interviews. Theoretische und methodische Zugänge. Einleitung

Vom 31. Oktober bis 1. November 2014 fand an der Universität Hamburg ein Workshop zum Thema „Sprachbiographie" statt, dessen Ergebnisse in diesem Band publiziert werden. Der Workshop wurde im Rahmen des Projekts „Einstellungen gegenüber regionalen Sprachformen in der Großstadt: Niederdeutsch in Hamburg (NiH)" veranstaltet, das am 1. Juni 2014 mit Förderung der DFG gestartet werden konnte. Die im Projekt geplanten Analysen von Spracheinstellungen sollen zeigen, welche Funktionen dem Dialekt im öffentlichen Sprachgebrauch in der Großstadt gegenwärtig zukommen, und klären, welches Identifikationspotenzial mit dem Niederdeutschen verbunden wird. Zur Datenerhebung sind sprachbiographische Interviews durchgeführt worden, in denen sich drei Themenkomplexe abheben lassen: der Zusammenhang von Biographie und Sprachgebrauch, die Einstellung gegenüber der Stadt und die Einstellung gegenüber dem Niederdeutschen.

Die gemeinsame Basis aller Workshop-Teilnehmerinnen und -Teilnehmer bildet die Arbeit mit Sprachbiographien, während theoretische Grundlagen und Auswertungsmethoden differieren. Letztere standen im Mittelpunkt des Workshops, in dem die Möglichkeiten und Grenzen sprachbiographischer Analysen diskutiert wurden. Eine wesentliche methodische Differenz liegt in der Fokussierung des Inhaltes der Sprachbiographien gegenüber der Fokussierung der sprachlichen Form und damit der Art und Weise der Konstruktion von Biographien.

Zu Beginn präsentieren Carolin Jürgens und Ingrid Schröder (Hamburg) das Projekt „Einstellungen gegenüber regionalen Sprachformen in der Großstadt: Niederdeutsch in Hamburg (NiH)", in dem sprachbiographische Interviews als Materialbasis eine wesentliche Rolle spielen. Dargestellt werden vor allem die theoretischen und methodischen Grundlagen, die für die Analyse von Identitätskonstruktionen und Spracheinstellungen in autobiographischen Narrationen von Bedeutung sind.

Andreas Bieberstedt (Rostock) hat für seine Studie zur regionalen Sprachvariation zwischen Niederdeutsch und Hochdeutsch in der Peripherie Hamburgs 73 sprachbiographische Interviews durchgeführt, die Aufschluss über die Determinanten des Sprachgebrauchs und über die Spracheinstellungen geben sollen.

In seinem Beitrag diskutiert er theoretische Aspekte der Sprachbiographiefor-schung unter dialektologischer Perspektive und schlägt eine Unterscheidung von „sprachlichem Lebenslauf" als empirisch nachvollziehbarem Lebenslauf und „Sprachbiographie" als kognitivem und narrativem Konstrukt vor, die als Gegenstände der linguistischen Lebenslaufforschung bzw. der Sprachbiographie-forschung konturiert werden.

Jan Wirrer (Bielefeld) modelliert den Zusammenhang von Lebensphasen und sozialen Netzwerken in Biographien, wobei Überlagerungen und Wandelprozesse von Bedeutung sind. Auf dieser Basis stellt er exemplarisch die Biographie eines Sprechers des American Low German dar, indem er den Zusammenhang von biographischem Wandel und sich verändernder Sprachkompetenz bzw. sich wan-delndem Sprachgebrauch nachzeichnet. Zugleich plädiert er für die Bevorzugung des Terminus „Sprecherbiographie" gegenüber „Sprachbiographie".

Alastair Walker (Kiel) wendet sich mit dem Friesischen einer bedrohten Spra-che zu. In seiner Studie steht der Spracherwerb im Zentrum. Er hebt vier Sozia-lisierungsphasen voneinander ab und ordnet ihnen Netzwerke zu. Mithilfe von Interviews werden die unterschiedlichen Sozialisierungsprozesse in drei Gene-rationen erhoben. Ein Vergleich verdeutlicht, dass für den Erwerb der Regional-und Minderheitensprachen gegenwärtig zunehmend institutionelle Kontexte eine Rolle spielen und der ungesteuerte Spracherwerb entgegen früherer Zeiten ver-stärkt monolingual verläuft.

Beáta Wagner-Nagy (Hamburg) stellt anhand von Daten aus ihrem Projekt „Korpusaufbau und korpusbasierte Studien des Nganasanischen" die Sprachver-hältnisse im Norden Sibiriens dar. Sie zeigt, welche Faktoren dazu beigetragen haben, dass die nganasanische Sprache vom Aussterben bedroht ist und die Spre-chergruppe mehr und mehr das Russische als Alltagssprache präferiert. Erklärun-gen bieten die im Rahmen von Narrationen vorgebrachten Erinnerungsmotive wie Schule, Alltag und Kindheit.

Klaas-Hinrich Ehlers (Berlin) widmet sich der Bedeutung von Sprachbio-graphien als Quellen für die Sprachgeschichtsschreibung, wo andere Quellen versiegen. Dies ist insbesondere bei der Rekonstruktion von Mündlichkeit der Fall. Ehlers beschreibt anhand von Materialien aus seinem Projekt „Kontaktlin-guistische Untersuchungen zur sprachlichen Akkulturation Heimatvertriebener in Mecklenburg" den Gebrauch dialektaler Varietäten in der industriellen Arbeits-welt im Hinblick auf verschiedene Adressatengruppen (u. a. Zugewanderte, insbe-sondere als Flüchtlinge nach dem 2. Weltkrieg oder auch als Zugezogene aus dem Süden der DDR ohne Niederdeutsch-Kenntnisse) und Kommunikationssituatio-nen sowie Funktionen und skizziert daneben auch sprachliche Wandelprozesse.

Anne Betten (Salzburg) hat sich in mehreren Projekten intensiv mit der Sprache in der Emigration befasst und autobiographische Interviews mit Migranten geführt, die in den 1930er Jahren aus deutschsprachigen Ländern nach Israel ausgewandert sind, ebenso mit der nachfolgenden Generation. Ziel war einerseits die Erhebung des bildungsbürgerlichen Deutschs der 1920er Jahre, andererseits die Analyse der identitätsstiftenden Funktion der Sprache und der Spracheinstellungen der zweiten Generation im Verhältnis zur ersten Generation. Im Beitrag werden das Textsortenspektrum und die Darstellungsmuster in den Interviews fokussiert. Betten hebt die Bedeutung von Beschreibungen hervor, die häufig in Argumentationsstrukturen eingebettet sind. Daneben stehen Berichte und episodische Erzählungen.

Katharina König (Münster) analysiert die Kommunikationssituation während des Interviews. Anhand von Beispielen aus dem Themenbereich der migrationsbedingten Mehrsprachigkeit wird gezeigt, dass die Modalität des Gesprochenen, die Beeinflussung durch die Interviewer und Interviewerinnen sowie die intrapersonelle Variation während der Analyse zu berücksichtigen sind. König zeigt, dass die Konstruktion sprachbiographischen Wissens immer in Koordination der Gesprächspartner stattfindet. Solche Koordinierungs- und Kontextualisierungsleistungen können durch gesprächs- oder konversationsanalytische Verfahren sichtbar gemacht und in die Auswertung einbezogen werden.

Lara Neumann und Ingrid Schröder (Hamburg) zeigen anhand von Interview-Daten aus dem NiH-Projekt sprachliche Verfahren zur Konstruktion einer regionalen Identität durch Sprache. Von den Interviewten wird Niederdeutsch in das eigene Identitätskonzept eingebaut und dabei insbesondere zur Positionierung gegenüber den Interaktionspartnern als auch zur Konturierung von Gruppenzugehörigkeit genutzt. Diese exemplarische Analyse von Identitätskonstruktionen wurde während des Germanistentags 2016 präsentiert und zusätzlich in den Band aufgenommen.

Der Band bietet somit verschiedene theoretische und methodische Zugänge zur Analyse sprachlicher Variation mittels autobiographischer Interviews. Thematisch stehen sprachliche Biographien in Kontexten des Sprach- oder Varietätenkontakts im Zentrum. Deutlich wird, dass neben inhaltsanalytischen Verfahren Methoden der Gesprächs- und Konversationsanalyse relevant sind. Die forschungsleitenden Fragestellungen führen außerdem zu theoretischen und methodischen Erweiterungen. Zugleich wird der Stellenwert der Sprachbiographien deutlich, der weit über ihre Bedeutung als Erhebungsmethode hinausgeht. Sprachbiographien bieten eine Basis für die Analyse der Entwicklung sprachlicher Kompetenzen und des Sprachgebrauchswandels mit seinen Auslösern ebenso wie für die Analyse der Rolle von Sprache und Spracheinstellungen für Identitätskonstruktionen.

Unser Dank gilt den Workshop-Teilnehmern, deren Beiträge wir in diesem Band präsentieren dürfen, für die anregenden Diskussionen, die uns auf dem Projektweg beflügelt haben, wie auch dem Redaktionsteam Christine Fuhrmeister, Cornelia Gläser und Martin Gögge, die mit großer Umsicht die Texte für den Druck eingerichtet haben.

Ingrid Schröder/Carolin Jürgens (Hamburg)

Einstellungen gegenüber regionalen Sprachformen in der Großstadt: Niederdeutsch in Hamburg (NiH). Eine Projektskizze

Abstract: The paper introduces a current research project which focuses on the analysis of language attitudes towards regional forms of speech in urban areas. Despite decreasing communicative relevance the Low German dialect is part of culture and media and as such perceived in public. This striking finding leads to the hypothesis that Low German is perceived as a special local characteristic and that the symbolic function of the dialect has increased. This article discusses theoretical and methodical aspects as well as the outline of the qualitative and the quantitative studies.

1 Einleitung: Ausgangssituation, Fragestellungen und Hypothesen

Niederdeutsch ist in Hamburg fast vollständig aus der Alltagskommunikation verschwunden. Lediglich 10 % der Hamburger Bevölkerung beanspruchten den Ergebnissen der INS-Umfrage zur Lage des Niederdeutschen 2007 zufolge für sich, sehr gute oder gute Niederdeutschkenntnisse zu haben.[1] Dass zudem selbst die kompetenten Sprecher das Niederdeutsche nicht mehr in der Alltagskommunikation verwenden, geht daraus hervor, dass 54 % der Sprecher angaben, vor länger als einem halben Jahr zum letzten Mal Niederdeutsch gesprochen zu haben.[2] Doch zeigt dieselbe Umfrage zugleich eine positive Bewertung des Niederdeutschen. So haben 91 % der Hamburger Befragten angegeben, Niederdeutsch sei für sie „heimatlich" und 90 % hielten es für „typisch norddeutsch". Zudem wird es als kultureller Faktor wahrgenommen und von 87 % mit dem Ohnsorg-Theater in Verbindung gebracht.[3] Niederdeutsch ist demnach im Bewusstsein der Bewohner Hamburgs nach wie vor als Teil der städtischen Sprachwirklichkeit[4] verankert. Auch in der Öffentlichkeit, vor allem in Kultur und Medien, spielt es eine Rolle und wird für die Namensgebung von Restaurants und Geschäften oder

---

1   Möller 2010, S. 558.
2   Möller 2010, S. 559.
3   Möller 2010, S. 554.
4   Zur Bedeutung des Niederdeutschen in der Sprachgeschichte Hamburgs vgl. Möhn 2003.

für die Werbung und zur Selbstdarstellung insbesondere im Dienstleistungssektor genutzt.[5]

Aus diesem Befund resultiert die Hypothese, dass Niederdeutsch in Hamburg als ein besonderes, positives Ortsmerkmal wahrgenommen wird und gegenüber seiner kommunikativen die sozialsymbolische Funktion an Bedeutung gewonnen hat. Auch die Verpflichtungen zur Förderung der Sprache, die Hamburg im Rahmen der Europäischen Charta der Regional- oder Minderheitensprachen übernommen hat, können als Beleg für die Zuschreibung eines hohen sozialsymbolischen Signalwerts gelten.[6]

Im Projekt „Einstellungen gegenüber regionalen Sprachformen in der Großstadt: Niederdeutsch in Hamburg (NiH)"[7] sollen die Funktionen des Niederdeutschen und anderer regionalsprachlicher Formen im urbanen Raum untersucht werden. Die sukzessive funktionale Verschiebung, der Niederdeutschgebrauch und -bewertung aktuell unterliegen, soll durch eine Analyse des öffentlichen Sprachgebrauchs erhellt werden. Im Zentrum steht die Motivation der Sprecher und Akteure in öffentlichen Institutionen, das Niederdeutsche zu verwenden oder sich mit entsprechenden kulturellen und medialen Aktivitäten und Produkten auseinanderzusetzen, obwohl es nur noch eingeschränkt für die Alltagskommunikation genutzt wird. Es soll untersucht werden, welche Bewertungen und welches Identifikationspotenzial mit dem Niederdeutschen verbunden sind, d. h. inwieweit Niederdeutsch als Mittel der Identitätsstiftung und Identitätswahrung eingesetzt oder ggf. auch nur wahrgenommen wird.

Vor allem sollen die bewussten oder auch unbewussten Inhalte und Wertungen, die in Hamburg mit dem Niederdeutschen verbunden sind, ermittelt werden. Darüber hinaus wird gefragt, ob mit der aktiven kulturellen und medialen Auseinandersetzung mit dem Niederdeutschen ein spezifischer Wertekanon verbunden ist. Es kann vermutet werden, dass neben den individuellen Erinnerungen an die eigene Kindheit der Hafen mit seinen traditionellen Berufen und die Geschichte Hamburgs mit ihrer hansischen oder, als Reflex darauf, hanseatischen Tradition mit dem Niederdeutschen verknüpft und aufgerufen werden. Die Sprachwahl Niederdeutsch und ebenso das Engagement für die Verwendung des Niederdeutschen, die Rezeption entsprechender kultureller Angebote und insgesamt die

---

5 Vgl. dazu aktuell Jürgens 2016.
6 Vgl. Eichinger 1999, S. 50.
7 Projektleitung: Ingrid Schröder; wissenschaftliche Mitarbeiterinnen: Carolin Jürgens (bis August 2015), Lara Neumann (ab November 2015); studentische Hilfskräfte: Franziska Fleischhauer, André Pabst, Bernadette Schlaffner, Verena Turkowski. Projektlaufzeit: 1.6.2014–31.12.2017.

positive Bewertung der Sprache können dann als Versuch gewertet werden, an positiven Hamburger Ortsstereotypen zu partizipieren. Niederdeutsch wäre als Bestandteil einer spezifischen hamburgischen Identität zu verstehen.

Zusätzlich zu den Einstellungen gegenüber dem Niederdeutschen sollen auch die Einstellungen gegenüber dem lokalen Substandard in Hamburg in die Untersuchung vergleichend einbezogen werden. Es ist zu fragen, ob der lokale Substandard dieselbe Wertschätzung erfährt wie das Niederdeutsche oder ob gänzlich unterschiedliche Einstellungen damit verbunden werden. Aufgrund erster Beobachtungen kann die Hypothese formuliert werden, dass Substandardformen stärker sozial stigmatisiert sind als das Niederdeutsche, vor allem bei jungen Leuten aber ein (verdecktes) Prestige besitzen und als identitätskonstituierende Merkmale genutzt werden.[8]

In der folgenden Vorstellung des Forschungsprojekts „Einstellungen gegenüber regionalen Sprachformen in der Großstadt: Niederdeutsch in Hamburg (NiH)" werden in einem ersten Schritt die theoretischen Konzepte skizziert, die der Analyse zugrunde liegen. Im Einzelnen werden dann die beiden Teilstudien, eine qualitative Analyse sprachbiographischer Interviews und etwas kürzer, da sie im Zusammenhang des vorliegenden Bandes eine geringere Rolle spielt, die quantitative Auswertung einer Fragebogenerhebung, präsentiert. Erste Ergebnisse können einen Einblick in die Ergiebigkeit der Projektdaten vermitteln und weisen auf die Gesamtdarstellung der Projektergebnisse voraus, die für das Jahr 2018 geplant ist.[9]

2 Theoretische Konzepte

Als theoretische Basis für die Studie sind Identitäts- und Einstellungskonzepte zu diskutieren und zueinander ins Verhältnis zu setzen. Dabei werden Einstellungen als wesentliche Komponenten der Identitätsstiftung verstanden. Der Analyse zugänglich ist Identität nicht an sich, sondern in Form von Verhaltensweisen, insbesondere durch semiotische Verfahren sowohl sprachlicher wie nicht-sprachlicher Art, welche in ihrer Kombination einen spezifischen Stil generieren.[10]

---

8 Vgl. Schröder 2015, S. 49.
9 Auf eine detaillierte Beschreibung des Forschungsstandes zu Spracheinstellungen und Identitätskonstruktionen wird an dieser Stelle verzichtet. Für einen Überblick zu Untersuchungen zum Niederdeutschen siehe Jürgens 2015a, S. 75–103; zusätzlich Scharioth 2015. Die Wahrnehmung eines regionalen Substandards in Hamburg bzw. im norddeutschen Sprachraum ist bislang nicht untersucht worden. Die Salienz regionaler Merkmale behandelt Hettler 2014; 2015; 2016.
10 Vgl. Eckert 2012, S. 94, im Anschluss an Bucholtz/Hall 2005; 2010; Irvine 2001.

Da Identitätskonstruktionen vor allem in Narrationen gestaltet werden, ist gesondert auf das Konzept der narrativen Identität und Positionierungsverfahren einzugehen. Mit dem Identitätskonzept wird das Einstellungskonzept verknüpft, das es erlaubt, Selbstbilder und Zugehörigkeiten zu sozialen Gruppen zu ermitteln, indem Zuschreibungen und Bewertungen analysiert werden. Diese treten vor allem in Form von Stereotypen hervor, die für eine Analyse von besonderem Interesse sind, da sie intersubjektiv geteilt werden und gesellschaftlich verankert sind.

2.1 Identität

Identität ist nicht als einheitliches Konzept zu verstehen. In der Forschung werden, je nachdem, worauf Identität gerichtet ist, mehrere Ausformungen unterschieden. Neben der individuellen, personalen Identität steht eine auf Gruppen gerichtete soziale Identität. Als eine Sonderform der sozialen Identität wiederum kann eine raumbezogene regionale Identität beschrieben werden, wenn spezifisch raumgebundene Elemente wie regionale Mode oder Essgewohnheiten als Abzeichen in die Identitätskonstruktionen eingehen. Handelt es sich bei den identitätsstiftenden Elementen um Sprachformen, lässt sich dies auch unter den Begriff der sprachlichen Identität fassen. Unter dem Label „narrative Identität"[11] wird hingegen kein spezifischer identitätsbildender Kristallisationspunkt verstanden, sondern die Konstruktion von Identität durch Narration. In diesem Zusammenhang ist es – im Unterschied zur sozialpsychologisch verankerten Terminologie – daher zielführender, von narrativ konstruierter Identität zu sprechen.

2.1.1 Konzept und Ausformungen

Identität lässt sich als das „je spezifische Selbst- und Weltverhältnis sozialer Subjekte", als „ihr Selbstbild und Selbstverständnis"[12] bestimmen, wobei eine „Verbindung von Selbigkeit, Kontinuität und Einheit"[13] existiert. Die Ich-Identität oder personale Identität besteht in der Selbsteinschätzung einer Person, die von der Einschätzung durch andere abzugrenzen ist. Die Einheit der Person wird nicht nur von außen konstatiert, sondern auch als innere Einheit erlebt. Durch die Ich-Identität wird zugleich die Differenz zwischen dem Ich und dem Du, dem Selbst und dem Anderen, hergestellt. Identität und Alterität stehen einander gegenüber.

---

11 Vgl. Lucius-Hoene/Deppermann 2002; 2004.
12 Rosa 2007, S. 47.
13 Krappmann 2004, S. 406. Ähnlich Kontinuität, Konsistenz und Kohärenz als konstituierende Merkmale bei Straub 2011, S. 284. Vgl. als weitere Übersichtsartikel Rosa 2007 und Hügli 2010.

Während traditionelle Auffassungen Identität als ontologische Kategorie und damit als eher abgeschlossen und gleichbleibend konzipieren und von einem Selbst mit eindeutigen Rollenzuweisungen ausgehen, sehen postmoderne Auffassungen Identität als dynamisches Konzept bzw. als Prozess an.[14] Demnach sind Identitäten einem ständigen Wandel unterworfen und müssen stets neu ausgehandelt werden.[15] Anstelle der Kategorien Kohärenz und Kontinuität stehen dann verstärkt Wandel und Flexibilität im Mittelpunkt.[16]

Identität kann unterschiedliche Facetten des Lebens integrieren, vor allem durch die verschiedenen Rollen, die jeder Mensch einnimmt, beruflich wie in der Freizeit, in der Familie wie im Freundeskreis. Eine solche auf die Zugehörigkeit zu Gruppen bezogene Identität kann als soziale Identität bezeichnet werden: „Social Identity will be understood as that part of an individual's self-concept which derives from his knowledge of his membership of a social group (or groups) together with the value and emotional significance attached to that membership"[17]. Die Mitglieder der eigenen Gruppe, die Ingroup, werden dabei in der Regel positiv bewertet und von der Outgroup abgesetzt.

Von der sozialen Identität, die sich auf das Individuum bezieht und in die Merkmale und Bewertungen von Gruppen integriert werden,[18] ist die kollektive Identität abzuheben. Da jedoch vage bleibt, was unter der Identität eines Kollektivs zu verstehen ist, und zu fragen ist, ob „kollektive Identität" überhaupt auf etwas Konkretes verweist oder sich vielmehr als ein „leerer Signifikant"[19] erweist, wird diese Konzeption hier nicht weiter verfolgt. Stattdessen wird Identität stets

---

14 Für einen Überblick über verschiedene Theorien vgl. Krappmann 2004.

15 Vgl. Straub 2011, S. 285: „Kontinuität meint die temporale Einheit eines Selbst, das nicht wegen irgendwelcher eventueller Konstanzen von ‚etwas' das ‚gleiche' bleibt, sondern aufgrund der aktiven Kontinuierungsleistungen eines um sich selbst sorgenden Subjekts, das sich trotz aller erfahrenen und erwarteten (kontingenten) Veränderungen und Entwicklungen als nämliches versteht, zu verstehen gibt und praktisch präsentiert."

16 Vgl. Rosa 2007, S. 51. Modelle sich wandelnder Identitäten fußen auf dem Ansatz von Erikson 1959; 1968, wonach Identität sich im Zuge der Sozialisation entwickelt und die Identitätsbildung verschiedene Stufen durchläuft. Nach Erikson ist allerdings eine einheitliche, kontinuierliche Identität erstrebenswert, ein Postulat, das heute nicht mehr aufrechtzuerhalten ist und daher durch einen dynamischen Identitätsbegriff abgelöst wurde.

17 Tajfel 1981, S. 255.

18 Vgl. dazu auch Rosa 2007, S. 51.

19 Giesen/Seyfert 2013, S. 39. Vgl. auch Niethammer 2000, der den Begriff „kollektive Identität" als „Plastikwort" (nach Pörksen) brandmarkt, das zwar hohe Konjunktur hat, aber inhaltlich arm und unterdifferenziert ist.

auf das Individuum zurückgeführt und als konstruiertes Selbstbild beschrieben, das Merkmale der Gruppe bzw. des Kollektivs mit aufnimmt.[20]

Als eine spezifische Form der sozialen Identität kann die raumbezogene regionale Identität angesehen werden. Unter „regionaler Identifikation" verstehen Mühler/Opp „das Ausmaß, in dem eine Person eine Region oder, genauer, die Bewohner einer Region positiv bewertet oder, anders gesagt, sich mit einer Region verbunden fühlt"[21]. Region ist dabei nicht nur als eine geographisch bestimmbare Fläche anzusehen, sondern als historisches, politisches, soziales und kulturelles Konzept,[22] das für personale wie auch für soziale Identifikationsprozesse eine Rolle spielt: „Die Region ist im Kontext einer modernen Regionalgeschichte [...] als Handlungs-, Wahrnehmungs- und Bewußtseinsraum konkreter Menschen in ihrer Zeit zu verstehen. [...] Regionen stellen somit ein Raumkonzept dar, das – neben anderen Konzepten – der Ausbildung personaler und sozialer Identität dient."[23]

Regionale – wie auch andere soziale – Identitätskonstruktionen werden nicht zuletzt durch kulturelle Spezifika sozialer oder regionaler Gruppen bestimmt. Dazu gehört vor allem auch die Sprache. Sprachidentität lässt sich als Teil der personalen Identität, als „Identität von Personen, soweit diese durch Sprache und Sprachverwendung konstituiert oder mitkonstituiert wird"[24], beschreiben oder kann als Teil der sozialen Identität, als „Identität einer Person in Bezug auf ihre – oder auf eine – Sprache"[25] gefasst werden, wenn Sprache als Gruppenabzeichen wahrgenommen und die Person aufgrund ihrer sprachlichen Merkmale bewertet wird. Dies lässt sich auf die sozialsymbolische Funktion von Sprache zurückführen, die in Anlehnung an Bühlers Organon-Modell[26] als Symptomfunktion bestimmbar ist: „Diese Symptomfunktion des sprachlichen Zeichens erlaubt dem, der es wahrnimmt, über die (symbolfunktionale) Interpretation dessen, was es *darstellt* („Gegenstände und Sachverhalte"), hinaus zugleich Schlüsse über den, der es *ausdrückt*."[27] Je nachdem, ob bei der Verwendung einer Sprache eher die

---

20 Davon bleibt unberührt, dass Identitätskonstruktionen innerhalb von Kollektiven über kulturelle Symbole und diskursive Formationen inszeniert werden können und somit Teile sozialer und politischer Praktiken sind; vgl. Straub 2011, S. 293.

21 Mühler/Opp 2008, S. 1–2.

22 Vgl. Blotevogel 2001, S. 3.

23 Flender/Pfau/Schmidt 2001, S. 24.

24 Thim-Mabrey 2003, S. 2.

25 Thim-Mabrey 2003, S. 2.

26 Vgl. Bühler 1999 [1934].

27 Hess-Lüttich 2004, S. 492; zum Konzept der Indexikalität auch Silverstein 2003, S. 217–222. In diesem Zusammenhang spricht Eckert 2012, S. 87, von sozialer Bedeutung, die

Darstellungsfunktion oder die Ausdrucksfunktion überwiegt, lassen sich Kommunikationssprachen mit stärkerer Darstellungsfunktion und Identifikationssprachen mit stärkerer sozialsymbolischer Funktion abheben.[28]

Im NiH-Projekt wird sowohl die Frage nach der Relevanz regionaler Sprachformen, in diesem Fall des Niederdeutschen und der hamburgischen Umgangssprache, als auch nach der Relevanz des Wohnortes und Lebensmittelpunkts, hier der Stadt Hamburg, für die personale Identitätskonstruktion gestellt. Damit sind zugleich die personale wie auch die soziale und in ihrer spezifischen Ausformung die regionale Identität angesprochen, wenn erörtert werden soll, ob ein Zusammenhang zwischen der Zugehörigkeit zu einer Sprechergruppe, d. h. zugleich der Kompetenz, der Bewertung und dem Gebrauch[29] einer sprachlichen Varietät, nämlich des Niederdeutschen, auf der einen Seite und der Zugehörigkeit zu einer raumbezogenen Gruppe als Einwohner der Stadt Hamburg auf der anderen Seite existiert. Es soll untersucht werden, auf welche Weise die Merkmale und Bewertungen der beteiligten Gruppen in der Konstruktion der personalen Identität eines Individuums miteinander verknüpft werden. Das Projekt widmet sich demnach nicht der Bildung einer etwaigen kollektiven Identität der Sprechergruppe,[30] sondern der Konstruktion und Verknüpfung von sprachlicher und räumlicher Identität im Individuum. Neben den Selbstkonzepten, welche die persönlichkeitsstiftenden Elemente der eigenen Person umfassen, zu denen auch die aus Gruppen übernommenen Merkmale gehören, sollen während der Analyse immer auch die Fremdkonzepte berücksichtigt werden. Dies betrifft sowohl die Zuschreibungen von außen an die eigene Person als auch die Zuschreibungen gegenüber anderen Personen oder Gruppen, also zum Beispiel Nicht-Hamburger gegenüber Hamburgern oder Niederdeutschsprecher gegenüber Hochdeutschsprechern.

2.1.2 Narrativ konstruierte Identität und Positionierungsverfahren

Bei der Diskussion von Identitätskonzepten wurde bereits darauf hingewiesen, dass Identität keine ontologische Kategorie ist, die homogen und unveränderlich ist, sondern stets neu im Laufe des Lebens aktualisiert wird. Dies geschieht durch Narrationen, insbesondere autobiographische Erzählungen, die geeignet sind, die

---

durch die Verwendung spezifischer sprachlicher Varianten oder durch die Nutzung eines bestimmten Stils erzeugt wird.

28 Nach Hüllen 1992.

29 Vgl. dazu weiter unten das Einstellungskonzept mit den Komponenten Wissen, Affekt (Bewertung) und Verhaltensdisposition.

30 Vgl. dazu Lesle 2004; 2015.

verschiedenen Rollen, in denen eine Person agiert, sowie Brüche und Diskontinuitäten in der Lebensgeschichte zu integrieren. „Im Medium der Sprache ist das Erzählen von Geschichten der wohl wichtigste [...] Modus einer auf Kontinuität und Identität zielenden Synthese temporaler Differenz. [...] [N]arrative Selbstthematisierungen schaffen [...] Kontinuität und die damit verwobenen Identitätsaspekte, sie bilden nicht etwas ab oder beschreiben etwas."[31] Biographische Erzählungen sind somit nicht bloße Lebensbeschreibungen oder Erfahrungsberichte, sondern sie werden zu Konstruktionen der personalen Identität.[32] Identität wird narrativ gestiftet, indem sie beim Erzählen der Lebensgeschichte immer wieder neu verfertigt wird.[33]

Da es in der postmodernen Gesellschaft keine bruchlosen Lebenswege mehr gibt, sondern sich vielmehr „Patchwork-Identitäten"[34] ausbilden, spielt die narrative Konstruktion von Identität eine zentrale Rolle. Vor allem durch Erzählungen können Selbstbilder kohärent gestaltet werden. „Insofern handelt es sich bei der Narration nicht um einen Lebenslauf, den man – nicht allzu häufig – schreibt und fortschreibt, sondern um einen grundlegenden Modus der sozialen Konstruktion von Wirklichkeit."[35] Wird Identität als kommunikative Praxis verstanden, steht in autobiographischen Erzählungen nicht mehr nur der Inhalt der Erzählungen, sondern vor allem „die Art und Weise, wie Menschen identitätsrelevante sprachliche Strategien einsetzen, um in Kommunikationssituationen (wie z. B. im narrativen Interview) Selbstverständnis und Identität zu vermitteln und im interaktionalen Raum mit der zuhörenden Person auszuhandeln oder kooperativ herzustellen"[36], im Mittelpunkt.

Die Trennung zwischen dem erzählten Inhalt und der Erzählung in der aktuellen Kommunikationssituation findet ihr Pendant in der Sprachbiographieforschung,

---

31 Straub 2011, S. 286.
32 Vgl. Hügli 2010, S. 141.
33 Das Konzept der narrativen Identität ist in unterschiedlichen wissenschaftlichen Richtungen verankert. Ein wesentlicher Bezugspunkt ist das Werk des französischen Philosophen Paul Ricœur, der argumentiert, dass die Lebensgeschichte nur durch narrative Vermittlung zugänglich sei, da nichts im Leben eines Menschen unveränderlich ist und dadurch alle Erfahrungen der Veränderung ausgesetzt sind. Narrative Identität definiert Ricœur als „jene Art von Identität, zu der das menschliche Wesen durch die Vermittlung der narrativen Funktion Zugang haben kann" (Ricœur 1987, S. 57). Diesem Grundgedanken folgt auch der sozialpsychologische Ansatz der narrativen Psychologie, wie er hier dargestellt wird.
34 Vgl. Keupp 1999; Kraus 1999.
35 Kraus 1999, o. S.
36 Lucius-Hoene 2010, S. 155.

in der zwischen Sprachbiographie als gelebter Geschichte, als erinnerter Geschichte und als sprachlicher Rekonstruktion unterschieden wird.[37] Auch in der Spracheinstellungsforschung wird darauf abgehoben, dass Spracheinstellungen mehrfach kontextgebunden sind, sowohl hinsichtlich ihrer soziokulturellen Einbettung als auch hinsichtlich der Wechselwirkung zwischen Kommunikationssituation und Einstellungsmodellierung.[38]

Damit sie akzeptiert werden und somit ihren Zweck erfüllen können, müssen Erzählungen bestimmten makrostrukturellen Mustern folgen, die gesellschaftlich verankert sind und zum Alltagswissen der Sprechergemeinschaft gehören.[39] Sie bilden nicht nur den Rahmen für die Identitätskonstruktionen, sondern machen sie zugleich der Analyse zugänglich. Vor allem Abwandlungen und Brüche können dann Hinweise auf die Identitätskonstruktion der erzählenden Person geben.

Um narrativ konstruierte Identität auch jenseits der Makrostrukturen der Erzählung beschreibbar zu machen, analysieren Lucius-Hoene/Deppermann 2002 Positionierungsverfahren als wesentliche Vorgänge bei der Identitätskonstruktion. „*Positionierung* bezeichnet zunächst ganz allgemein die diskursiven Praktiken, mit denen Menschen sich selbst und andere in sprachlichen Interaktionen aufeinander bezogen als Personen her- und darstellen, welche Attribute, Rollen, Eigenschaften und Motive sie mit ihren Handlungen in Anspruch nehmen und zuschreiben, die ihrerseits funktional für die lokale Identitätsher- und -darstellung im Gespräch sind."[40] Mithilfe von Positionierungen konstruieren die Sprecher ihre eigene Rolle sowohl in der erzählten Situation im Verhältnis zu anderen

---

37 Vgl. Tophinke 2002; vgl. auch den Beitrag von Bieberstedt in diesem Band.

38 Vgl. Tophinke/Ziegler 2002; 2006; zu Spracheinstellungskonzepten vgl. weiter unten.

39 Diese Muster sind im Rahmen der linguistischen Erzählforschung und der Gesprächslinguistik eruiert und beschrieben worden; vgl. im Überblick Quasthoff 2001. Fienemann 2006, S. 22–27, stellt im Anschluss an Rehbein 1980 fünf Phasen heraus, die nach der Position der Sprecher- und Hörer-Origo unterschieden werden: (1) Vorgeschichte; (2) Beginn; (3) Wiedergabe der vergangenen Handlungen und Ereignisse; (4) Hin- und-Her-Springen zwischen Erzählraum und aktuellem Sprechzeitraum; (5) Verfügbarkeit des Wissens durch den Hörer. Brinker 2010, S. 60–65, gliedert Erzählungen nach Labov/Waletzky 1967/1973 nach thematischen Kategorien: (1) Orientierung; (2) Komplikation; (3) Evaluation; (4) Resolution; (5) Coda. Aus sozialpsychologischem Blickwinkel benennt Kraus im Anschluss an Gergen/Gergen 1988 fünf Merkmale einer „wohlgeformten Narration": a) Ein sinnstiftender Endpunkt; b) die Einengung auf relevante Ereignisse; c) die narrative Ordnung der Ereignisse; d) die Herstellung von Kausalverbindungen; e) Grenzzeichen, welche die Narration rahmen; vgl. Kraus 2002, S. 167–171.

40 Lucius-Hoene/Deppermann 2004, S. 168.

Personen innerhalb der Erzählung als auch ihre eigene Rolle im Verhältnis zu den Kommunikationspartnern in der aktuellen Gesprächssituation. So können drei Ebenen der Positionierung im Erzählen unterschieden werden: (1) gegenseitige Positionierungshandlungen der erzählten Figuren innerhalb des erzählten Ereignisses; (2) Positionierung des erzählten Ichs und anderer Personen der erzählten Geschichte durch das erzählende Ich; (3) selbstbezügliche Positionierung des erzählenden Ichs gegenüber dem Zuhörer.

Die Identitätsarbeit ist also immer auf zwei Bereiche hin ausgerichtet, auf den Erzählinhalt und auf die Erzählsituation. Positionierungen finden auf beiden Ebenen im Rahmen sozialer Handlungen statt, mit denen sich ein Mensch mit anderen in Beziehung setzt, sich selbst sozial bestimmt und somit einen Platz im sozialen Raum einnimmt. Seinem Interaktionspartner teilt er damit mit, wie er selbst gesehen werden möchte (Selbstpositionierung), und auch, wie er den Aktionspartner sieht (Fremdpositionierung). Als Elemente kann eine Position persönliche Merkmale (z. B. psychologische Eigenschaften wie Kreativität, Unabhängigkeit), soziale Identitäten (z. B. Lehrer, Fußballfan), rollenbedingte Rechte (z. B. Autorität, Kompetenz) und auch moralische Attribute und Ansprüche des Sprechers (z. B. Ehrlichkeit, Opferstatus) umfassen.[41] Da sie nicht an bestimmte sprachliche Mittel gebunden ist, kann die Positionierungshandlung nur mit einem gesprächs- und erzählanalytischen Instrumentarium funktional bestimmt werden.[42]

Sowohl die Inhalte als auch die Formen narrativer Identitätskonstruktionen sind im NiH-Projekt von besonderem Interesse. Autobiographische Erzählungen, wie sie im Projekt im Rahmen von narrativen sprachbiographischen Interviews zum Ausdruck kommen, können als probate Mittel zur Erforschung von Identitäten und deren Konstruktionen gelten und sind deshalb auch als „Königsweg zur Identität"[43] bezeichnet worden. Selbst wenn eine solche Zuspitzung nicht geteilt werden muss, stellen unter linguistischer Perspektive sprachbiographische Interviews ein zielführendes Mittel dar, Identitätskonstruktionen sichtbar und nachvollziehbar zu machen.

---

41 Vgl. Lucius-Hoene/Deppermann 2004, S. 170–171.
42 Vgl. Lucius-Hoene/Deppermann 2004, S. 168.
43 Lucius-Hoene 2010, S. 153.

2.2 Einstellungen

Identität äußert sich insbesondere durch positive Einstellungen gegenüber identitätsstiftenden Bezugselementen. Einstellungen bieten dem Einstellungsträger Orientierung, indem sie die soziale Wirklichkeit strukturieren und Komplexität reduzieren. Sie bringen Wertvorstellungen zum Ausdruck (Wertausdrucksfunktion) und begründen die Identifizierung mit bestimmten Bezugsgruppen (Funktion der sozialen Anpassung). Auf diese Weise sind sie wichtige Faktoren für die Herstellung personaler und vor allem sozialer Identität.[44]

Um zu erläutern, auf welche Weise Einstellungen einer Analyse zugänglich gemacht werden können, wird im Folgenden das Dreikomponentenmodell erläutert, woraus sich als Untersuchungsgegenstände Sprach- und Ortswissen sowie Sprach- und Ortsbewertungen ergeben. Da sich Einstellungen insbesondere auch in Form von Stereotypen zeigen, werden diese gesondert betrachtet.

2.2.1 Komponenten der Einstellung

Eine grundlegende Definition fasst „Einstellung" als eine psychische Disposition, die von bestimmten Erfahrungen oder Wahrnehmungen ausgelöst wurde und das Verhalten eines Menschen gegenüber seiner Umwelt steuert: „An attitude is a mental or neural state of readiness, organized through experience, exerting a directive or dynamic influence upon the individual's response to all objects and situations to which it is related."[45] Zusätzlich kann eine Bewertungskomponente ins Zentrum rücken, indem Einstellung als „a psychological tendency that is expressed by evaluating a particular entity with some degree of favor or disfavor" bestimmt wird.[46] In der Sozialpsychologie hat sich hinsichtlich der Struktur von Einstellungen ein Mehrkomponentenmodell durchgesetzt, das diese beiden grundlegenden Bestimmungsfaktoren aufnimmt und zwischen einer kognitiven, einer affektiven und einer konativen Komponente unterscheidet.[47] Die kognitive Komponente umfasst das Wissen, das eine Person in Bezug auf das Einstellungsobjekt hat. Unter die affektive Komponente fallen die Emotionen gegenüber dem Einstellungsobjekt. Die konative Komponente schließlich bezeichnet die Verhaltensabsichten, die eine Person dem Einstellungsobjekt gegenüber fasst. Da sich

---

44 Vgl. Haddock/Maio 2014, S. 209.
45 Allport 1935, S. 810.
46 Eagly/Chaiken 1998, S. 269; vgl. auch die Überblicksartikel von Bohner 2002; Fischer/
    Wiswede 2009 sowie Meinefeld 1999 mit einer Kritik des Einstellungskonzeptes. Zum
    Spektrum der Definitionen vgl. Banaji/Heiphetz 2010, S. 356–357.
47 Vgl. Fischer/Wiswede 2009, S. 285; Lasagabaster 2004, S. 400.

Einstellungen jedoch nicht einfach als Summe dieser Komponenten definieren lassen, wurde vorgeschlagen, dieses Verhältnis als Wechselwirkung zwischen Einstellungen und den darauf bezogenen Elementen Wissensbestand (*belief*), Affekt (*affect*) und Verhalten (*behaviour*) zu beschreiben.[48] Da Einstellungen selbst nicht ohne Weiteres wahrgenommen werden können, sind vor allem sprachliche Äußerungen zu Wissen, zu Emotion und zu Handlungsdispositionen auszuwerten, die in Interviews erhoben werden.

Einstellungsobjekte können jegliche Entitäten bilden, so auch Räume und Orte sowie Sprache, Sprecher und Sprachverhalten. Einstellungen gegenüber einer Region bzw. einem Ort dienen dem Ausdruck regionaler Identität, die Wissen über den Raum und seine Geschichte[49] und positive Bewertungen[50] mit dem Gefühl persönlicher Zugehörigkeit[51] verbindet. Die Teilnahme an regionsbezogenen Aktivitäten wie Festen und Bräuchen sowie die Verwendung des Dialekts oder regionalsprachlicher Formen markieren entsprechende Handlungsdispositionen.[52]

Fungieren Sprachen oder Varietäten, einzelne sprachliche Phänomene oder Sprecher und ihr Sprachverhalten als Einstellungsobjekte, handelt es sich um Spracheinstellungen, die wiederum als Ausdruck sprachlicher Identität angesehen werden können. So lässt sich das Komponentenmodell der Einstellung auch auf Sprache anwenden: Die kognitive Komponente manifestiert sich im Wissen über sprachliche Strukturen, über pragmatische Einheiten und ihren Gebrauch sowie im Wissen über sprachliche Identität, das sich „auf die sozialsymbolische Funktion von Sprache als Mittel sozialer Abgrenzung und Identifikation von Sprachgemeinschaften"[53] bezieht; die affektive Komponente in den Emotionen gegenüber Sprache und Sprecher; die konative Komponente schließlich im Gebrauch oder

---

48 Vgl. dazu Albarracín/Johnson/Zanna 2005, S. 3; Cuonz 2014, S. 34.

49 Vgl. Flender/Pfau/Schmidt 2001, S. 24.

50 Vgl. Mühler/Opp 2008, S. 1–2.

51 Vgl. Christmann 2008, S. 1.

52 Vgl. auch Mattheier 1985, S. 144, der eine solche Identifikation auf Orte als Ortsloyalität bezeichnet. Dem schließt sich auch Hofer an: „Unter Ortsloyalität versteht man eine Einstellung der affektiven, kognitiven und handlungsorientierten Bindung an einen Ort, in dem man aufgewachsen ist oder schon einige Zeit wohnt" (Hofer 2002, S. 312). Er bestimmt als deren Komponenten Ortsfestigkeit, Ortswissen, emotionaler/affektiver Bezug zum Ort, Einbindung in lokale Netzwerke, Traditionsverhaftetheit und Dialektgebrauch.

53 Neuland 1993, S. 736. Auch Quasthoff 1987, S. 792, sieht Sprache als einen wichtigen Träger von Gruppenidentität an. Die Bedeutung der Spracheinstellungsforschung liegt nach ihrer Auffassung darin begründet, dass sie dazu beiträgt, die Beziehungen zwischen einzelnen Gruppen zu verstehen, zumal in der empirischen Forschung eher

in der Vermeidung bestimmter Sprachformen und Sprechweisen.[54] Spracheinstellungsäußerungen sagen zudem nicht nur etwas über das Einstellungsobjekt aus, sei es eine Sprache oder eine Sprechergruppe, sondern auch über den Einstellungsträger und können in Folge dessen auch zur Selbstpositionierung und zur Konstruktion personaler Identität genutzt werden.[55]

2.2.2 Stereotype

Einstellungen äußern sich besonders deutlich in der Konstruktion und Verwendung von Stereotypen.[56] Sprachstereotype sind Ausdrucksweisen „sprachrelevante[n] Alltagswissen[s]"[57]. Damit ist auch das Wissen über sprachliche Identität verbunden, das sich „auf die sozialsymbolische Funktion von Sprache als Mittel sozialer Abgrenzung und Identifikation von Sprachgemeinschaften" bezieht.[58] Orientierung und Stiftung sozialer Identität werden von Reisigl geradezu als die Hauptleistungen von Stereotypen benannt.[59] In ähnlicher Weise hat Quasthoff die Verkürzung bzw. die Ökonomisierung der *Ingroup*-Kommunikation und die Stärkung des Wir-Gefühls als Funktionen der Stereotypenverwendung bestimmt.[60] Die Zusammenhänge von Einstellungen gegenüber Sprachen und Sprachvarietäten und sozialen Kategorien (v. a. Gruppenzugehörigkeiten) stellt auch Roth in den Mittelpunkt ihrer Studie, die die Kategorisierungen Ostdeutsche – Westdeutsche und die damit verbundenen stereotypen Zuschreibungen als Manifestationen von Identitätskonstruktionen betrachtet.[61] Sie zeigt, wie durch die Analyse von Hetero- und Auto-Stereotypen Rückschlüsse auf die Identitätskonstruktionen der Sprechergruppen gezogen werden können und dass Fremdkategorisierungen sowie Selbstkategorisierungen der Identitätssicherung dienen. Mit stereotypen Zuschreibungen rekurrieren die Sprecher auf ihre soziale Identität, auf die Ziele, Normen und Verhaltensweisen der Gruppe, in der ein gemeinsames soziales Wissen geteilt wird, das sich insbesondere als Wertewissen charakterisieren lässt.

Statements zur Bewertung einer Gruppe und ihrer Kultur insgesamt eliziert werden als zur spezifischen Sprache oder Sprachverwendung innerhalb der Gruppe.

54 Vgl. Neuland 1993, S. 728.
55 Vgl. Tophinke/Ziegler 2006, S. 206.
56 Zum Stand der Stereotypenforschung insgesamt vgl. Reisigl 2008–2009.
57 Mattheier 1986, S. 271.
58 Neuland 1993, S. 736.
59 Vgl. Reisigl 2008, S. 231.
60 Quasthoff 1973, S. 189.
61 Vgl. Roth 2005.

Stereotype gelten als verbale Ausdrücke einer bestimmten Überzeugung[62], die sich durch einen hohen Wiedererkennungswert auszeichnen. Als subjektive Wissensbestände, als *beliefs,* müssen sie jedoch nicht in jedem Fall zutreffend sein,[63] so dass es angebracht ist, von (empirisch mehr oder weniger fundierten) in der Regel übergeneralisierten Zuschreibungen zu sprechen.[64] Stereotype können im Sinne Redders und Ehlichs als zum Alltagswissen gehörige, spezifische Wissensformen angesehen werden.[65] Da das Alltagswissen im Zuge der Sozialisation erworben wird, ist es zum großen Teil intersubjektiv verfügbar und als anerkannt internalisiert.[66] Wesentlich ist, dass das Alltagswissen mit seinen (Stereo-)Typisierungen entscheidend zur Konstruktion von Wirklichkeit beiträgt und das individuelle soziale Handeln leitet.[67] Dieses Konzept, das Stereotype als Wissensbestände klassifiziert, die im Einstellungsmodell der kognitiven Komponente entsprechen, ist im Hinblick auf die mit Stereotypen verbundenen Bewertungen durch die Berücksichtigung der affektiven Komponente zu ergänzen.

Neben (wertenden) Prädikationen können für die Untersuchung von Stereotypen auch Argumentationen und die ihnen zugrunde liegenden Schlussregeln bedeutsam sein.[68] Diese auch als „denkbezogene Stereotype"[69] bezeichneten Formen können nach ihrer Struktur weiter kategorisiert werden.[70] Ein solches elaboriertes Kategorienschema stellt Pümpel-Mader vor.[71]

Einen detaillierten Analyserahmen haben Jürgens/Schröder abgesteckt, der sich auf die Wissensstrukturen (Weltwissen vs. Erfahrungswissen), auf die Bezugsobjekte und Zuschreibungen sowie auf die sprachlichen Merkmale bezieht.[72] Bei der Formulierung von Stereotypen spielen thematische Entfaltung,

---

62 Vgl. Quasthoff 1987, S. 787.

63 Vgl. Garrett 2010, S. 31; Erwin 2001, S. 134; Cuonz 2014, S. 54.

64 So auch bereits in Schröder 2010; Schröder 2013; Jürgens 2015a; Jürgens/Schröder 2016.

65 Vgl. Redder 1995; Ehlich 1998. Ausführlich wird der Zusammenhang von sprachbezogenem (Alltags-)Wissen, Spracheinstellungen und Stereotypen bei Jürgens 2015a, S. 18–60, behandelt.

66 Vgl. Berger/Luckmann 2010 [1966], S. 140.

67 Vgl. Berger/Luckmann 2010 [1966], S. 56–57; vgl. auch Wirrer 1987, S. 259.

68 Vgl. Wenzel 1978; Quasthoff 1973; 1998.

69 Vgl. Zybatow 1995, der davon wortbezogene Stereotype absetzt.

70 Vgl. auch Klein 1994; 1995 zur sprachlichen Realisierung mit der Trennung von wort-, aussage- und diskursbezogenen Stereotypen und van Dijk 1984; 1987 zu semantisch-pragmatischen Operationen; ferner Stocker 2005 zu stereotypen Attribuierungen.

71 Vgl. Pümpel-Mader 2010.

72 Vgl. Jürgens/Schröder 2016, S. 356.

semantisch-pragmatische Operationen, epistemische und evaluative Einstellung der Sprecher, Formulierungsmuster, syntaktische Konstruktionen, lexikalische Mittel sowie Formen des Code-Switching eine Rolle. Auf diese Weise werden eine Differenzierung stereotyper Wissensformen und eine Beschreibung der jeweiligen Realisierungsmöglichkeiten ermöglicht, die auch im Projekt nutzbar gemacht werden sollen.

2.3 Projektbezogene Zusammenschau der theoretischen Ansätze

Die Ausführungen haben bereits gezeigt, dass die Analyse von Identitätskonstruktionen eng mit der Analyse von Einstellungen verknüpfbar ist. Zur Erforschung des Zusammenhangs von Verwendung bzw. Rezeption des Niederdeutschen oder regionaler standardnaher Sprachformen und der Konstruktion von sozialer und regionaler Identität stützt sich das NiH-Projekt generell auf das beschriebene dreigliedrige Einstellungskonzept, indem für die geplante Studie die konative Komponente[73] als analytischer Ausgangspunkt gewählt wird und Daten zu Sprachwissen (kognitive Komponente) und Sprachbewertung (affektive Komponente) erhoben werden. Stereotype werden als spezifische (generalisierende) Wissensbestände und Bewertungen (*beliefs*) verstanden und somit bei der Untersuchung von Sprachwissen und Sprachbewertungen berücksichtigt. Das Konzept der regionalen Identität lässt sich als Einstellungskonzept operationalisieren, indem auch hier die kognitive und die affektive Komponente durch Erfragung des Ortswissens und der Ortsbewertung herangezogen werden, während die konative Komponente wiederum als Auswahlkriterium erfasst ist (Hamburg als Wohnort bzw. Lebensmittelpunkt der Befragten). Hier liegt das Augenmerk ebenfalls in besonderer Weise auf den stereotypen Zuweisungen. Spracheinstellungsanalyse und Ortseinstellungsanalyse bilden die Basis für die Beschreibung von Identitätskonstruktionen. Dies erlaubt Rückschlüsse auf die konative Komponente und damit auf die Ausgangsfrage, ob mit einem sozialsymbolischen Gebrauch des Niederdeutschen bzw. einer regionalen Umgangssprache eine spezifische städtische Identität verbunden ist. Eine besondere Rolle spielen neben den Kategorisierungen und Zuschreibungen zusätzlich die Positionierungsverfahren, die geeignet sind, das eigene Rollenverständnis in Bezug auf andere Personen zu verdeutlichen. Sie sind unter Beiziehung gesprächslinguistischer und insbesondere narrationslinguistischer Methoden und unter Berücksichtigung sowohl

---

73 Sprachliche Verhaltensoption als Auswahlkriterium für die Auswahl der Gewährspersonen in der qualitativen Studie, als Basiskriterium für eine Kategorisierung der Befragten in der quantitativen Studie.

des Erzählraums wie auch der aktuellen Kommunikationssituation gesondert zu analysieren.[74]

3 Design der Untersuchung

Die Untersuchung der Einstellungen gegenüber dem Niederdeutschen und dem Hamburger Substandard sowie des identitätsstiftenden Potenzials dieser Varietäten in Hamburg wird in zwei Teilstudien vorgenommen. Bei der Teilstudie I handelt es sich um eine qualitativ angelegte Interviewstudie. Befragt wurden Akteure aus dem niederdeutschen Kultur- und Medienbereich, aus dem Freizeitsektor sowie aus der Politik und offiziellen Institutionen, die Berührungspunkte mit dem Niederdeutschen haben. Zusätzlich zu Daten zum Sprachgebrauch, zu Einstellungen und zu Wissensbeständen im Hinblick auf die in Hamburg verwendeten Varietäten und im Hinblick auf die Stadt werden sprachbiographische Daten erhoben. Sie geben Auskunft über die Entwicklung von Sprachkompetenz und -gebrauch sowie über den Einfluss von biographischen Veränderungen und Spracherfahrungen auf die Sprachwahrnehmung. Um weitere Kreise der Hamburger Bevölkerung unabhängig von ihren Berührungspunkten mit dem Niederdeutschen in die Untersuchung einzubeziehen, wurde eine quantitative Teilstudie (Teilstudie II) konzipiert, die sich an alle Personen richtet, die in Hamburg ihren Lebensmittelpunkt haben. Durch die Fragebogenerhebung werden ebenfalls Daten zur Sprachkompetenz und zum Sprachgebrauch der Befragten ermittelt wie auch zum Wissen über die hamburgische Umgangssprache und über das Niederdeutsche, deren sprachliche Merkmale und Gebrauchsdomänen, schließlich auch die damit verbundenen Bewertungen.

Erwartet werden unterschiedliche Einstellungen in Abhängigkeit von der Niederdeutschkompetenz bzw. vom Engagement für das Niederdeutsche. Während bei den Akteuren einer niederdeutschen Szene stärker positive Einstellungen angenommen werden können, ist zu vermuten, dass Personen ohne Berührungspunkte mit dem Niederdeutschen diesem auch eine indifferentere Haltung entgegenbringen und es ggf. sozial stigmatisieren. Die Ergebnisse sollen Aufschluss darüber geben, welche Sprachen und Varietäten von der Hamburger Bevölkerung insgesamt wahrgenommen werden und welchen Stellenwert die regionalen Varietäten in diesem Gefüge haben. Darüber hinaus werden die Zuordnung zu Sprechergruppen sowie die Bewertungen der Varietäten untersucht, auch in Abhängigkeit von sozialen Parametern.

---

74 Vgl. den Beitrag von Neumann/Schröder in diesem Band.

3.1 Qualitative Teilstudie: Interviewstudie zum Niederdeutschen in der Öffentlichkeit

In der qualitativen Teilstudie wird die Verwendung des Niederdeutschen in öffentlichen Kontexten betrachtet. Orientiert man sich am dargestellten Drei-Komponenten-Modell der Einstellung, zeichnen sich die Probanden dieser Teilstudie dadurch aus, dass die Verhaltenskomponente stabil ist. Alle Befragten setzen sich aktiv mit dem Niederdeutschen im öffentlichen Bereich auseinander, sei es, dass sie selbst als Performanten im Kultur- und Medienbereich agieren oder sich im institutionellen Bereich für die Förderung engagieren oder dass sie Niederdeutsch-Angebote rezipieren und/oder an entsprechenden Veranstaltungen teilnehmen. Gefragt wird, welche Motivation hinter dem Verhalten der Befragten steht und welche Rolle sprachlich gestiftete Identifikationsprozesse spielen. Drei Bereiche sind dabei von besonderem Interesse:

a) Neben Wissen und Bewertungen von Sprache und Sprachgebrauch sind die Wahrnehmung des Sprachwandels und Bewertungen der Sprachpflege zu untersuchen. Diese Analysen geben darüber Aufschluss, welche Zuschreibungen mit dem Niederdeutschen und ferner auch mit der hamburgischen Umgangssprache verbunden werden und inwiefern diese Sprachformen zur Konstruktion der eigenen Identität beitragen können.

Für diesen Bereich ist die Analyse von stereotypen Zuschreibungen, Argumentationsmustern und damit verbundenen Topoi wie auch Positionierungsverfahren relevant, um zu ermitteln, welche Wissensbestände über das Niederdeutsche vorliegen und auf welcher Wissensgrundlage es wie bewertet wird. Darüber hinaus müssen in den sprachbiographischen Analysen auch die individuellen Erfahrungen der Interviewpartner einbezogen werden, um zu klären, welche Effekte mit der Sprachwahl verbunden sind und auf welche Weise die ermittelten (kollektiven) Zuschreibungen und Bewertungen von den Sprechern bewusst kommunikativ ausgenutzt werden. Beispielsweise kann die stereotype Annahme einer schnelleren Kontaktaufnahme oder eines größeren persuasiven Potenzials zu einem gezielten Einsatz des Niederdeutschen im Beruf führen.

Hinsichtlich der Identitätskonstruktionen lässt sich die These aufstellen, dass die Befragten Niederdeutschsprechern typische positive Eigenschaften zusprechen, die durch die Verwendung der Varietät auf die eigene Person übertragen werden. Eine gruppenbezogene Identifikation kann dann den Gebrauch und die Auseinandersetzung mit dem Niederdeutschen motivieren. Insbesondere für Hamburg, darauf weisen die Vorstudien hin, muss auch untersucht werden, ob die Personen das Niederdeutsche als Alltagssprache oder als Kulturgut wahrnehmen. Aus der Wahrnehmung als Kulturgut kann, losgelöst von der Bedeutung des Niederdeutschen als Alltagssprache, ebenfalls ein sprachpflegerisches Engagement resultieren.

b) Einen zweiten zentralen Untersuchungsgegenstand bildet die regionale Identität. Um zu ermitteln, inwiefern das Engagement der Befragten durch eine stadtbezogene Identität begründet ist, sind auch im Hinblick auf die Stadt Einstellungen und Wissensbestände zu analysieren. Es muss überprüft werden, ob und auf welche Art und Weise das Niederdeutsche mit der Stadt Hamburg verknüpft wird und im Sinne der Konstruktion regionaler Identität in das Stadtkonzept eingebunden wird. Anzunehmen ist, dass es als Teil der hanseatischen Tradition angesehen und als ursprüngliche Sprache der Stadt eingeordnet wird. Daraus können zugleich sprachlich und lokal begründete Identitätskonstruktionen resultieren, die etwa dazu führen, dass man Niederdeutsch spricht, weil es als Ausweis eines „echten" oder traditionsbewussten Hamburgers gilt. Auch innerhalb der Analyse der regionalen Identität spielen Stereotype, Argumentationsmuster und Positionierungsverfahren eine Rolle.

c) Zur Erklärung der von den Probanden gewählten Verhaltensoption sollen neben den Spracheinstellungen und regionalen Identitätskonstruktionen auch (sprach)biographische Faktoren herangezogen werden. Auswirkungen auf das aktuelle Sprachverhalten bzw. das Engagement für das Niederdeutsche und die Spracheinstellungen können etwa der Erwerb des Niederdeutschen als Erst- oder Zweitsprache, der Sprachgebrauch in der Kindheit oder Erfahrungen in biographischen Umbruchsituationen wie Schulbeginn oder Eintritt ins Berufsleben haben. Bei passiver Kompetenz spielen Erwerbs- und Gebrauchsprozesse zwar eine geringere Rolle, relevant ist aber, in welchen Kontexten Erfahrungen mit dem Niederdeutschen gemacht werden konnten. Für alle Probanden gilt, dass zusätzlich die Sprachbewertungen anderer, beispielsweise von Familienmitgliedern, Mitschülern und Lehrern oder Arbeitskollegen, Auswirkungen auf die eigene Wahrnehmung des Niederdeutschen haben. Solche übernommenen Sprachbewertungen werden häufig in sprachbiographische Schilderungen eingeflochten.

Durch die differenzierten Perspektivierungen sollen die Handlungsmotivationen der unterschiedlichen Akteure in ihrer Vielfältigkeit untersucht werden. Die Gesamtsicht der Daten kann zeigen, welche Wissensinhalte und Bewertungen das Sprachverhalten beeinflussen und inwiefern sie für Identifikationsprozesse von Bedeutung sind. Auf diese Weise soll die Rolle der Sprache für die Konstruktion personaler, sozialer und regionaler Identität herausgearbeitet werden. Zusätzlich zu überindividuellen Tendenzen sind auch subjektive Spracherfahrungen einzu-beziehen.

Neben der inhaltlichen Analyse der Aussagen der Probanden steht auch stets die sprachliche Form im Fokus. Hier spielen vor allem die genannten sprachli-chen Verfahren sowohl auf Äußerungsebene wie auch auf der globaleren Ebene der Handlungsmuster im Gespräch eine Rolle, welche bei der Formulierung von Einstellungen und Identitätskonstruktionen verwendet werden. Außerdem ist die Sprachwahl im Interview zu berücksichtigen, wobei Code-Switching-Phänomene vor allem auf ihre emblematische Funktion hin zu untersuchen sind.

Die Datengrundlage in Teilstudie I bilden 42 narrative sprachbiographische In-terviews mit insgesamt 44 Personen aus fünf verschiedenen Untersuchungsfeldern der Hamburger Öffentlichkeit, nämlich Kultur, Medien, Institutionen, Freizeit und Politik. Die Probanden sind zwischen 1932 und 1982 geboren und stammen überwiegend aus Hamburg oder Norddeutschland. Sie weisen sich selbst eine gute passive Niederdeutschkompetenz zu und sind mehrheitlich auch als aktive Sprecher mit guter oder sehr guter Kompetenz des Niederdeutschen anzusehen.

Die Interviews wurden möglichst offen geführt, um die gewünschten Narratio-nen zu ermöglichen. Die Erzählaktivität der Befragten stand im Vordergrund, um ihnen die Möglichkeit zu geben, für sie besonders bedeutende Themen anzuspre-chen. Auf diese Weise kann das Relevanzsystem der Befragten ermittelt werden, ohne es durch eine strikte Interviewführung zu konterkarieren. Damit gleichzeitig ein Mindestmaß an Vergleichbarkeit gegeben ist, wurden alle Interviews nach einem gemeinsamen Grundleitfaden geführt, der in chronologischer Reihenfolge den Gebrauch des Niederdeutschen und des Hochdeutschen in verschiedenen Lebensphasen behandelte. Neben biographischen Daten wurden auch Daten zum Wissen und zu Einstellungen gegenüber der Stadt Hamburg sowie Aussagen zum Sprachwissen und zu Spracheinstellungen sowohl in Bezug auf das Niederdeut-sche wie auch in Bezug auf die hamburgische Umgangssprache erhoben.

Die Daten werden mit Hilfe inhaltsanalytischer Verfahren codiert und analy-siert. Bei der Erstellung des Kategoriensystems wurden sowohl die Themenbe-reiche des Leitfadens aufgenommen als auch weitere induktiv aus den Interviews gewonnene Kategorien, darunter Bewertungen und von den Probanden realisierte Topoi.[75]

---

75 Im Rahmen der Interviewanalysen werden Elemente der Inhaltsanalyse (Mayring 2007) mit dem thematischen Codieren (Hopf/Rieker/Sanders-Marcus/Schmidt 1995), ergänzt durch die Codierung von Bewertungen (vgl. Kuckartz 2007, S. 61–62) und Verfahren der Grounded Theory (Glaser/Strauss 2010), verknüpft. Die Auswahl der annotierten Topoi lehnt sich an Arendt 2010 an.

Neben den inhaltsanalytischen werden auch gesprächsanalytische Verfahren zur Auswertung der Interviews angewandt, die insbesondere zur Ermittlung von Positionierungen[76] und generell von Einstellungen und damit verbundenen Stereotypen[77] dienen. Neben Selbstbezeichnungen und Fremdbezeichnungen auf lexikalischer Ebene werden auf der Äußerungsebene Propositionen analysiert, um damit verbundene Selbst- und Fremdzuschreibungen herauszuarbeiten, aber auch Zuschreibungen zu sprachlichen Varietäten, sowohl expliziter Art oder auch in Form von Bewertungen.[78] Auf äußerungsübergreifender Ebene sind thematische Strukturen und Entfaltungsmuster von Interesse. Ebenso ist auf die Sprachwahl einzugehen, vor allem hinsichtlich ihrer emblematischen Funktion, um zu ermitteln, was die Sprecher durch das Switchen in die thematisierte Varietät indizieren wollen.

3.2 Quantitative Teilstudie: Fragebogenerhebung zur Hamburger Alltagssprache

In der quantitativen Teilstudie sollen auch die Bewohner Hamburgs vergleichend einbezogen werden, die keine Niederdeutschkompetenz besitzen und sich nicht aktiv mit dem Niederdeutschen in kulturellen oder medialen Zusammenhängen auseinandersetzen. In dieser größeren Kontrollgruppe ist eine standardisierte schriftliche Befragung durchgeführt worden. Thematisiert wurden auch hier, wie in der qualitativen Teilstudie, Sprachwissen, Sprachbewertungen und Sprachverhalten hinsichtlich der in Hamburg verwendeten regionalen Sprachformen. Im Hinblick auf das Niederdeutsche werden neben individuellen Kompetenz- und Gebrauchsdaten auch Informationen über die wahrgenommene Verwendung in ausgewählten Stadtteilen, Sprechergruppen und Domänen erhoben. Eigens wird der Kultur- und Medienbereich thematisiert sowie die Relevanz der Sprachförderung.

Zusätzlich zur Analyse der Einstellungen gegenüber dem Niederdeutschen kann hier stärker als in der qualitativen Teilstudie auf die hamburgische Umgangssprache eingegangen werden. Es ist zu untersuchen, ob die Hamburger Befragten einen regionalen Substandard wahrnehmen, wie er – analog zum Niederdeutschen – lokal und sozial verortet wird und welche Merkmale ihm zugeordnet werden, schließlich ob er ähnlich oder anders als das Niederdeutsche bewertet wird.

---

76 Vgl. den Beitrag von Neumann/Schröder in diesem Band.
77 Vgl. Jürgens/Schröder 2016.
78 Vgl. den Beitrag von Neumann/Schröder in diesem Band.

Die Daten zu Sprachwissen und -bewertung werden mit den sozialen Eigenschaften der Befragten korreliert, um zu prüfen, in welchem Maße sie von Alter, Geschlecht, Bildung oder Ortsansässigkeit abhängen. Darüber hinaus soll erörtert werden, ob Niederdeutschsprecher selbst andere Zuordnungen vornehmen als Personen ohne Niederdeutschkompetenz und ob die Erwerbsform des Deutschen (als Erst- oder Zweitsprache) Einfluss auf die Bewertung des Niederdeutschen hat, weil möglicherweise Einstellungen zum Dialekt nicht auf die gleiche Art tradiert werden.

Der Fragebogen für die quantitative Umfrage gliedert sich in fünf verschiedene Bereiche. Den Befragten wurden zunächst Fragen zur Stadt Hamburg gestellt, um die Assoziationen zu ermitteln, die sie mit der Stadt verbinden. Daran schließen sich Fragen zum eigenen Spracherwerb und -gebrauch sowie zum Erlernen von Fremdsprachen an. Die Abschnitte zur Sprachwahrnehmung sind von einer allgemeinen Frage zu den in Hamburg am häufigsten verwendeten Sprachen eingeleitet. Anschließend werden Fragen zum Hamburger Substandard, für den im Fragebogen der Terminus „typisch hamburgische Umgangssprache" verwendet wurde, und zum Niederdeutschen („Plattdeutsch") gestellt. Um eine bessere Vergleichbarkeit zu erzielen, sind die beiden Teile überwiegend parallel aufgebaut. So werden zu beiden Varietäten sowohl typische Verwendungsorte und Sprecher erfragt sowie Bewertungen mit Hilfe eines semantischen Differenzials ermittelt als auch Fragen zur eigenen Sprachkompetenz und -erfahrung gestellt. Der Abschnitt zum regionalen Substandard wird durch Fragen zu typischen Merkmalen und zur Bezeichnung ergänzt. Zum Niederdeutschen werden darüber hinaus Meinungen zur Pflege des Niederdeutschen und zum öffentlichen Gebrauch erhoben.

Der Fragebogen trägt den Titel „Hamburger Alltagssprache", so dass in der Überschrift keine Hinweise auf regionale Sprachformen enthalten sind. Dadurch sollte vermieden werden, dass der Fragebogen mehrheitlich von Personen mit einer Affinität zum Niederdeutschen bzw. zu Dialekten bearbeitet wird, da bei diesen eine positive Haltung vermutet werden kann, was die Ergebnisse unter Umständen verfälscht hätte.

An der Umfrage konnten alle Personen teilnehmen, die ihren Lebensmittelpunkt in der Stadt Hamburg haben, d. h. deren Wohnort Hamburg ist oder die in Hamburg arbeiten oder dort einen Großteil der Freizeit verbringen. Insgesamt konnten 689 Fragebögen in die Untersuchung einbezogen werden. Die Probanden haben in der Regel keine sprachwissenschaftliche Ausbildung und können somit als linguistische Laien gelten.[79]

4 Erste Ergebnisse

Seit der Planungsphase des Projekts sind kleinere Pilotstudien entstanden, die sich im Rahmen der qualitativen Teilstudie zunächst mit den Spracheinstellungen der Befragten, dann aber auch mit der sprachlichen Struktur von Sprachwissen und -bewertungen und vor allem mit dem Stereotypengebrauch befasst haben. Hier werden bereits Muster deutlich, die zu einer Gruppierung von Sprachein-stellungen gegenüber dem Niederdeutschen führen und unterschiedliche Kon-zeptualisierungen deutlich machen. Ebenso treten spezifische Wissensbestände und Formulierungsmuster hervor. Eine ausführliche Analyse geht der Konzep-tualisierung des Niederdeutschen nach und kann es in seiner Funktion zwischen Kommunikationsmittel und sozialsymbolischem Abzeichen verorten. Für den regionalen Substandard können besondere Einstellungen abgehoben werden. Erste diesbezügliche Analysen im Rahmen der quantitativen Teilstudie lassen soziale Parameter als Einflussfaktoren für Bewertungen erkennen.

4.1 Qualitative Teilstudie

In ersten Pilotstudien von Schröder 2010 und 2013 wurden vier Interviews ausge-wertet, um einem möglichen Zusammenhang zwischen der regionalen Identität in Bezug auf Hamburg und Spracheinstellungen gegenüber dem Niederdeutschen nachzugehen. Hinsichtlich der Ortsbewertungen lassen sich drei Muster unter-scheiden: 1) die positive Bewertung von spezifisch hamburgischen traditionsge-bundenen Gebäuden oder Orten und die Ablehnung moderner Stadtarchitektur; 2) die positive Bewertung der kulturellen Möglichkeiten der Stadt, ohne Bezug auf Angebote mit spezifisch hamburgischen Themen; und 3) die negative Bewertung der Stadt aufgrund des dort sichtbaren kritischen Potenzials und der daraus re-sultierenden gesellschaftlichen Auseinandersetzungen im Kontrast zur positiven Bewertung des eigenen Stadtteils in der Peripherie, der als positives Gegenbild etabliert wird.

---

79 Dies ist nicht in allen Fällen nachvollziehbar, da zum Beispiel Berufsangaben nicht immer alle nötigen Informationen enthalten, um den Status als linguistischen Laien eindeutig zu klären. So ist zum Beispiel bei der Berufsangabe Lehrer unklar, welche Fächer studiert wurden und ob eine sprachwissenschaftliche Ausbildung vorliegt.

Allen Gewährspersonen ist eine positive Bewertung des Niederdeutschen gemeinsam. Im Gegensatz zur erfahrenen Stigmatisierung der Sprache in der Kindheit wird für die letzten Jahrzehnte wieder eine zunehmende Akzeptanz des Niederdeutschen konstatiert. Niederdeutsch wird eindeutig als Nahsprache wahrgenommen, es schaffe eine angenehmere Gesprächsatmosphäre, die zugleich Nähe signalisiere. Dazu gehört auch die Ansicht, es lasse sich plattdeutsch schimpfen oder fluchen, ohne dass dieses verletzend oder anstößig wirke.

Im Vergleich der Ergebnisse zeichnen sich schlaglichtartig unterschiedliche Sprachbewertungen von professionellen Niederdeutschakteuren (z. B. in Medieneinrichtungen) und Befragten mit explizit sprachpflegerischen Ambitionen (z. B. in Bürgervereinen) ab. Auf der einen Seite lässt sich der vermutete Zusammenhang von Ortsloyalität und Sprachverwendung deutlich belegen, sowohl bei Sprechern, die ausschließlich in kulturellen Einrichtungen Niederdeutsch sprechen, als auch bei Sprechern, die es als Alltagssprache nutzen. In diesen Fällen wird Niederdeutsch explizit als Identitätsmerkmal genannt („gehört zu Hamburg", Sprache der „echten Hamburger"). Auf der anderen Seite steht das Interesse eines professionellen Akteurs im niederdeutschen Kultursystem an der Modernisierung des Plattdeutschen als einer Sprachform, die auch künftig für die Alltagskommunikation tauglich ist. So deutet diese erste Durchmusterung der Interviews darauf hin, dass sich die ermittelten Einstellungen, abhängig von der Intention, die dem Umgang mit dem Niederdeutschen zugrunde liegt, gruppieren lassen.

Der Frage, ob und inwiefern sich das Niederdeutsche von einem alltagssprachlichen Kommunikationsmittel („Kommunikationssprache") zu einem sozialsymbolischen Abzeichen („Identifikationssprache") gewandelt hat, geht Jürgens 2015a in ihrer Dissertation nach, die in einem engen thematischen Zusammenhang mit dem Projekt steht, und arbeitet eine Interdependenz zwischen dem Sprachgebrauchstyp und der Konzeption des Niederdeutschen heraus: Alltagssprecher, deren Sprachgebrauch sich kaum verändert hat, sehen im Niederdeutschen sowohl eine Kommunikations- wie auch eine Identifikationssprache. Für Gelegenheitssprecher ist das Niederdeutsche nach wie vor eine Kommunikationssprache, sie verwenden es aber aufgrund veränderter Lebensumstände kaum noch. Freizeitsprecher schließlich, die den Mangel an alltäglichen Sprachgelegenheiten durch niederdeutsche Gesprächskreise o. ä. kompensieren, konzipieren Niederdeutsch ganz überwiegend als eine Identifikationssprache.[80] Insgesamt erfährt Niederdeutsch eine positive Bewertung, die zwar gebrauchsfördernd bei den

---

80 Zur Konzeptualisierung vgl. Jürgens 2015a, S. 375–385.

Sprechern selbst wirkt, aber nicht zu einer Weitergabe an die nachfolgende Generation führt.[81] Niederdeutsch wird überwiegend zur regionalen Identifikation genutzt. Es wird als wichtiger Teil der Hamburger Sprachgeschichte angesehen, zugleich als schützenswertes Kulturgut.[82] Dieses Ergebnis steht im Gegensatz zu anderen Studien zur Bewertung des Niederdeutschen, z. B. für den Raum Mecklenburg-Vorpommern, wo keine Konzeptualisierung als Kulturgut nachgewiesen werden konnte.[83] Mit der zusätzlichen Konzeption der Niederdeutschkompetenz als ein rares Gut lässt sich auch eine gruppenkonstituierende und -stabilisierende Wirkung ausmachen. Der Gebrauch des Niederdeutschen ermöglicht es den Sprechern, sich als „gute" oder als „echte" Hamburger auszuweisen.[84] Niederdeutsch wird von den Hamburger Befragten in ihr Selbstkonzept integriert. Gruppenkonstituierend wirkt dabei, dass die (angenommenen) Eigenschaften von Sprechern, Sprechsituationen und Sprache vermischt werden. Im Gegensatz zu der überwiegend negativen Beurteilung der Vitalität des Niederdeutschen auf einer funktionalen Vergleichsbasis wird die Zuweisung als Identifikationssprache auf einer affektiven und werteorientierten Vergleichsbasis vorgenommen. Niederdeutsch, so das zentrale Ergebnis, wird überwiegend als Mittel der Identitätsstiftung und nur sekundär als Kommunikationsmittel von den Sprechern konzipiert.[85]

Wissensstrukturen in Stereotypenkomplexen und deren sprachliche Ausformungen thematisieren Jürgens/Schröder 2016. Beim Stereotypenkomplex „Plattdeutsch spricht man auf dem Lande", das zum basalen Wissensbestand über das Niederdeutsche gehört und von vielen Gewährspersonen als erste Assoziation zum Niederdeutschen überhaupt geäußert wird, konnten unterschiedliche Stufen zwischen nicht-stereotypem Erfahrungswissen, zunehmender Stereotypisierung durch Generalisierung bis hin zum nicht-hinterfragten Weltwissen verfolgt werden. Dabei kommt es auch zu einer Verkettung von Stereotypen, wenn beispielsweise Landleben, Vergangenheit und Niederdeutsch miteinander verknüpft sind. Das Wissen über Stereotype und ihre Wirkung kann handlungsleitend wirken, indem das von den Kommunizierenden geteilte Stereotyp „Plattdeutsch schafft eine positive Atmosphäre" ausgenutzt wird, um schwierige Kommunikationssituationen zu meistern. Wenn Stereotype referiert werden, besteht ein weiterer Effekt in der Positionierung der Interviewpartner als Experten. Die Studie zeigt zudem verschiedene thematische Muster und semantisch-pragmatische Strategien zur

---

81　Vgl. Jürgens 2015a, S. 385.
82　Vgl. Jürgens 2015a, S. 388.
83　Vgl. Arendt 2010.
84　Vgl. Jürgens 2015a, S. 260.
85　Vgl. Jürgens 2015a, S. 390.

Realisierung von Stereotypen, die ebenso zur Bekräftigung des Stereotyps (z. B. durch Zitieren von Autoritäten) wie auch zur Einschränkung und Relativierung (z. B. durch Subjektivierungen oder Verwendung entsprechender Modalpartikeln) dienen können. Schließlich konnte auch der Einfluss von Stereotypen auf den Sprachgebrauch gezeigt werden.

Die Wahrnehmung eines regionaltypischen Hochdeutsch in Hamburg, die damit verbundenen Sprechergruppen und sprachlichen Merkmale sowie die Bewertungen dieser Varietät untersucht Jürgens 2015b. Bereits an der Vielzahl der Benennungen zeigt sich die grundsätzliche Wahrnehmung einer regionalen (hochdeutschen) Sprachform. Sie wird überwiegend positiv bewertet. Gleichzeitig existieren aber im Gegensatz zum Niederdeutschen eher indifferente Vorstellungen hinsichtlich des Sprachgebrauchs und der Sprechergruppen. Die Frage nach sprachlichen Merkmalen ließ deutlich werden, dass neben lexikalischen Besonderheiten lediglich die Realisierung des /s/ vor Plosiv von mehreren Gewährspersonen genannt wurde, ein Merkmal, das allerdings nur noch in Ausnahmefällen von Sprechern verwendet wird, aber als Schibboleth umso auffälliger ist.[86] Ebenso wie Niederdeutsch kann auch der Substandard bei positiver Bewertung als Abzeichen regionaler Identität fungieren. Daneben stehen aber auch negative Bewertungen mit Zuordnungen zu sozial niedrig gestellten Sprechergruppen.

4.2 Quantitative Teilstudie

Im Rahmen der quantitativen Teilstudie liegt eine erste Auswertung zur Bewertung des Niederdeutschen und der hamburgischen Substandardformen vor.[87] Darin können Zusammenhänge zwischen Sprachbewertungen und Sprachkompetenz sowie zwischen Bewertungen und sozialen Parametern wie Alter, Geschlecht, Herkunft, Bildung und Zugehörigkeit zu einer sozialen Gruppe/einem Milieu gezeigt werden. Die Analyse bestätigt die bereits aus anderen Studien bekannte Tendenz einer insgesamt positiven Beurteilung des Niederdeutschen. Dabei stehen vor allem die emotiven Eigenschaften im Mittelpunkt, kognitive oder stilistische Zuschreibungen werden zurückhaltender vorgenommen. Niederdeutsch und hamburgischer Substandard zeigen überraschenderweise allgemein analoge Trends. So lassen sich dieselben Bewertungstendenzen bei den emotiven Eigenschaften ausmachen, wobei für die einzelnen Eigenschaften jedoch Unterschiede in der Rangfolge bestehen.

---

86 Vgl. Auer 1998, S. 195; Lasch 1989.
87 Vgl. Schröder/Neumann i. V.

Als Einflussfaktoren für die Bewertung des Niederdeutschen treten am deutlichsten die Kompetenz, das Alter, die Herkunft und das Milieu hervor, weniger das Geschlecht und die Bildung. Befragte mit einer höheren Kompetenz bewerten das Niederdeutsche positiver als Befragte mit einer niedrigen Kompetenz oder ohne Kompetenz. Auch mit zunehmendem Alter wird eine Tendenz zur positiveren Bewertung sichtbar, wobei jedoch die älteren Befragten gleichzeitig eine höhere Sprachkompetenz aufweisen, so dass es sich um dieselbe Sprechergruppe handelt. Auch wenn geschlechtsspezifische Unterschiede eher gering ausfallen, schätzen insgesamt die Männer das Niederdeutsche leicht positiver ein als die Frauen. Je größer die Distanz zwischen der Sprache des Herkunftsortes und der Sprache Hamburgs ist, desto mehr nehmen die positiven Bewertungen ab und desto weniger wird Niederdeutsch als Nahsprache konzeptualisiert. Entgegen dem Ergebnis früherer Untersuchungen[88] nehmen die negativen Bewertungen mit steigender Bildung der Befragten zu. Dennoch wird Niederdeutsch von den Vertretern des liberal-intellektuellen Milieus ebenso wie von den Angehörigen des traditionellen Milieus am positivsten bewertet.[89]

Auch für die (hochdeutsche) Hamburger Umgangssprache kann ein Zusammenhang zwischen positiver Bewertung und Sprachgebrauch festgestellt werden. Diejenigen, die selbst regionale Merkmale in ihrer Sprache verwenden, beurteilen die regionale Sprachform tendenziell positiver als andere. In der Regel ist eine positivere Bewertung insbesondere hinsichtlich der emotiven Eigenschaften wie beim Niederdeutschen auch an ein höheres Alter gebunden. Jedoch empfindet die jüngste Befragtengruppe die hamburgische Umgangssprache deutlich mehr als „cool" und etwas weniger hervorstechend auch stärker als „modern" als die älteste Gruppe. Zugleich fällt bei der jüngsten Gruppe die Beurteilung der Umgangssprache deutlich positiver aus als die des Niederdeutschen. Die milieubezogene Analyse der Daten deutet wie hinsichtlich des Niederdeutschen insgesamt auf eine größere Aufgeschlossenheit des liberal-intellektuellen Milieus gegenüber regionalen Sprachformen hin.

---

88 Vgl. Möller 2008, S. 74–77.

89 Der Milieuaufteilung liegt das Modell des Sinus-Instituts zugrunde (URL: http://www. sinus-institut.de [zuletzt aufgerufen: 16.09.2016]), das Menschen nach Lebensstilen und Werthaltungen gruppiert.

5 Ausblick

Voruntersuchungen und erste Analysen des Projektmaterials zeigen, dass das Niederdeutsche in Hamburg generell positiv bewertet wird. Es wird in unterschiedlicher Weise zur Konstruktion von Identität genutzt, jedoch nicht in jedem Fall.

Im Rahmen der qualitativen Teilstudie I konnte bisher gezeigt werden, dass das Niederdeutsche in den letzten Jahrzehnten eine neue Akzeptanz gewonnen hat. Es wird eindeutig als Nahsprache konzipiert und zur Konstruktion personaler und sozialer Identität genutzt. Darüber hinaus zeigt sich aber die Tendenz, dass professionelle Akteure des niederdeutschen Kultur- und Medienbereichs sich von Befragten, die die Sprachpflege des Niederdeutschen fokussieren, unterscheiden, indem die erste Gruppe das Niederdeutsche weniger stark in ihr Identitätskonzept integriert und stärker an einer Alltagsnutzung des Niederdeutschen interessiert ist. Solchen Tendenzen muss weiter nachgegangen werden.

Außerdem konnte in Teilstudie I der Einfluss von Stereotypen auf den Sprachgebrauch nachgewiesen werden, wenn Niederdeutsch beispielsweise von den Probanden genutzt wird, um die Stimmung unter den Gesprächspartnern zu beeinflussen, weil Niederdeutsch mit dem Stereotyp verbunden wird, dass es eine positive Atmosphäre schafft. Des weiteren konnten auch erste Ergebnisse zur sprachlichen Struktur von Stereotypen und zu unterschiedlichen Stereotypisierungsgraden erzielt werden.

Dass neben dem Niederdeutschen auch ein regionaler Substandard in Hamburg von linguistischen Laien wahrgenommen wird, zeigen nicht nur die Aussagen in den biographischen Interviews, sondern auch die Umfrageergebnisse aus Teilstudie II. Für das Niederdeutsche und den Hamburger Substandard scheinen in Bezug auf ihre Bewertung allgemein ähnliche Tendenzen auf, wobei das Alter sowie die Nähe des eigenen Wohnortes zu Hamburg die Bewertungen positiv beeinflussen. Auch hier gilt es, die ermittelten Tendenzen weiter zu verfolgen.

Die Auswertung der Daten soll bis 2018 abgeschlossen sein. Geplant ist eine zweibändige Publikation, die detailliert über Einstellungen gegenüber dem Niederdeutschen und der hamburgischen Umgangssprache, über die Funktion des Niederdeutschen als Mittel zur Identitätskonstruktion und den Einfluss von Sprachbiographien auf die Einstellungen Auskunft gibt. Im Vergleich zu Studien über die Spracheinstellungen in ländlichen Regionen wie Schleswig-Holstein[90], Mecklenburg-Vorpommern[91] und Ostfriesland[92] oder in mittleren Großstädten

---

90 Vgl. Diercks 1994; Scharioth 2015.
91 Vgl. Herrmann-Winter 1994; Arendt 2010; Scharioth 2015.
92 Vgl. Reershemius 2009; 2011a; 2011b.

wie Münster[93] konturiert sich eine Sonderstellung der Metropole Hamburg. Sie zeigt zugleich den Funktions- und Bewertungswandel des Niederdeutschen von einer stigmatisierten Sprachform mit eingeschränkter kommunikativer Reichweite hin zu einem als typisch wahrgenommenen, positiv bewerteten städtischen Abzeichen, das neben Tradition auch Authentizität und kulturelle Vielfalt verkörpert.

Literatur

Albarracín, Dolores/Johnson, Blair T./Zanna, Mark P. (Hrsg.): The Handbook of Attitudes. Mahwah, NJ 2005.

Allport, Gordon: Attitudes. In: Murchison, Carl (Hrsg.): A Handbook of Social Psychology. Worcester, Mass. 1935, S. 798–844.

Arendt, Birte: Niederdeutschdiskurse. Spracheinstellungen im Kontext von Laien, Printmedien und Politik. Berlin 2010.

Auer, Peter: Hamburger Phonologie. Eine variationslinguistische Skizze zur Stadtsprache der Hansestadt heute. In: Zeitschrift für Dialektologie und Linguistik 65 (1998), S. 179–197.

Banaji, Mahzarin R./Heiphetz, Larisa A.: Attitudes. In: Gilbert, Daniel T./Fiske, Susan T./Lindzey, Gardner (Hrsg.): The Handbook of Social Psychology. Bd. 1. 5. Aufl. New York 2010, S. 348–388.

Berger, Peter L./Luckmann, Thomas: Die gesellschaftliche Konstruktion der Wirklichkeit. Eine Theorie der Wissenssoziologie. 23. Aufl. Frankfurt a. M. 2010 [1966].

Blotevogel, Hans Heinrich: Regionalbewusstsein und Landesidentität am Beispiel von Nordrhein-Westfalen. In: Institut für Geographie Universität Duisburg. Diskussionspapier 2 (2001), S. 1–17. URL: http://duepublico.uni-duisburg-essen.de/servlets/DerivateServlet/Derivate-5198/blotevogel2.pdf [zuletzt aufgerufen: 06.10.2016].

Bohner, Gerd: Einstellungen. In: Stroebe, Wolfgang/Jonas, Klaus/Hewstone, Miles (Hrsg.): Sozialpsychologie. Eine Einführung, 4. überarb. und erw. Aufl. Berlin [u. a.] 2002, S. 266–315.

Brinker, Klaus: Linguistische Textanalyse. Eine Einführung in Grundbegriffe und Methoden. 7. Aufl. Bearb. von Sandra Ausborn-Brinker. Berlin 2010.

Bucholtz, Mary/Hall, Kira: Identity and Interaction. A Sociocultural Linguistic Approach. In: Discourse Studies 4–5 (2005), S. 584–614.

Bucholtz, Mary/Hall, Kira: Locating Identity in Language. In: Llamas, Carmen/Watt, Dominic (Hrsg.): Language and Identities. Edinburgh 2010, S. 18–28.

---

93 Vgl. Folwell/Durrell 1995; Spiekermann/Weber 2013.

Bühler, Karl: Sprachtheorie. Die Darstellungsfunktion der Sprache. Mit einem Geleitw. von Friedrich Kainz. 3. Aufl., ungekürzter Neudr. d. Ausg. Jena, Fischer, 1934. Stuttgart 1999 [1934].

Christmann, Gabriela B.: Statement ‚Identität und Raum‘. 26. Brandenburger Regionalgespräch – Die kreativen Spielräume der „Peripherie“. Erkner 2008. URL: http://www.irs-net.de/download/aktuelles/RG26_Christmann.pdf [zuletzt aufgerufen: 06.10.2016].

Cuonz, Christina: Was kann die diskursive Spracheinstellungsforschung (nicht)? Methodologische und epistemologische Überlegungen. In: Cuonz, Christina/ Studler, Rebekka (Hrsg.): Sprechen über Sprache. Perspektiven und neue Methoden der Spracheinstellungsforschung. Tübingen 2014, S. 31–64.

Diercks, Willy: Niederdeutsch in der Stadt Schleswig. Zu Attitüden und zur Sprachverwendung. Stuttgart 1994.

Dijk, Teun A. van: Prejudice in Discourse. Amsterdam [u. a.] 1984.

Dijk, Teun A. van: Communicating Racism. Ethnic Prejudice in Thought and Talk. Newbury Park, Calif. [u. a.] 1987.

Eagly, Alice H./Chaiken, Shelly: Attitude structure and function. In: Gilbert, Daniel T./Fiske, Susan T./Lindzey, Gardner (Hrsg.): The Handbook of Social Psychology. Bd. 1. 4. Aufl. New York 1998, S. 269–322.

Eckert, Penelope: Three Waves of Variation Study. The Emergence of Meaning in the Study of Sociolinguistic Variation. In: Annual Review of Anthropology 41 (2012), S. 87–100.

Ehlich, Konrad: Vorurteile, Vor-Urteile, Wissenstypen, mentale und diskursive Strukturen. In: Heinemann, Margot (Hrsg.): Sprachliche und soziale Stereotype. Frankfurt a. M. [u. a.] 1998, S. 11–24.

Eichinger, Ludwig M.: Mehrsprachigkeit im Kontext. Kontexte individualisierter Sprachenwahl. In: Zeitschrift für Angewandte Linguistik 30 (1999), S. 41–54.

Erikson, Erik H.: Identity and the Life Cycle. New York 1959.

Erikson, Erik H.: Identity, Youth and Crisis. New York 1968.

Erwin, Phil: Attitudes and Persuasion. London/New York 2001.

Fienemann, Jutta: Erzählen in zwei Sprachen. Diskursanalytische Untersuchungen von Erzählungen auf Deutsch und Französisch. Münster [u. a.] 2006.

Fischer, Lorenz/Wiswede, Günter: Grundlagen der Sozialpsychologie. 3., neu bearb. Aufl. München 2009.

Flender, Armin/Pfau, Dieter/Schmidt, Sebastian: Regionale Identität zwischen Konstruktion und Wirklichkeit. Eine historisch-empirische Untersuchung am Beispiel des Siegerlandes. Baden-Baden 2001.

Folwell, Katie/Durrell, Martin: Einstellungen zum Niederdeutschen in Münster. In: Jahrbuch des Vereins für niederdeutsche Sprachforschung 118 (1995), S. 245–270.

Garrett, Peter: Attitudes to Language. Cambridge 2010.

Gergen, Kenneth J./Gergen, Mary M.: Narrative and the Self as Relationship. In: Berkowitz, Leonard (Hrsg.): Advances in Experimental Social Psychology. New York 1988, S. 17–56.

Giesen, Bernhard/Seyfert, Robert: Kollektive Identität. In: Aus Politik und Zeitgeschichte 13–14 (2013), S. 39–43.

Glaser, Barney G./Strauss, Anselm L.: Grounded Theory. Strategien qualitativer Forschung. 3., unveränd. Aufl. Bern 2010.

Haddock, Geoffrey/Maio, Gregory R.: Einstellungen. In: Jonas, Klaus/Stroebe, Wolfgang/Hewstone, Miles (Hrsg.): Sozialpsychologie. 6., vollst. überarb. Aufl. Berlin 2014, S. 197–229.

Herrmann-Winter, Renate: „Der Dialekt erlaubt keine eigene Sprache, aber eine eigene Stimme…" Überlegungen zur Bewertung des Niederdeutschen. In: Mattheier, Klaus/Wiesinger, Peter (Hrsg.): Dialektologie des Deutschen. Forschungsstand und Entwicklungstendenzen. Tübingen 1994, S. 457–464.

Hess-Lüttich, Ernest W. B.: Die sozialsymbolische Funktion der Sprache. In: Ammon, Ulrich/Dittmar, Norbert/Mattheier, Klaus J./Trudgill, Peter (Hrsg.): Soziolinguistik. Ein internationales Handbuch zur Wissenschaft von Sprache und Gesellschaft. 1. Teilbd. 2., vollständig neu bearb. und erw. Aufl. Berlin/New York 2004, S. 491–502.

Hettler, Yvonne: Salienz, Bewertung und Realisierung regionaler Merkmale in Norddeutschland. In: Linguistik online 66, 4 (2014), S. 71–89. URL: http://www.linguistik-online.de/66_14/hettler.html [zuletzt aufgerufen: 12.10.2016].

Hettler, Yvonne: Salienz, Bewertung und Realisierung regionaler Merkmale in Hamburg und Bremen. Diss. masch. Hamburg 2015.

Hettler, Yvonne: „Die Bremer sprechen natürlich immer dieses ‚e' so komisch". Laienlinguistische Selbst- und Fremdwahrnehmung in Bremen und Hamburg. In: Bieberstedt, Andreas/Ruge, Jürgen/Schröder, Ingrid (Hrsg.): Hamburgisch. Struktur, Gebrauch und Wahrnehmung der Regionalsprache im urbanen Raum. Frankfurt a. M. 2016, S. 171–213.

Hofer, Lorenz: Zur Dynamik urbanen Sprechens. Studien zu Spracheinstellungen und Dialektvariation im Stadtraum. Tübingen/Basel 2002.

Hopf, Christel/Rieker, Peter/Sanders-Marcus, Martina/Schmidt, Christiane: Familie und Rechtsextremismus. Familiale Sozialisation und rechtsextreme Orientierung junger Männer. Weinheim/München 1995.

Hügli, Anton: Identität. In: Bermes, Christian/Dierse, Ulrich (Hrsg.): Schlüsselbegriffe der Philosophie des 20. Jahrhunderts. Hamburg 2010, S. 131–148.

Hüllen, Werner: Identifikationssprachen und Kommunikationssprachen. Über Probleme der Mehrsprachigkeit. In: Zeitschrift für germanistische Linguistik 20 (1992), S. 298–317.

Irvine, Judith T.: „Style" as distinctiveness: the culture and ideology of linguistic differentiation. In: Eckert, Penelope/Rickford, John R. (Hrsg.): Style and Sociolinguistic Variation. Cambridge 2001, S. 21–43.

Jürgens, Carolin: Niederdeutsch im Wandel. Sprachgebrauchswandel und Sprachwahrnehmung in Hamburg. Hildesheim 2015 [= 2015a].

Jürgens, Carolin: Hamburgisch, Missingsch, Barmbek Basch. Die Wahrnehmung eines regionalen Substandards durch linguistische Laien in Hamburg. In: Langhanke, Robert (Hrsg.): Sprache, Literatur, Raum. Festgabe für Willy Diercks. Bielefeld 2015, S. 182–204 [= 2015b].

Jürgens, Carolin: Regionale Identität per Einkaufstüte. Eine Fallstudie zum Enregisterment des Niederdeutschen in Hamburg. In: Bieberstedt, Andreas/Ruge, Jürgen/Schröder, Ingrid (Hrsg.): Hamburgisch. Struktur, Gebrauch und Wahrnehmung der Regionalsprache im urbanen Raum. Frankfurt a. M. 2016, S. 307–343.

Jürgens, Carolin/Schröder, Ingrid: Sprachstereotype und ihre Realisierungen im Gespräch am Beispiel des Niederdeutschen. In: Bieberstedt, Andreas/Ruge, Jürgen/Schröder, Ingrid (Hrsg.): Hamburgisch. Struktur, Gebrauch und Wahrnehmung der Regionalsprache im urbanen Raum. Frankfurt a. M. 2016, S. 345–385.

Keupp, Heiner: Identitätskonstruktionen. Das Patchwork der Identitäten in der Spätmoderne. Reinbek bei Hamburg 1999.

Klein, Josef: Sprache, Diskurs und ethnisches Vorurteil. Linguistische Analyse und einige Vorschläge für den Deutschunterricht. In: Sprache und Literatur in Wissenschaft und Unterricht 73 (1994), S. 91–108.

Klein, Josef: Sprache und soziales Vorurteil. Allgemeines zur Vorurteils- und Stereotypenforschung in Sprach- und Literaturwissenschaft. In: Mitteilungen des Deutschen Germanistenverbandes 42 (1995), S. 3–11.

Krappmann, Lothar: Identität. In: Ammon, Ulrich/Dittmar, Norbert/Mattheier, Klaus J./Trudgill, Peter (Hrsg.): Soziolinguistik. Ein internationales Handbuch zur Wissenschaft von Sprache und Gesellschaft. 1. Teilbd. 2., vollständig neu bearb. und erw. Aufl. Berlin/New York 2004, S. 405–412.

Kraus, Wolfgang: Identität als Narration. Die narrative Konstruktion von Identitätsprojekten. Berlin 1999. URL: http://web.fu-berlin.de/postmoderne-psych/berichte3/kraus.htm [zuletzt aufgerufen: 06.10.2016].

Kraus, Wolfgang: Falsche Freunde. In: Straub, Jürgen/Renn, Joachim (Hrsg.): Transitorische Identität. Der Prozesscharakter des modernen Selbst. Frankfurt a. M. 2002, S. 159–186.

Kuckartz, Udo: Einführung in die computergestützte Analyse qualitativer Daten. 2., aktual. und erw. Aufl. Wiesbaden 2007.

Labov, William/Waletzky, Joshua: Erzählanalyse. Mündliche Versionen persönlicher Erfahrung. In: Ihwe, Jens (Hrsg.): Literaturwissenschaft und Linguistik. Bd. 2. Frankfurt a. M. 1973, S. 78–126. – Original: Narrative Analysis. Oral Versions of Personal Experience. In: Helm, June (Hrsg.): Essays on the Verbal and Visual Arts. Proceedings of the 1966 Annual Spring Meeting of the American Ethnological Society. Seattle/London 1967, S. 12–44.

Lasagabaster, David: Attitude. In: Ammon, Ulrich/Dittmar, Norbert/Mattheier, Klaus J./Trudgill, Peter (Hrsg.): Soziolinguistik. Ein internationales Handbuch zur Wissenschaft von Sprache und Gesellschaft. 1. Teilbd. 2., vollständig neu bearb. und erw. Aufl. Berlin/New York 2004, S. 399–405.

Lasch, Miguel: Aussprache von /# sp/ und /# st/ in der Hamburger Umgangssprache. In: Korrespondenzblatt des Vereins für niederdeutsche Sprachforschung 96 (1989), S. 11–14.

Lesle, Ulf-Thomas: Imaginierte Gemeinschaften: niederdeutsche Identitätskonstruktionen. In: Michelsen, Friedrich/Müns, Wolfgang/Römmer, Dirk (Hrsg.): Dat's ditmal allens, wat ik weten do, op'n anner Mal mehr… 100 Jahre Quickborn Vereinigung für niederdeutsche Sprache und Literatur e. V., Hamburg. Hamburg 2004, S. 387–404.

Lesle, Ulf-Thomas: Identitätsprojekt Niederdeutsch. Die Definition von Sprache als Politikum. In: Langhanke, Robert (Hrsg.): Sprache, Literatur, Raum. Festgabe für Willy Diercks. Bielefeld 2015, S. 693–741.

Lucius-Hoene, Gabriele: Narrative Identitätsarbeit im Interview. In: Griese, Birgit (Hrsg.): Subjekt – Identität – Person? Reflexionen zur Biographieforschung. Wiesbaden 2010, S. 149–170.

Lucius-Hoene, Gabriele/Deppermann, Arnulf: Rekonstruktion narrativer Identität. Ein Arbeitsbuch zur Analyse narrativer Interviews. Opladen 2002.

Lucius-Hoene, Gabriele/Deppermann, Arnulf: Narrative Identität und Positionierung. In: Gesprächsforschung – Online-Zeitschrift zur verbalen Interaktion 5 (2004), S. 166–183. URL: http://www.gespraechsforschung-ozs.de/heft2004/ga-lucius.pdf [zuletzt aufgerufen: 06.10.2016].

Mattheier, Klaus J.: Ortsloyalität als Steuerungsfaktor von Sprachgebrauch in örtlichen Sprachgemeinschaften. In: Besch, Werner/Mattheier, Klaus J. (Hrsg.): Ortssprachenforschung. Beiträge zu einem Bonner Kolloquium. Berlin 1985, S. 139–157.

Mattheier, Klaus J.: Sprachvarietäten als Kategorien zur Strukturierung der All-tagswelt. In: Narr, Brigitte/Wittje, Hartwig (Hrsg.): Spracherwerb und Mehr-sprachigkeit. Language Acquisition and Multiligualism. Festschrift für Els Oksaar zum 60. Geburtstag. Tübingen 1986, S. 269–279.

Mayring, Philipp: Qualitative Inhaltsanalyse. Grundlagen und Techniken. 9. Aufl. Weinheim/Basel 2007.

Meinefeld, Werner: Einstellung. In: Asanger, Roland/Wenninger, Gerd (Hrsg.): Handwörterbuch Psychologie. Weinheim 1999, S. 120–126.

Möhn, Dieter: Die Stadt in der neueren Sprachgeschichte. I: Hamburg. In: Besch, Werner/Betten, Anne/Reichmann, Oskar/Sonderegger, Stefan (Hrsg.): Sprach-geschichte. Ein Handbuch zur Geschichte der deutschen Sprache und ihrer Erforschung. 2., vollst. neu bearb. und erw. Aufl. Teilbd. 3. Berlin/New York 2003, S. 2297–2321.

Möller, Frerk: Niederdeutsch. Das sozio-kulturelle Umfeld. In: Stellmacher, Dieter (Hrsg.): Niederdeutsche Sprache und Literatur der Gegenwart. Hildesheim 2004, S. 281–358.

Möller, Frerk: Plattdeutsch im 21. Jahrhundert. Bestandsaufnahmen und Per-spektiven. Leer 2008.

Möller, Frerk: Platt in Hamburg anno 2007. In: Müns, Wolfgang (Hrsg.): Man mag sik kehrn un kanten, as man will, noch jümmer is der'n Eck, wo man ni wen is. 100. Jahrgang der Zeitschrift „Quickborn". Festschrift. Hamburg 2010, S. 549–565.

Mühler, Kurt/Opp, Karl-Dieter: Ursachen für die Identifikation von Bürgern mit ihrer Region und Wirkungen auf ihr individuelles Handeln. Abschlussbericht. Leipzig 2008. URL: http://www.kulturregionen.org/2008_symposium/mue hler-opp_zusammenfassung_regionale_Identifikation.pdf [zuletzt aufgerufen: 06.10.2016].

Neuland, Eva: Sprachgefühl, Spracheinstellungen, Sprachbewusstsein. Zur Re-levanz „subjektiver Faktoren" für Sprachvariation und Sprachwandel. In: Mattheier, Klaus J./Wegera, Klaus-Peter/Hoffmann, Walter/Solms, Hans-Joa-chim (Hrsg.): Vielfalt des Deutschen. Festschrift für Werner Besch. Frankfurt a. M. [u. a.] 1993, S. 723–747.

Niethammer, Lutz: Kollektive Identität. Heimliche Quellen einer unheimlichen Konjunktur. Reinbek bei Hamburg 2000.

Pümpel-Mader, Maria: Personenstereotype. Eine linguistische Untersuchung zu Form und Funktion von Stereotypen. Heidelberg 2010.

Quasthoff, Uta: Soziales Vorurteil und Kommunikation. Eine sprachwissenschaft-liche Analyse des Stereotyps. Frankfurt a. M. 1973.

Quasthoff, Uta: Linguistic Prejudice/Stereotypes. In: Ammon, Ulrich/Dittmar, Norbert/Mattheier, Klaus/Trudgill, Peter (Hrsg.): Soziolinguistik. Ein internationales Handbuch zur Wissenschaft von Sprache und Gesellschaft. 1. Halbbd. Berlin/New York 1987, S. 785–799.

Quasthoff, Uta: Stereotype in Alltagssituationen. Ein Beitrag zur Dynamisierung der Stereotypenforschung. In: Heinemann, Margot (Hrsg.): Sprachliche und soziale Stereotype. Frankfurt a. M. [u. a.] 1998, S. 47–72.

Quasthoff, Uta: Erzählen als interaktive Gesprächsstruktur. In: Brinker, Klaus/ Antos, Gerd/Heinemann, Wolfgang/Sager, Svend F. (Hrsg.): Text- und Gesprächslinguistik. Ein internationales Handbuch zeitgenössischer Forschung. 2. Halbbd. Berlin/New York 2001, S. 1293–1309.

Redder, Angelika: „Stereotyp" – eine sprachwissenschaftliche Kritik. In: Jahrbuch Deutsch als Fremdsprache 21 (1995), S. 311–329.

Reershemius, Gertrud: Post-vernacular Language Use in a Low German Linguistic Community. In: Journal of Germanic Linguistics 21 (2009), S. 131–147.

Reershemius, Gertrud: A new role for Low German? Language insertion as bilingual practice in the process of language shift. In: Journal of Sociolinguistics 15 (2011), S. 388–397 [= 2011a].

Reershemius, Gertrud: Reconstructing the past? Low German and the creating of regional identity in public language display. In: Journal of Multilingual and Multicultural Development 32 (2011), 33–54 [= 2011b].

Rehbein, Jochen: Sequentielles Erzählen – Erzählstrukturen von Immigranten bei Sozialberatungen in England. In: Ehlich, Konrad (Hrsg.): Erzählen im Alltag. Frankfurt a. M. 1980, S. 64–108.

Reisigl, Martin: Stereotyp. Ein ambiges Konzept zwischen verfestigter Denkökonomie, sprachlichem Schematismus und gefährlicher Handlungsdetermination [I]/[II]. In: Archiv für Begriffsgeschichte 50 (2008), S. 231–253; 51 (2009), S. 105–125.

Ricœur, Paul: Narrative Identität. In: Heidelberger Jahrbücher 31 (1987), S. 57–67.

Rosa, Hartmut: Identität. In: Straub, Jürgen/Weidemann, Arne/Weidemann, Doris (Hrsg.): Handbuch interkulturelle Kommunikation und Kompetenz. Grundbegriffe – Theorien – Anwendungsfelder. Stuttgart 2007, S. 47–56.

Roth, Marita: Stereotype in gesprochener Sprache. Narrative Interviews mit Ost- und Westberliner Sprechern 1993–1996. Tübingen 2005.

Scharioth, Claudia: Regionales Sprechen und Identität. Eine Studie zum Sprachgebrauch, zu Spracheinstellungen und Identitätskonstruktionen von Frauen in Schleswig-Holstein und Mecklenburg-Vorpommern. Hildesheim 2015.

Schröder, Ingrid: Plattdeutsch in Hamburg. Sprachwahl als Mittel zur Konstruktion lokaler Identität? In: Müns, Wolfgang (Hrsg.): Man mag sik kehrn un kanten, as man will, noch jümmer is der'n Eck, wo man ni wen is. 100. Jahrgang der Zeitschrift „Quickborn". Festschrift. Hamburg 2010, S. 585–601.

Schröder, Ingrid: Sprache, Stadt und Stereotyp. Zur sozialsymbolischen Funktion des Niederdeutschen im urbanen Raum. In: Żebrowska, Ewa/Glaser, Elvira (Hrsg.): Deutsche Dialekte und Regionalsprachen. Frankfurt a. M. 2013, S. 377–382.

Schröder, Ingrid: Von der Dialektologie zur Regionalsprachenforschung – eine norddeutsche Perspektivierung. In: Elmentaler, Michael/Hundt, Markus/Schmidt, Jürgen E. (Hrsg.): Deutsche Dialekte. Konzepte, Probleme, Handlungsfelder. Akten des 4. Kongresses der Internationalen Gesellschaft für Dialektologie des Deutschen. Stuttgart 2015, S. 25–57.

Schröder, Ingrid/Neumann, Lara: Zur Bewertung des Niederdeutschen und der hamburgischen Umgangssprache. In: Linguistik online i. V.

Silverstein, Michael: Indexical order and the dialectics of sociolinguistic life. In: Language & Communication 23 (2003), S. 193–229.

Spiekermann, Helmut H./Weber, Kathrin: Niederdeutsch in der Stadt. Schriftsprachliche öffentliche Zeichen als Kultursymbole. In: Jahrbuch des Vereins für niederdeutsche Sprachforschung 136 (2013), S. 139–158.

Stocker, Christa: Sprachgeprägte Frauenbilder. Soziale Stereotype im Mädchenbuch des 19. Jahrhunderts und ihre diskursive Konstituierung. Tübingen 2005.

Straub, Jürgen: Identität. In: Jaeger, Friedrich/Liebsch, Burkhard (Hrsg.): Handbuch der Kulturwissenschaften. Bd. 1: Grundlagen und Schlüsselbegriffe. Stuttgart [u. a.] 2011, S. 277–303.

Tajfel, Henri: Human Groups and Social Categories. Studies in Social Psychology. Cambridge 1981.

Thim-Mabrey, Christiane: Sprachidentität – Identität durch Sprache. Ein Problemaufriss aus sprachwissenschaftlicher Sicht. In: Janich, Nina/Thim-Mabrey, Christiane (Hrsg.): Sprachidentität. Identität durch Sprache. Tübingen 2003, S. 1–18.

Tophinke, Doris: Lebensgeschichte und Sprache. Zum Konzept der Sprachbiographie aus linguistischer Sicht. In: Bulletin suisse de linguistique appliquée 76 (2002), S. 1–14.

Tophinke, Doris/Ziegler, Evelyn: Plädoyer für eine kontextsensitive Modellierung von Spracheinstellungen. In: Wiesinger, Peter (Hrsg.): Akten des X. Internationalen Germanistenkongresses Wien 2000 „Zeitenwende – die Germanistik auf dem Weg vom 20. ins 21. Jahrhundert". Bd. 3: Aufgaben einer zukünftigen Sprachgeschichtsforschung. Frankfurt a. M. 2002, S. 187–195.

Tophinke, Doris/Ziegler, Evelyn: „Aber bitte im Kontext!" Neue Perspektiven der dialektologischen Einstellungsforschung. In: Voeste, Anja/Gessinger, Joachim

(Hrsg.): Dialekt im Wandel. Perspektiven einer neuen Dialektologie = OBST. Osnabrücker Beiträge zur Sprachtheorie 71 (2006), S. 205–224.

Wenzel, Angelika: Stereotype in gesprochener Sprache. Form, Vorkommen und Funktion in Dialogen. München 1978.

Wirrer, Jan: „So sprickt dat Hart sik ut": Alltagswissen über Dialekte. In: Wimmer, Rainer (Hrsg.): Sprachtheorie. Der Sprachbegriff in Wissenschaft und Alltag. Düsseldorf 1987, S. 256–280.

Zybatow, Lew: Russisch im Wandel. Die russische Sprache seit der Perestrojka. Wiesbaden 1995.

Internetressourcen

URL: http://www.sinus-institut.de [zuletzt aufgerufen: 16.09.2016].

Andreas Bieberstedt (Rostock)

Lebenslauf und Sprachbiographie. Versuch einer sprachbiographischen Modellbildung aus dialektologischer Perspektive

Abstract: The paper focuses on theoretical aspects of language biographies from a dialectological point of view. It discusses basic concepts from the linguistic field of language biography research such as the differentiation between linguistic life history and language biography and describes language biographies as cognitive and narrative constructs. The theoretical discussion is illustrated by case examples from a biographical study with 73 Low German dialect speakers from the Hamburg community of Kirchwerder. Special focus is therefore laid on the diglossic situation in Northern Germany with its coexistence of High German standard language and Low German dialect.

1 Einleitung

Seit den 90er Jahren des vorigen Jahrhunderts etablieren sich sprachbiographische Ansätze, bei denen die subjektive Sichtweise linguistischer Laien auf ihren sprachlichen Lebenslauf im Mittelpunkt des Forschungsinteresses steht, zunehmend auch in der germanistischen Linguistik. Obgleich gegenwärtig noch nicht von einer Sprachbiographieforschung im Sinne einer etablierten linguistischen Teildisziplin gesprochen werden kann und die vorliegenden Studien konzeptionell wie methodisch äußerst heterogen sind, werden sprachbiographische Methoden bereits erfolgreich in verschiedenen Bereichen der Spracherwerbs-, der Mehrsprachigkeits- und der linguistischen Einstellungsforschung sowie der Variationslinguistik eingesetzt und liefern dort relevante Aufschlüsse über den Einfluss lebensgeschichtlicher Faktoren auf Spracherwerb, Sprachgebrauch und Sprachbewertungen. Auch in der Dialektforschung finden im Zuge der Etablierung einer modernen „Sprecherdialektologie" seit dem Ende der 1990er Jahre sprachbiographische Verfahren Eingang, die den variativen Gebrauch regional- und standardsprachlicher Formen vor dem individuellen lebensgeschichtlichen Hintergrund der Sprecher erklären.[1]

Zunehmend werden sprachbiographische Schilderungen in der Linguistik nicht nur als supplementäre Datenquelle betrachtet, sondern auch als eigenständiger

---

1 Vgl. dazu genauer unten, Abschnitt 3.

Forschungsgegenstand begriffen. Wurde der subjektive Charakter sprachbiographischen Datenmaterials lange Zeit als problematisch gesehen und sprachbiographischen Erzählungen linguistischer Laien eine vergleichsweise geringe
sprachwissenschaftliche Reliabilität zugesprochen, so ist es nun gerade die subjektive Sicht des Individuums auf seine sprachliche Umwelt, seinen sprachlichen
Werdegang und sein sprachliches Verhalten, kurz, seine sprachbezogene Welt-
sicht, die im Forschungsfokus steht. Gefragt wird nicht mehr nur nach den objektiven Informationen, die sich aus sprachbiographischen Äußerungen elizitieren
lassen, sondern auch nach den Biographisierungsprozessen, in denen Individuen
ihren sprachlichen Lebenslauf verarbeiten, ihre Sprecheridentität konstruieren
und diskursiv verhandeln.

Die sich hiermit allmählich konturierende linguistische Sprachbiographieforschung greift konzeptionell und methodisch auf verschiedene Quellen zurück.
Neben der soziologischen Biographieforschung[2] werden vor allem Ansätze und
Verfahren der *Oral History*, der Einstellungs- und Identitätsforschung sowie der
Gesprächsforschung herangezogen. Im Bereich der Dialektologie gewinnt eine
dialektologische Sprachbiographieforschung, die sich mit Phänomenen dialek-
tal-hochsprachlicher Bilingualität und deren lebensgeschichtlicher Determination
und biographischer Verarbeitung auseinandersetzt, seit einigen Jahren zunehmend an Gestalt.[3] Verschiedene rezente Forschungsprojekte und Einzelstudien
haben inzwischen ein leistungsfähiges Methodeninstrumentarium zur Erhebung
sprachbiographischen Datenmaterials erarbeitet. Auch zeigen die vorliegenden
Forschungsergebnisse den signifikanten Erkenntniswert sprachbiographischer
Untersuchungen. Trotzdem steht die linguistische Sprachbiographieforschung
noch weitgehend an ihrem Anfang. Immer noch ist nicht völlig absehbar, welche
weiteren linguistischen Forschungsfelder und -themen sich mittels sprachbiographischer Ansätze sinnvoll behandeln lassen. Desiderate bestehen ebenso im
Bereich der Theoriebildung. Dies gilt vor allem für die präzise definitorische Bestimmung der Schlüsselbegriffe Sprach- bzw. Sprecherbiographie.[4] Zu diskutieren

---

2 Zur soziologischen Biographieforschung und ihrer Entwicklung vgl. Fuchs-Heinritz
   2009, S. 85–213.
3 Vgl. dazu unten, Abschnitt 3.
4 Vgl. Adamzik/Roos 2002, S. VII. Zu diesen beiden Begriffen vgl. auch den Beitrag von
   Wirrer in diesem Band.

ist auch, welche Stellung eine regionalsprachlich orientierte Biographieforschung innerhalb des dialektologischen Forschungsparadigmas einnimmt.[5]

Die nachfolgenden Ausführungen verstehen sich primär als ein Beitrag zu einer solchen sprachbiographischen Theoriebildung. Dabei wird eine spezifisch dialektologische Perspektive eingenommen, indem sprachbiographische Konzepte mit Sicht auf den Problembereich dialektaler, speziell niederdeutsch-hochdeutscher Mehrsprachigkeit und deren biographischer Reflexion diskutiert werden. Hierfür werden unter anderem Fallbeispiele aus dem aktuellen Forschungsprojekt „Kirchwerder. Hochdeutsch-niederdeutsche Sprachvariation in der Hamburger Peripherie. Eine Untersuchung zum Zusammenhang von Urbanisierung und rezentem Sprachwandel in Norddeutschland am Beispiel der Gemeinde Kirchwerder (Vierlande)" herangezogen, in dem sprachbiographische Fragestellungen einen breiten Raum einnehmen.[6] Zudem soll eine Übersicht über die Entwicklung und die bisherigen Ergebnisse dialektologischer Sprachbiographieforschung mit Schwerpunkt auf dem norddeutschen Sprachraum geliefert werden.

Im Mittelpunkt des Beitrages steht das Konzept der Sprachbiographie, das einer ausführlichen Diskussion unterzogen werden soll. Nach kurzer Vorstellung der Materialbasis (Abschnitt 2) wird zunächst der aktuelle Forschungsstand im Bereich der dialektologischen Sprachbiographieforschung skizziert (Abschnitt 3). Hierbei liegt der Fokus auf Arbeiten zum norddeutschen Sprachraum. Im Hauptteil des Beitrages (Abschnitt 4) werden zunächst die zentralen Begriffe „sprachlicher Lebenslauf" und „Sprachbiographie" systematisch voneinander abgehoben. Sprachliche Lebensläufe werden als objektive, empirisch nachvollziehbare Lebensverläufe definiert und gleichzeitig als soziale Tatsachen beschrieben. Sprachbiographien werden als deren subjektive Verarbeitung durch das Sprecherindividuum und damit als kognitive und zugleich narrative Konstrukte diskutiert.[7] Sprachlicher Lebenslauf und Sprachbiographie sollen anschließend als potenzielle Untersuchungsgegenstände zweier unterschiedlicher Teilbereiche einer lebensgeschichtlich interessierten Linguistik beschrieben werden: der linguistischen Lebenslaufforschung und der Sprachbiographieforschung. Die theoretischen Ausführungen schließen mit einer Diskussion über die Verallgemeinerbarkeit

---

5 Wichtige Vorarbeiten auf theoretisch-konzeptionellem Gebiet wurden bislang von Tophinke 2002 und Franceschini 2002 aus allgemein linguistischer Perspektive sowie von Macha 1991 und aktuell Jürgens 2015b und Scharioth 2015 aus spezifisch dialektologischer Sicht geleistet.

6 Vgl. zu diesem Forschungsprojekt weiter unten, Abschnitt 2.

7 Hierbei stützen sich die Ausführungen auf das Drei-Ebenen-Modell von Tophinke 2002.

sprachbiographischer Einzelfälle und damit über das Verhältnis von Subjektivität und Objektivität im sprachbiographischen Forschungskontext. Ein kurzes Fazit (Abschnitt 5) fasst die Ausführungen zusammen und benennt aktuelle und künftige Aufgabenfelder der (dialektologischen) Sprachbiographieforschung.

2 Materialbasis

Die nachfolgenden theoretisch-methodischen Überlegungen wurden im Rahmen des dialektologischen Forschungsprojektes „Kirchwerder" entwickelt. Auch die Zitate sprachbiographischer Schilderungen sind dem Datenkorpus dieses Projektes entnommen (= „Kirchwerder-Korpus"). Das Projekt „Kirchwerder" fungiert als eigenständige Studie innerhalb des Sprachvariationsprojektes „Hamburgisch – Sprachkontakt und Sprachvariation im städtischen Raum" und untersucht den rezenten Sprachwandel des Niederdeutschen im städtischen Randbereich Hamburgs am Beispiel einer einzelnen Sprechergemeinde.[8] Der im Südosten Hamburgs gelegene Erhebungsort Kirchwerder (Einwohnerzahl 2010: 9.025 Personen)[9] steht hierbei exemplarisch für randlagige Stadtgebiete mit relativ niedrigem Urbanisierungsgrad und (noch) relativ stabiler dialektaler Sprechergemeinschaft. Kirchwerder gehört zu den sogenannten Vierlanden und ist administrativ dem Hamburger Stadtbezirk Bergedorf zugeordnet. Das Niederdeutsche ist hier, wenngleich ausschließlich in der älteren und mittleren Sprechergeneration, immer noch in der Alltagskommunikation präsent und besitzt einen hohen sozialsymbolischen Wert für die lokale Sprechergemeinde.

Die Datenbasis bildet ein Sample von 73 bilingualen hochdeutsch-niederdeutschen Dialektsprechern. Erfasst wird mit der Altersgruppe der 35- bis 60-Jährigen (zum Erhebungszeitpunkt 2005/2006) die mittlere Sprechergeneration. Ergänzend wurde außerdem eine jüngere Vergleichsgruppe von 20- bis 35-jährigen Dialektsprechern einbezogen. Auswahlkriterien waren die aktive Dialektkompetenz

---

8   Zum Gesamtprojekt vgl. Bieberstedt/Ruge/Schröder 2008. Speziell zum Projekt „Kirchwerder" vgl. Bieberstedt 2008; 2015; 2016. Zum Teilprojekt „Altenwerder", das einen weiteren Stadtteil Hamburgs in den Blick nimmt, der spezifische Urbanisierungsprozesse durchlaufen hat, siehe die Arbeiten von Ruge 2011; 2015; 2016a; 2016b. Mit dem sozialsymbolischen Gebrauch regionalsprachlicher Formen in Hamburg setzt sich als weiterem Aspekt Schröder 2010 auseinander. In enger Verbindung zum „Hamburgisch"-Projekt steht ebenso die Studie von Jürgens 2015b, vgl. dazu Jürgens 2015b, S. 18–19.

9   Statistisches Amt für Hamburg und Schleswig-Holstein 2011, S. 18.

und Ortsfestigkeit der Gewährspersonen.[10] Zentraler Bestandteil der Erhebung waren sprachbiographische Interviews, die in Form halbstrukturierter narrativer Tiefeninterviews durchgeführt wurden. Themenbereiche der Interviews waren der Spracherwerb und die frühen und rezenten Spracherfahrungen der Gewährspersonen, ihr Sprachgebrauch sowie ihr Sprachwissen und ihre Sprachbewertungen, sowohl in Bezug auf den niederdeutschen Dialekt als auch auf standardnahe Sprechlagen.

3 Sprachbiographien im dialektologischen Kontext: Forschungslage

Innerhalb der germanistischen Dialektforschung stellt der Einbezug sprachbiographischer Methoden eine noch recht junge Erscheinung dar. Konzentrierte sich die klassische Dialektologie vorrangig auf basisdialektale Varietäten, deren Struktur und Arealität analysiert wurden, so führte die ‚soziolinguistische Wende' in den 1970er Jahren zu einer verstärkten Beobachtung sozialer Determinanten und Konsequenzen des Dialektgebrauchs. Der Fokus lag auf sozialen Gruppen, deren Sprachverwendung und Spracheinstellungen unter Rückgriff auf quantitative Verfahren sowie unter bewusster Ausblendung subjektiver Variationsfaktoren analysiert wurden.[11] Im Zuge der Etablierung der modernen Regionalsprachenforschung verlagerte sich das dialektologische Forschungsinteresse in den letzten Jahrzehnten zudem hin zu Aspekten der vertikalen Sprachvariation, indem Struktur, Verwendung und Wandel des gesamten regionalen Varietätenspektrums auf der Standard-Dialekt-Achse zum Beobachtungsgegenstand wurden.[12]

Kritik an der konzeptionellen Beschränkung auf überindividuelle Determinanten des Sprachgebrauchs und an dem ihr zugrunde liegenden Modell des „determinierten Sprechers"[13] wurde bereits in den 1980er Jahren geäußert. Hingewiesen wurde unter anderem darauf, dass sich der individuelle Sprachgebrauch einzelner

---

10 Als ortsfest wurden Sprecher definiert, die im Untersuchungsort geboren, aufgewachsen und dort wohnhaft sind und von denen mindestens ein Elternteil ebenfalls aus dem Untersuchungsort stammt.

11 Vgl. Macha 1986, S. 301. Als charakteristisch für diesen gruppenbezogenen Ansatz kann die für die 1970er Jahre typische Feststellung von Steinig 1976, S. 115, gelten: „Der Faktor ‚Individuum', verstanden als individualpsychologische Variable, die Verhalten und damit sprachliches Verhalten beeinflusst, muss in einer soziolinguistischen Untersuchung unberücksichtigt bleiben."

12 Zur modernen Regionalsprachenforschung vgl. als Übersicht Schmidt/Herrgen 2011, insbes. S. 69–88. Als Überblick zum norddeutschen Sprachraum vgl. Schröder 2015.

13 Vgl. Macha 1991, S. 3–6.

Personen nur unzulänglich durch die Aufdeckung sozialer Einflussfaktoren fassen lässt, dass Individuen vielmehr in sprachlicher Hinsicht widersprüchlich zu ih-rer ‚sozialen Determination' agieren können und sich einer Typenbildung damit entziehen. Die kritische Hinterfragung soziolinguistischer Ansätze gipfelte in der Forderung nach einer ‚Sprecherdialektologie'[14], die nach den spezifischen Parametern des Sprachgebrauchs einzelner Sprecher sucht und jenen „eine aktive Komponente der Individualität"[15] zuschreibt. Die mögliche Vorgehensweise einer solchen individuenzentrierten Analyse skizzierte Jürgen Macha in einem 1985 auf dem VII. Internationalen Germanistenkongress gehaltenen Vortrag zur Bedeu-tung individueller sprachlicher Variation.[16] Forschungspraktisch umgesetzt wurde der dort beschriebene Ansatz in Machas 1991 erschienener Studie zum Sprachge-brauch rheinischer Handwerksmeister, in der ein „lebensgeschichtlicher Ansatz" propagiert wurde und deren Ziel es war, „solche Momente menschlichen Sprach-handelns und Sprachbewußtseins in den Blick zu nehmen, die sich den vorgegebe-nen deterministischen Erklärungsmustern nicht einpassen."[17] Im Mittelpunkt der Betrachtung stand der „flexible Sprecher", der sich „mehr oder minder souverän in einem Möglichkeitsraum zwischen Dialekt und Standardsprache"[18] bewegt.

Die Hinwendung zum Sprechersubjekt führte in der Dialektologie in den ver-gangenen zwei Jahrzehnten zur Herausbildung verschiedener Ansätze, die den linguistischen Laien in den Mittelpunkt der Betrachtung stellen. Neben einer regionalsprachlich fokussierten Sprachbiographieforschung etablierte sich vor al-lem die Wahrnehmungsdialektologie.[19] Dialektologische Untersuchungen, die im engeren Sinne als sprachbiographische Studien zu bezeichnen sind, liegen jedoch erst seit jüngerer Zeit und weiterhin nur in geringer Zahl vor. Für den niederdeut-schen Sprachraum kann als frühe Untersuchung vor allem auf die sprachbiogra-phische Studie Wildgens über die Verdrängung des Niederdeutschen als städtische

---

14 „Das neue Aufgabenfeld der nachsoziolinguistischen Dialektologie ist [...] die deut-sche Sprachwirklichkeit und ihre Sprecher. ‚Sprecherdialektologie' wäre vielleicht ein vorläufiger Name" (Löffler 1986, S. 239). Die Hinwendung zum individuellen Sprecher war u. a. ein zentraler Diskussionspunkt auf der 32. Jahrestagung des IdS Mannheim vom 12. bis 14. März 1996, die unter dem Thema „Varietäten des Deutschen. Regional-und Umgangssprachen" stattfand. Vgl. dazu den Tagungsband von Stickel 1997.

15 Macha 1991, S. 3.

16 Macha 1986.

17 Macha 1991, S. 4.

18 Macha 1991, S. 2.

19 Als Übersicht zum Aufgabenbereich und zu den Grundfragen der Wahrnehmungs-dialektologie vgl. Anders/Hundt/Lasch 2010; Hundt 2010. Als umfangreicherer For-schungsüberblick vgl. insbes. Anders 2010, S. 42–55.

Umgangssprache in Bremen verwiesen werden.[20] Mehrheitlich werden biographische Ansätze als Bestandteile komplexer methodischer Instrumentarien eingesetzt und das biographische Datenmaterial fungiert sowohl als Erklärungshintergrund für objektive Sprachdaten, aber auch als eigener Forschungsgegenstand.[21] In Bezug auf den norddeutschen Varietätenraum gilt dies etwa für variationslinguistische Untersuchungen wie das Forschungsprojekt „Sprachvariation in Norddeutschland (SiN)"[22] oder das Projekt „Hamburgisch. Sprachkontakt und Sprachvariation im städtischen Raum"[23], die als Erhebungsverfahren auch Formen sprachbiographischer Tiefeninterviews einsetzen. Als Ergebnis dieser und weiterer Projekte liegen aktuell mehrere Studien in Form von Monographien und Einzelaufsätzen vor, in denen sprachbiographische Äußerungen niederdeutscher Dialektsprecher analysiert und unter verschiedenen Gesichtspunkten ausgewertet werden. Gemeinsam ist ihnen, dass sie unterschiedliche Aspekte dialektal-hochdeutscher Mehrsprachigkeit problematisieren und die Erfahrungen bilingualer Dialektsprecher mit dem Erwerb, Gebrauch, aber auch Verlust von Sprachen bzw. Varietäten erfragen sowie deren Sprachwissen und Sprachbewertungen zu erfassen versuchen. Aus einer übergeordneten Perspektive heraus beschäftigen sich die Studien häufig mit Aspekten sprachlicher Identität, mit der Frage also, welche Rolle Sprache für die Konstruktion, Modifikation und (narrative) Inszenierung von Identitäten spielt.[24] Während so z. B. die aktuelle Monographie von Jürgens den Sprachgebrauchswandel und die Sprachwahrnehmung Hamburger Dialektsprecher untersucht und hierbei auch Fragen des Spracherwerbs diskutiert,[25] analysiert die Studie von Scharioth den Sprachgebrauch und die Spracheinstellungen weiblicher Dialektsprecher aus Schleswig-Holstein und Mecklenburg-Vorpommern.[26] Spracheinstellungsäußerungen in Bezug auf das Niederdeutsche werden ebenso in den Arbeiten von Arendt und Schröder thematisiert.[27] Mit Aspekten des niederdeutsch-hochdeutschen Spracherwerbs und der frühen Sprachsozialisation beschäftigen sich die Studien von Bieberstedt, in denen sprachbiographisches

---

20 Wildgen 1988.
21 Jürgens 2015b, S. 112.
22 Zum SiN-Projekt vgl. Schröder/Elmentaler 2009; Elmentaler/Gessinger/Lanwer/ Rosenberg/Schröder/Wirrer 2015.
23 Vgl. Bieberstedt/Ruge/Schröder 2016.
24 Vgl. Scharioth 2015, S. 5.
25 Vgl. Jürgens 2015b.
26 Vgl. Scharioth 2015.
27 Vgl. Arendt 2010; Schröder 2013.

Material Hamburger Dialektsprecher ausgewertet wird.[28] Einen Schwerpunkt auf die sprachlichen Konsequenzen historischer Binnenmigration setzt Ehlers mit seinen Untersuchungen zur sprachlichen Akkommodation von Vertriebenen in Mecklenburg nach 1945.[29]

4 Grundzüge einer sprachbiographischen Modellbildung

4.1 Sprachliche Lebensläufe

4.1.1 Sprachliche Lebensläufe als reale Lebensverläufe

Mit den Begriffen „Lebenslauf" und „Biographie" sind in der Soziologie unterschiedliche Konzepte verbunden.[30] Hieran anschließend wird unter Lebenslauf im Folgenden der individuelle, sich objektiv vollziehende und empirisch nachvollziehbare Verlauf des Lebens eines Menschen verstanden: sein Lebensweg, d. h. die chronologische Abfolge essentieller Aktivitäten, Ereignisse, Entwicklungsprozesse, Wendepunkte und Statusübergänge im Leben eines Menschen, die sich „in verschiedenen Lebensbereichen (z. B. Familie, Beruf) sowie in institutionalisierten Handlungsfeldern wie dem Bildungssystem oder dem Arbeitsmarkt"[31] vollziehen, von seiner Geburt bis zu seinem Tod bzw. zu einem gegenwärtigen Zeitpunkt.

Ausgehend von der komplexen gesellschaftlichen Einbindung eines Individuums werden in der Soziologie spezifische Ausprägungen solcher Lebensläufe unterschieden. So wird etwa ein Erwerbslebenslauf von einem familiären Lebenslauf differenziert. Übertragen auf die linguistische Theoriebildung möchte ich diesbezüglich eine Differenzierung von sechs aufeinander bezogenen Dimensionen eines Lebenslaufes vorschlagen.[32] Angenommen werden eine selbstbezügliche, eine private, eine institutionelle, eine räumliche, eine sprachliche sowie eine historische Dimension. Die selbstbezügliche Dimension des Lebenslaufes bezieht sich auf die individuelle mentale und physische Entwicklung eines Menschen, darunter zum Beispiel seine Krankheitsgeschichte. Der private Aspekt eines Lebenslaufes umfasst die sozialen Beziehungen des Individuums: seine

---

28 Vgl. Bieberstedt 2008; 2015; 2016.

29 Vgl. Ehlers 2011a; 2011b; 2013.

30 Zum Verständnis von Lebenslauf aus soziologischer Perspektive vgl. Endruweit/ Trommsdorff/Burzan 2014, S. 266.

31 Endruweit/Trommsdorff/Burzan 2014, S. 266.

32 Die Differenzierung orientiert sich hierbei an dem Modell der Dimensionen von Identitätskonstruktion von Lucius-Hoene/Deppermann 2004b, S. 51, und dessen Weiterführung von Scharioth 2015, S. 39.

Familie, Partnerschaften, Freundschaften und andere relevante soziale Netzwerke. Der institutionelle Aspekt rekurriert auf die institutionalisierten Handlungsfelder, in denen das Individuum agiert, und beinhaltet neben dessen Bildungs- und Erwerbslebenslauf etwa Mitgliedschaften in Parteien oder Vereinen und offizielle Funktionen. Da soziale Beziehungen wie z. B. eheliche Partnerschaften gleichzeitig einen institutionalisierten Charakter tragen, stehen die soziale und die institutionelle Dimension in denkbar enger Beziehung zueinander. Mit der Dimension des räumlichen Lebenslaufes sollen in Anlehnung an Plewnia/Rothe[33] neben dem Geburts- und Wohnort z. B. räumliche Veränderungen und Migrationen eines Individuums erfasst werden, die u. a. dessen Sprachkompetenzen und Spracheinstellungen signifikant beeinflussen. Die historische Dimension beinhaltet lebenslaufprägende historische Konstellationen und Ereignisse wie etwa Kriege, politische Umbrüche und soziale Umwälzungen.[34] Aus linguistischer Perspektive kann diesen Dimensionen schließlich als weitere Dimension ein sprachlicher Lebenslauf zur Seite gestellt werden.

Ein sprachlicher Lebenslauf lässt sich diesem Verständnis zufolge als zentraler Bestandteil des Gesamtlebenslaufes eines Individuums auffassen und beinhaltet die Gesamtheit der essentiellen sprachprägenden, sprachverändernden und sprachbezogenen Ereignisse, Aktivitäten, Umbrüche und Statusübergänge im Leben eines Menschen: seine sprachliche Entwicklung, die seinen Spracherwerb und seine Sprachverwendung, Sprachkontakte, aber auch mögliche Sprachverluste in ihrer chronologischen Abfolge von seiner Geburt bis zu seinem Tod bzw. zu einem aktuellen Zeitpunkt umfasst. Er wird konstituiert durch die Konditionen des Spracherwerbs sowie durch die sprachlichen Umbruchsituationen, die ein Mensch durchläuft (etwa in Form von Berufswechseln oder möglichen sprachbeeinträchtigenden Erkrankungen, aber auch der Begründung einer Partnerschaft

---

33 Vgl. Plewnia/Rothe 2012, S. 109. Allerdings ist bei Plewnia/Rothe nicht klar, inwieweit sich der Begriff Raumbiographie den hier diskutierten Termini Lebenslauf bzw. Biographie zuordnen lässt oder aber eine Vermischung beider Begrifflichkeiten darstellt. Gleichzeitig wird mit der Annahme einer solchen Teildimension Bezug auf das Konzept von Scharioth 2015, S. 36–39, von der „sprachlichen Identifikation im Raum" sowie von der regionalen Dimension von Identitätskonstruktion genommen.

34 Zum Einfluss historischer Prozesse auf Individuen vgl. etwa Diltheys klassische Definition von Generation: „So gefaßt bildet eine Generation einen Kreis von Individuen, welche durch Abhängigkeit von denselben großen Tatsachen und Veränderungen, wie sie im Zeitalter der Empfänglichkeit auftraten, trotz der Verschiedenheit hinzutretender anderer Faktoren zu einem homogenen Ganzen verbunden sind" (Dilthey 1990, S. 37).

und der Geburt von Kindern), und ist geprägt durch die Spracherfahrungen eines Individuums, die aus seinen privaten und beruflichen Beziehungen und seiner Teilhabe an unterschiedlichen Kommunikationsgemeinschaften, sozialen Netzwerken, Milieus und Institutionen erwachsen. Auf diese Weise steht der sprachliche Lebenslauf in enger Wechselwirkung mit den übrigen lebensge-schichtlichen Dimensionen. Den Einfluss der historischen und der räumlichen Dimension auf den sprachlichen Lebenslauf verdeutlichen z. B. die Studien von Betten zum Sprachgebrauch deutschsprachiger Juden, die im Zuge der national-sozialistischen Judenverfolgung nach Israel emigrierten,[35] von Berend und Meng zur sprachlichen Integration russlanddeutscher Immigranten in Deutschland[36] sowie von Ehlers zur sprachlichen Akkommodation Vertriebener in Mecklenburg nach 1945.[37] Die wechselseitige Beeinflussung der institutionellen, privaten und selbstbezüglichen Dimension konnte Bieberstedt am Beispiel der schulischen Sprachsozialisation niederdeutscher Dialektsprecher aufzeigen.[38] Den Zusam-menhang zwischen sprachlicher und selbstbezüglicher Dimension arbeitet etwa Tophinke in ihrer Studie zu Sprachbiographien und Sprachstörungen heraus.[39]

4.1.2 Sprachliche Lebensläufe als soziale Tatsachen

Aufgrund der Einbindung des Individuums in institutionalisierte Handlungsbe-reiche und soziale Rollen können Lebensläufe mit Kohli als „soziale Tatsachen"[40] aufgefasst werden, die sich in den modernen westlichen Gesellschaften durch ihre gewachsene institutionelle Prägung auszeichnen. Die individuelle Lebensgeschich-te eines Menschen wird von gesellschaftlichen Institutionen wie Schule, Armee, Arbeitgeber und Rentensystem konturiert, die den Lebensverlauf maßgeblich strukturieren und ihn zugleich in verschiedene soziale Lebensphasen und zeitlich aufeinander folgende soziale Rollen aufgliedern. Diese Prägung lässt Kohli vom „institutionalisierten Lebenslauf" sprechen. Die Einbindung der Bevölkerungs-mehrheit in solche allgemein verbindlichen Institutionen und sozialen Rollen in-nerhalb der westlichen Gesellschaft führt nach Kohli zu einer Homogenisierung

---

35 Vgl. Betten 2011.
36 Vgl. Berend 1998; Meng 2001.
37 Vgl. Ehlers 2011a; 2011b; 2013.
38 Vgl. Bieberstedt 2016.
39 Vgl. Tophinke 1994.
40 Kohli 1985, S. 1. Mit dieser Bezeichnung greift Kohli einen in der Soziologie und verschiedenen Nachbardisziplinen häufig verwendeten Begriff auf, der letztlich auf Durkheim und dessen Theorie sozialer Tatsachen bzw. Tatbestände (*faits sociaux*) zurückgeht, vgl. Durkheim 1980, insbes. S. 114–115.

der Lebensläufe ihrer Mitglieder und damit zur Ausprägung von typischen „Normallebensläufen". Zugleich werden mit Blick auf die Gegenwart Anzeichen einer Krise des institutionalisierten Lebenslaufs konstatiert, die sich in Tendenzen hin zu einer Deinstitutionalisierung und Destandardisierung äußert.[41]

Kohlis Modell lässt sich auf sprachliche Lebensläufe übertragen, die als institutionalisierte sprachliche Lebensläufe betrachtet und analysiert werden können. Institutionelle Bildungseinrichtungen wie Kindergarten und Schule bringen das Sprecherindividuum zwangsläufig mit der hochdeutschen Standardsprache und mit entsprechenden sprachlichen Normvorstellungen in Berührung.[42] Universität, Ausbildungs- und Wehrdienststätte wirken nicht nur als standardsprachliche, sondern zugleich auch als fach- und sondersprachliche Domänen. Entscheidenden Einfluss auf den sprachlichen Lebenslauf eines Menschen übt zudem sein berufliches Umfeld aus – einerseits, indem z. B. eine lokal gebundene landwirtschaftliche oder handwerkliche Tätigkeit zum Verbleib in einer regionalsprachlich geprägten kommunikativen Umgebung führen kann, andererseits, indem die Berufstätigkeit z. B. ein arbeitsbedingtes Migrieren und damit Prozesse sprachlicher Neuorientierung und Akkommodation auslösen kann. Auch die wechselnden (aber auch parallelen) sozialen Rollen wie etwa Schüler, Auszubildender, Arbeitnehmer, Elternteil, Vereinsmitglied und Rentner, die z. T. an ein spezifisches biologisches oder soziales Alter gebunden sind, sind nicht nur mit bestimmten sozialen, sondern auch mit spezifischen sprachbezogenen Rollenerwartungen verknüpft.[43] So wird etwa von einer im schulischen Bereich tätigen Person die Adaption und Vermittlung einer möglichst standardnahen Sprache gefordert, während die soziale Rolle der Großelternschaft eher mit standardferneren, dialektalen Sprachverwendungsweisen assoziiert ist.[44]

Aus dialektologischer Perspektive ist in diesem Zusammenhang die Frage zu stellen, welche gesellschaftlichen Institutionen und sozialen Rollen den sprachlichen Lebenslauf eines Dialektsprechers in besonderer Weise determinieren und chronologisch strukturieren und inwieweit sich Verlaufsmuster im Sinne sprachlicher Normallebensläufe nachzeichnen lassen. Mattheiers soziodialektologisches Konzept sprachrelevanter Lebensphasen und Statusübergänge kann als ein erster Entwurf eines solchen Verlaufsmodells verstanden werden.[45] Unterschieden

---

41 Kohli 2003, S. 532–533.
42 Zum schulischen Spracherwerb niederdeutscher Dialektsprecher vgl. Bieberstedt 2016.
43 Vgl. dazu auch Mattheier 1980, S. 50–55.
44 Vgl. dazu auch Jürgens 2015b, S. 108–110.
45 Vgl. Mattheier 1980, S. 50–55. Ein kommunikationstheoretisches Modell sprachlicher Lebensverläufe schlägt aktuell Wirrer in diesem Band vor, der die Einbindung des Sprechers in alterstypische kommunikative Netzwerke betrachtet.

werden bei Mattheier mehrere chronologisch aufeinander folgende Lebensphasen, in denen Dialekt und Standardsprache jeweils einen unterschiedlich hohen Anteil am individuellen Sprachhaushalt besitzen und die sich durch unterschiedliche Anforderungen an einen standardsprachlichen oder aber dialektalen Sprachgebrauch auszeichnen. Neben der primären und schulischen Spracherziehung sind dies die Phasen der Berufstätigkeit, der Eheschließung, der Kindererziehung und des Ausscheidens aus dem Erwerbsleben.

In Bezug auf den norddeutschen Sprachraum mit seiner spezifischen hochdeutsch-niederdeutschen Mehrsprachigkeitssituation ist zu überprüfen, inwieweit sich ein sprachlicher Normallebenslauf niederdeutscher Dialektsprecher konturieren lässt.[46] Mit Blick auf die unterschiedlichen Konstellationen bilingualen Spracherwerbs könnten hier vorerst zwei Typen sprachlicher Erwerbslebensläufe mit unterschiedlicher sprachhistorischer Relevanz voneinander abgehoben werden: ein älterer traditioneller Typ, der sich durch einen dialektalen Erstspracherwerb auszeichnet und bei dem der systematische hochdeutsche Zweitspracherwerb in institutionellem Rahmen durch den Schuleintritt erfolgt, sowie ein neuerer Typ, bei dem ein hochdeutscher Erstspracherwerb einem dialektalen Zweitspracherwerb in Kindheit oder Jugend vorausgeht.[47]

---

46 Zur Mehrsprachigkeitssituation im norddeutschen Sprachraum vgl. Menke 1992; Schröder 2004.

47 Zu den verschiedenen dialektalen Spracherwerbstypen vgl. Bieberstedt 2008, S. 48. Dort werden drei grundsätzliche Typen bilingualen, niederdeutsch-hochdeutschen Spracherwerbs differenziert. Basis ist die Unterscheidung eines simultanen oder aber sukzessiven aktiven Erwerbs von Hochdeutsch und Niederdeutsch, da vorausgesetzt wird, dass in der modernen Gesellschaft ein hochdeutscher Spracherwerb die Regel darstellt, der Typ des monolingualen Dialektsprechers somit nicht (mehr) existiert. Davon ausgehend können ein Typ I mit simultanem Erwerb von Hochdeutsch und Niederdeutsch, ein Typ II mit sukzessivem Erwerb von Niederdeutsch als L1 und Hochdeutsch als L2 sowie ein Typ III mit umgekehrt sukzessivem Erwerb von Hochdeutsch als L1 und Niederdeutsch als L2 voneinander abgehoben werden. Eine Mehrheit der im Rahmen des Projekts „Kirchwerder" interviewten Gewährspersonen (41 von 73 = 56 %) gab einen niederdeutschen Erstspracherwerb mit nachfolgendem Erwerb des Hochdeutschen an (Spracherwerbstyp II). 26 Gewährspersonen (= 36 %) erklärten umgekehrt, als L1 das Hochdeutsche erlernt zu haben. Die übergroße Mehrheit erlangte ihre mehrsprachige Kompetenz dort somit durch einen sukzessiven Zweitspracherwerb. Das simultane Erlernen von Hochsprache und Dialekt (Spracherwerbstyp I) stellte nach Sprecheraussage einen weitgehenden Ausnahmefall dar, in der Wahrnehmung dominierte in der frühkindlichen Spracherziehung eine von beiden Kontaktvarietäten. Vgl. dazu Bieberstedt 2015. Eine ebenfalls auf die Konditionen des frühen Spracherwerbs abzielende Typisierung von Dialektsprechern schlägt

Um zu beurteilen, inwieweit solche Erwerbstypen mit charakteristischen Lebensverläufen und jeweils spezifischen Sprachgebrauchsmustern korrelieren, bedarf es weiterer Untersuchungen.[48] Ebenso bleibt zu ermitteln, in welchem Maße auch dieser neuere Typ mit frühem dialektalen Zweitspracherwerb seinerseits von einer rezenten Form des sprachlichen Normallebenslaufes abgelöst wird, bei dem der dialektale Zweitspracherwerb verstärkt in neuen Vermittlungskontexten innerhalb eines institutionellen Rahmens (Schule, Vereine) erfolgt.[49]

Damit im Zusammenhang steht die Frage nach einer möglichen Deinstitutionalisierung sprachlicher Lebensläufe bzw. nach einem Wandel und einer Diversifikation von Verlaufsmustern, die sich gerade für Dialektsprecher der jüngeren Generation annehmen lassen. Vollziehen sich moderne Lebensläufe, wie von Kohli angenommen, in einem Spannungsverhältnis von Standardisierung und Individualisierung, wobei rezente Destandardisierungsprozesse das Gewicht zunehmend zugunsten Letzterer verschieben,[50] so sollte dies auch Auswirkungen auf den sprachlichen Lebensverlauf eines Menschen haben und etwa seinen sprachlichen Gestaltungsfreiraum beeinflussen und ggf. vergrößern. Höhere soziale und lokale Mobilität, verbesserte finanzielle Ressourcen sowie die zunehmende Individualisierung des Einzelnen im Sinne einer Loslösung aus traditionellen sozialen Gefügen und Bindungen weisen dem Menschen eine weitaus größere Eigenverantwortung und Entscheidungsgewalt bei der Planung und Ausgestaltung des eigenen Lebens zu. Dies bezieht sich auch auf seine Sprachenwahl, gerade in Hinsicht auf regionalsprachliche Formen, deren Verwendung in der Gegenwart immer häufiger einer bewussten Entscheidung unterliegt, bei der die Funktion von Dialekten als regionale Status- und Identitätssymbole[51] eine Schlüsselrolle spielt.

Macha 1991, S. 34, vor, der anhand der „primärsprachlichen Umgebung" den „genuin dialektalen Sprecher", den „genuin nicht-dialektalen Sprecher" sowie den „Wanderer zwischen den Welten" unterscheidet.

48 Den Zusammenhang zwischen Form des Spracherwerbs und Sprachgebrauchswandel von niederdeutschen Dialektsprechern diskutiert aus sprachbiographischer Perspektive Jürgens 2015b, S. 165–202.

49 Zu den neuen Lernorten des Niederdeutschen vgl. die Ergebnisse einer repräsentativen Umfrage in den norddeutschen Bundesländern in Möller 2008, S. 44.

50 Vgl. Scherger 2007, insbes. S. 93–122.

51 Zu diesem Begriff vgl. Löffler 1998, S. 78–79. Zur Funktion von Dialekten als regionale Identitätsmarker vgl. die Übersicht in Scharioth 2015, S. 45–50.

4.2 Sprachbiographien

4.2.1 Sprachbiographien als kognitive Konstrukte

Die individuelle Aufarbeitung solcher objektiver Lebensverläufe erfolgt in einem permanenten Prozess der Selbstreflexion, mittels derer das Individuum versucht, dem eigenen gelebten Leben einen Sinnzusammenhang zuzuschreiben. Durch derartige Sinnstiftungsprozesse vollzieht es eine subjektive Bewertung und Deutung der eigenen Lebensführung und entwirft seine eigene Biographie. Mit Kohli ist in diesem Zusammenhang von einer „Biographisierung der Lebensführung"[52] zu sprechen. Im Zuge eines solchen Prozesses der Biographisierung konstruiert das Individuum seine Identität,[53] modifiziert diese und versichert sich ihrer.[54]

Biographien können diesem Verständnis nach als dynamische Produkte permanenter Biographisierungsprozesse aufgefasst werden. Diese erstrecken sich auch auf die sprachliche Dimension von Lebensläufen. Als Sprachbiographie[55] oder auch Sprecherbiographie[56] kann folglich eine spezielle Form von Biographie bezeichnet werden, die den sprachlichen Lebenslauf eines Individuums, d. h. seine essentiellen sprachprägenden, sprachverändernden und sprachbezogenen Aktivitäten, Erlebnisse und Statusübergänge, verarbeitet und ihnen retrospektiv einen kohärenten Sinnzusammenhang zuschreibt.[57] Sprachbiographien stellen subjektive kognitive Konstrukte dar – komplexe mentale Modelle, die eine identitätsstiftende Funktion besitzen. Der Sprecher entwirft eine Biographie des eigenen bisherigen Lebens, die diesem eine nachträgliche Ordnung, Kohärenz und Kausalität zuschreibt und es als sinnhafte Ganzheit erscheinen lässt. Mit Hilfe solcher sprachbezogener Biographisierungsprozesse modelliert und modifiziert er seine sprachliche Identität.

---

52 Kohli 2003, S. 526.

53 Zum Begriff der Identität vgl. beispielsweise Krappmann 2000; 2004.

54 „Wir entwerfen in Prozessen der Biographisierung ständig uns selbst und die Welt vom Blickwinkel einer bestimmten uns eigenen Seinsweise" (Marotzki 2000, S. 185).

55 Zum Begriff Sprachbiographie vgl. u. a. Tophinke 2002, S. 1; Adamzik/Roos 2002, insbes. S. VII.

56 Beide Begriffe, sowohl Sprachbiographie als auch Sprecherbiographie, werden in der Forschung synonym verwendet. Wirrer weist in seinem Beitrag in diesem Band darauf hin, dass der Begriff Sprachbiographie irreführend sei, da es sich bei der narrativen Aufarbeitung der sprachlichen Lebensgeschichte eines Individuums nicht um die Biographie der Sprache, sondern um die des Sprechers handele. Allerdings ist der Begriff Sprachbiographie in der linguistischen Forschung frühzeitiger eingeführt und weiter etabliert. Auch in der vorliegenden Untersuchung wird daher von Sprachbiographien gesprochen.

57 Zu sprachbiographisch relevanten Ereignissen vgl. Tophinke 2002, S. 3–4.

Eine solche sprachliche Identität[58] drückt sich z. B. in konzeptgebundenen Selbstbeschreibungen etwa als traditioneller Plattsprecher, als „alter, echter Hamburger"[59] oder als polyglotter Kosmopolit aus. Sprachliche Identitäten fungieren hierbei als essentieller Bestandteil der Gesamtidentität eines Individuums und stehen mit weiteren Teildimensionen seiner Identität in engem Zusammenhang. So weist etwa eine ethnisch begründete Identität immer auch eine starke sprachliche Komponente auf, etwa indem Migranten als Akt der kulturellen Selbstvergewisserung die eigene Sprache in der neuen sprachlichen Umgebung bewusst pflegen bzw. sie als Spracherzieher gezielt an die nachfolgende Generation weitergeben. Ähnliches gilt für räumlich begründete, regionale Identitäten, die sich häufig in einer sozialsymbolischen Verwendung dialektaler Sprachformen als regionaler Identitätsmarker ausdrücken. Scharioth spricht hierbei von der regionalen Dimension von Identitätskonstruktion, deren Annahme sie damit begründet, dass Sprache immer in einem spezifischen Raum stattfinde.[60] Im „Kirchwerder"-Korpus finden sich solche regionalen Identifikationen, die an einen spezifischen Sprachgebrauch gekoppelt werden, beispielsweise in Form antonymischer Begriffsbildungen: „Einheimischer"/„Alteingesessener" versus „Zugereister", „Bauer" versus „Städter" und „Vierländer" versus „Hamburger".[61] Den Begriffspaaren unterliegt jeweils zumeist die sprachliche Opposition Niederdeutsch versus

---

58 Zu diesem Begriff vgl. auch Scharioth 2015, S. 36. Allgemein zur Identität und zur Identitätskonstruktion vgl. Scharioth 2015, S. 33–53. Fuchs-Heinritz/Klimke/Lautmann/ Rammstedt/Stäheli/Weischer/Wienold 2011, S. 292, definieren Identität diesbezüglich als eine psychoanalytisch-sozialpsychologische „Bezeichnung für das dauernde innere Sich-Selbst-Gleichsein, die Kontinuität des Selbsterlebens eines Individuums (Ich-I., auch Selbst-I.), die im Wesentlichen durch die dauerhafte Übernahme bestimmter sozialer Rollen und Gruppenmitgliedschaften sowie durch die gesellschaftliche Anerkennung als jemand, der die betreffenden Rollen innehat bzw. zu der betreffenden Gruppe gehört, hergestellt wird. [...] Im Hinblick auf die verschiedenen wichtigen Rollen und Gruppenmitgliedschaften, die die I. einer Person bestimmen, unterscheidet man verschiedene Arten oder Aspekte der I. (z. B. berufliche I., geschlechtliche I., nationale I.)." Zu den genannten Arten von Identität lässt sich als weiterer Aspekt die sprachliche oder Sprecheridentität stellen.

59 Vgl. dazu Jürgens 2015b, S. 260; Schröder 2012, S. 478. Allgemein zum regionalen Identifikationspotential des Niederdeutschen in Hamburg sowie zu Selbstkonzepten Hamburger Dialektsprecher vgl. Jürgens 2015a; 2015b, S. 257–296.

60 Vgl. Scharioth 2015, S. 39.

61 Der Erhebungsort Kirchwerder gehört zusammen mit Curslack, Altengamme und Neuengamme zu den sogenannten Vierlanden, einer alten Kulturlandschaft in der Elbmarsch im Südosten Hamburgs.

Hochdeutsch. Ergänzt werden diese regionalen Stereotype durch die Zuschreibung psychosozialer Merkmale·

Die retrospektive Sinnzuschreibung innerhalb sprachbezogener Biographisierungsprozesse orientiert sich an kognitiven Deutungsschemata und gründet auf Basiskonzepten etwa über Spracherwerb, Sprachgebrauch und Sprachbenutzer, aber auch über sprachrelevante soziale Rollen und Handlungsweisen.[62] Gleichzeitig erzeugen die Spracherfahrungen ihrerseits neue Deutungsschemata und evozieren etwa Spracheinstellungen und Sprachstereotype bzw. wirken modifizierend oder aber bestätigend auf vorhandene Konzeptionen ein. Vor allem der Erstspracherwerb und die kindlichen Spracherfahrungen werden von Sprechern nur fragmentarisch erinnert, so dass ihre Biographisierung eher auf allgemeinen Konzepten zum Spracherwerb basiert als die tatsächlichen Erwerbskonstellationen sichtbar werden lässt.[63] Die Rekonstruktion gerade früher Spracherwerbs- und Sprachgebrauchskonstellationen erfolgt innerhalb eines bestimmten Deutungsrahmens, der die disparaten Erinnerungsfragmente auf ein logisches Ganzes, d. h. eine chronologische Spracherwerbsgeschichte hin organisiert.

Beispiel 1: Formen einer solchen retrospektiven Kausalisierung, in diesem Falle des eigenen kindlichen Spracherwerbs, zeigen sich im „Kirchwerder"-Korpus z. B. in der biographischen Schilderung eines leitenden Mitarbeiters einer lokalen Bank. Die hochdeutsche Spracherziehung durch die Eltern, die im Gegensatz zu der seiner älteren weiblichen Geschwister stand, wird hier sowohl mit zeitgenössischen sozialen Erwartungshaltungen als auch mit der Karriereplanung des Vaters begründet. Dass es sich hierbei um interpretierende kausale Zuschreibungen handelt, lassen einschränkende Einstellungsmarker wie „vermutlich" und „sicherlich" erkennen. Dass diese kausalen Zuschreibungen nicht ausschließlich auf subjektive Erfahrungen zurückgreifen, sondern auch auf überindividuellen sozialen Konzeptionen basieren, zeigt der verallgemeinernde Zusatz „Damals war es so", dem sich eine sozialhistorische Deutung anschließt. Die generelle Unsicherheit des Erzählers über die korrekte Wiedergabe der persönlichen Spracherwerbskonstellationen wird durch distanzierende Zusätze wie „Soweit ich mich zurückerinnern kann."

---

62 Vgl. Schütze (1984, S. 80) spricht in diesem Zusammenhang von ‚kognitiven Figuren‘ oder „Ordnungsprinzipien der darstellungsmäßigen Erfahrungsrekapitulation; auf sie finden systematische Verfahren der kommunikativen Darstellung Anwendung. Kognitive Figuren gehen auf allgemeine Ordnungsprinzipien der Erfahrungsaufschichtung des Biographieträgers zurück […]." Vgl. Fünfschilling 1998, S. 66, Anm. 5.

63 So relativiert sich etwa die bei älteren niederdeutschen Dialektsprechern häufiger anzutreffende generalisierende Aussage „Bei uns zu Hause wurde nur Plattdeutsch gesprochen, da gab es gar nichts anderes!" bei vertiefendem Nachfragen im Interview nicht selten, und es kristallisieren sich bilinguale Konstellationen heraus, die eine zumindest passive Mehrsprachigkeit des Informanten im Kindesalter nahelegen. Vgl. Bieberstedt 2015.

und Eigenpositionierungen[64] gegenüber dem erzählten Ich wie „Das sehe ich heute als Grund." erkennbar. Zudem wird die Außergewöhnlichkeit der innerfamiliären Kommunikation mit dem Erzähler hervorgehoben, indem von einer „merkwürdigen Situation" gesprochen wird.

Gewährsperson 6 (mnl., Altersgruppe 56–60 Jahre, Spracherwerbstyp III)

GP 6: Also, ich hab/ ich bin mit Hochdeutsch aufgewachsen. In der Familie wurde ausschließlich Plattdeutsch gesprochen, mit mir merkwürdigerweise Hochdeutsch, soweit ich mich zurückerinnern kann. Vermutlich deshalb, weil, na ich sach mal, weil mein Vater mit mir was Besseres vorhatte. Das sehe ich heute als Grund. Ich habe drei ältere Schwestern, mit denen wurde auch im Hause nur Plattdeutsch gesprochen. Und ich habe Plattdeutsch eigentlich als Kind auf der Straße gelernt. Im Gespräch mit Freunden, mit Nachbarn, mit Bekannten. Es wurde überall, allerorten Plattdeutsch gesprochen. Und man nimmt es sich auch an. […] Aber im Hause ausschließlich Hochdeutsch. Denn kam es also zu dieser etwas merkwürdigen Situation, alle in der Familie sprachen unternander Platt, mit mir sprach man Hochdeutsch, ich aber meinerseits mit Schulkollegen oder Freunden oder anderen Kindern auf der Straße Plattdeutsch. Also, es war etwas verworren, diese ganze Geschichte, wenn Sie so wollen, […] hatte aber natürlich schon Vorteile, ab dem ersten Schultag. […]

Mein Vater war auch schon hier im Hause in der Bank tätig und hatte sicherlich schon im Hinterkopf, dass ich das vielleicht auch mal machen könnte. So. Damals war es so, Töchter waren eher zweitklassig, die lernten allenfalls/ die haben also höhere Handelsschule/ aber dann doch mehr oder weniger Hausfrau gespielt, Kinder kriegen, Haushalt und das ist es dann eben. Und ich war nun eben der erste männliche Nachkomme. So, und weil mein Vater, wie gesagt, hier eigentlich auch eine sehr renommierte Stellung hatte zu der Zeit im Haus/ denn Sie können sich vorstellen, das war eine Respektsperson! […] Und dass er im Hinterkopf vielleicht diese Idee hatte, ich könnte auch mal so was machen. Und da wäre als unabdingbare Voraussetzung, das hat er sicherlich richtig erkannt, eine hochdeutsche Spracherziehung. Und das hat eben dazu geführt, dass mit mir, so gut es eben ging oder soweit es eben möglich war, Hochdeutsch gesprochen wurde.

Den Charakter von Sprachbiographien als kognitive Konstrukte und damit als Perzepte beschreibt Tophinke mit dem Begriff „erinnerte Sprachbiographie".[65] Die erinnerte Sprachbiographie basiert sowohl auf der individuellen Wahrnehmung

---

64 Zum Konzept der Positionierung vgl. Lucius-Hoene/Deppermann 2004a, S. 168: Als Positionierung werden diskursive Praktiken bezeichnet, „mit denen Menschen sich selbst und andere in sprachlichen Interaktionen aufeinander bezogen als Personen her- und darstellen, welche Attribute, Rollen, Eigenschaften und Motive sie mit ihren Handlungen in Anspruch nehmen und zuschreiben."

65 Tophinke 2002.

des Sprechers als auch auf der individuellen Gedächtnisleistung und Struktur seines kognitiven Systems.[66] Gleichzeitig sind erinnerte Sprachbiographien sozial geformt und unterliegen einer maßgeblichen Prägung durch die soziale Gruppe, in der das Individuum verankert ist, sowie durch die sozialen Institutionen, in die es eingebunden ist. Sprachbiographische Selbstzeugnisse liefern auf diese Weise nicht allein ein Bild von den sprachbezogenen Deutungsmustern und Konzeptionen des Einzelnen, sondern immer auch von denen seiner sozialen Umwelt und Bezugsgruppe. Einzelaussagen über persönliche Spracheinstellungen und Sprachstereotype sind auf diese Weise immer auch vor dem sozialen Hintergrund gruppenspezifischer Bewertungsmuster, Kategorisierungen und Stereotypisierungen zu verstehen.

4.2.2 Sprachbiographien als narrative Konstrukte

Empirisch fassbar werden sprachbiographische Konstrukte in versprachlichter Form als schriftliche oder mündliche Äußerungen:[67] „Nur die sprachliche Rekonstruktion der Sprachbiografie kann Gegenstand weitergehender sprachwissenschaftlicher Forschung sein, weil sie im Medium der Mündlichkeit oder Schriftlichkeit manifest wird und beobachtbar ist."[68] Sprachbiographien stellen in ihrer Eigenschaft als erzählte Biographien[69] somit narrative Rekonstruktionen der Vergangenheit, d. h. vergangener Erlebnisse, Ereignisse und Erfahrungen, aus der Gegenwart heraus dar: „Biografische Erzählungen verändern sich – in der Rückschau stellt sich das Leben jeweils neu und anders dar. […] Die Erzählung der Lebensgeschichte ist also eine Leistung der Deutung und Strukturierung der Vergangenheit."[70] Sie liefern keine Aussagen über sprachliche Lebensführungen und sprachbezogene Einstellungen zur erzählten Zeit, sondern beleuchten und interpretieren die Vergangenheit aus der Perspektive der zum Erzählzeitpunkt

---

66 Als Wahrnehmung wird in diesem Zusammenhang der Prozess und das Ergebnis der Informationsgewinnung und -verarbeitung von Reizen aus der Außen- und Innenwelt durch das Individuum verstanden (vgl. Anders 2010, S. 58). Sie geht über die rein sensorische Erfassung von Informationen hinaus und schließt auch deren anschließende Weiterverarbeitung innerhalb eines kognitiven Systems ein. Art und Weise der Weiterverarbeitung sind unmittelbar von der individuellen Struktur dieses Verarbeitungssystems abhängig.

67 Etwa in Form literarischer Biographien und Autobiographien, von Memoiren, Tagebüchern, Briefen und Interviews.

68 Tophinke 2002, S. 12.

69 So in der Terminologie von Tophinke 2002.

70 Scherr 2006, S. 32.

aktuellen Lebensauffassungen, Wertvorstellungen und Deutungsmuster des Sprechers.[71] Sprachbiographien sind damit dynamische, d. h. sich permanent verändernde und fortentwickelnde Konstrukte.

Zwar geht Lehmann von einer grundsätzlichen Übereinstimmung zwischen kognitiver und narrativer Strukturierung biographisierter Lebensgeschichte aus[72], jedoch erfährt die Sprachbiographie im narrativen Diskurs eine nochmalige Bearbeitung im Sinne einer Gewichtung und Selektion, aber auch Neubewertung sprachrelevanter Ereignisse, Konstellationen und Wissensbestände sowie einer Reorganisation und Rekomposition der Biographiebestandteile. Verantwortlich hierfür zeichnen zunächst einmal die von der konkreten Sprachstruktur vorgegebenen Möglichkeiten der Verbalisierung. Auch die Berücksichtigung globaler Diskursstrategien und Erzählmuster beeinflusst die Art und Weise, in der ein Individuum seine Sprachbiographie sprachlich aufbereitet und strukturiert.

Einen weiteren Einflussfaktor stellen die individuelle Diskurskompetenz eines Menschen und seine narrativen Fähigkeiten dar. Lehmann unterscheidet hier in einer groben Näherung zwischen dem anschaulichen Erzähler, der seine Biographie in ausschweifender Form als eine Aneinanderreihung anekdotenhafter Ereignisse ausschmückt, und dem nüchternen Berichterstatter, der seine Schilderung weitgehend auf die Wiedergabe klarer Fakten beschränkt.[73] Zwischen diesen beiden Grundtypen lässt sich eine Vielzahl an Zwischenstufen und spezifischen Ausprägungen denken. Lehmann verweist in diesem Zusammenhang auf die volkskundliche Erzählforschung, die Typen wie den Schwankerzähler, den Renommisten und den Selbstdarsteller unterscheidet, ohne allerdings bislang zu einer Erzählertypologie gelangt zu sein.[74]

Beispiel 2: Beispiele für anekdotenhaftes Erzählen sowie für den Typ des anschaulichen Erzählers finden sich im Korpus verschiedentlich, insbesondere bei der Schilderung von Spracherwerbskonstellation und sprachlichen Umbrüchen, die gerne an konkreten Begebenheiten festgemacht werden. Die Struktur der sprachbiographischen Interviews

---

71 Vgl. Fuchs-Heinritz 2009, S. 162.
72 Vgl. Lehmann 1983, S. 18.
73 Vgl. Lehmann 1983, S. 64–68.
74 Vgl. Lehmann 1983, S. 64–68. In einer alternativen Klassifizierung unterscheidet Lehmann zudem zwischen selbst- und fremdgesteuerten Sprechern. Während der selbstgesteuerte Sprecher oder Monologiker die biographische Schilderung ohne thematische Vorgaben und Frageimpulse bewältigt und lediglich eine behutsame thematische Lenkung durch den Interviewer benötigt, ist der fremdgesteuerte Sprecher oder Dialogiker mehr oder weniger stark auf Erzählanreize angewiesen, die seine Schilderung in Gang setzen bzw. am Laufen halten.

stand allerdings einer rein anekdotenhaften Erzählweise entgegen. Anekdotenhafte Schilderungen zeichnen sich im Korpus, insbesondere bei ausgeprägten Erzählern, durch häufige Verwendung wörtlicher Rede sowie durch das Auftreten niederdeutsch-hochdeutscher Kodewechsel und Interferenzen aus. Ein prägnantes Beispiel hierfür bietet Gewährsperson 63, die von ihren Schwierigkeiten berichtet, als Arbeiter im lokalen, bäuerlich geprägten Umfeld sozial Fuß zu fassen und am Vereinsleben teilzunehmen. Als notwendige Voraussetzung für seine letztendliche soziale Akzeptanz betrachtet der Erzähler rückblickend die Verwendung des Niederdeutschen. Erkennbar sind ein imitierender bzw. auch inszenierender Gebrauch von niederdeutschen und hochdeutschen Formen in der wörtlichen Rede sowie die häufige Verwendung hochdeutscher regionalsprachlicher Formen im Erzählfluss.

Gewährsperson 63 (mnl., Altersgruppe 51–55 Jahre, Spracherwerbstyp III)

GP 63: Und hinterher im Reitverein/ war ich im Reitverein, da waren auch nur Bauern
– sowieso nur Platt, und denn als Kind hast natürlich/ weken Kauderwelsch
war das ja. Man versucht dat ja. Und denn einen Jachtschein gemacht. Auch nur
midde Bauern zusammen! Auch nur Plattdeutsch! Als Hochdeutscher – „Was
dat denn für ein? Wo kommst Du denn her?" Ne, also dat/ da war… Oder „Sie"
sagen zu irgendjemandem! Das war ja schon tödlich! Wenn ich gesacht hädde:
„Entschuldigen Sie mal bitte!" – „Wat hest Du sächt?" Nä! […]

Als ich n Jachtschein gemacht habe, vor sechsundzwanzig Jahren oder wann, da
wollt ich auch in den hiesigen Hegering [sc. Jagdverein, A.B.], gehört sich ja so.
[…] Ich bin da hin, sächt der Hypothekenklemptner da, der Notar XX sächt:
„Was bist du denn für ein?" Ick säch: „XX." „Bist du Arbeiter?" Ick säch: „Jå!"
„Und wat wust du hier?" Ick säch: „Geist du in´ Tupperverein? Ick will mål
kieken, wat hier lous is!" „Ach, du bist går keen Mitglied? Dinn hast du hier
garnix to seuken, dat is nur für Mitglieder ne Versammlung!" Ick säch: „Un wie
soll ick dinn nu hier Mitglied werdn?" „Jå, am besten går ni. Arbeiter bruken
wi hier nich." Sin de Buren unner sich. Das waren aber die Alten noch damals.
Tja, dann bin ich gegangen, Schluss und ferdich!

Neben diesen generellen sprachstrukturellen, kommunikativen und personalen Faktoren ist es die konkrete Kommunikationssituation selbst, die die biographische Erzählung konturiert. In der linguistischen Biographieforschung haben sich diverse Varianten des narrativen Tiefeninterviews als bevorzugte Erhebungsform für sprachbiographische Zeugnisse etabliert.[75] Die narrative lebensgeschichtliche

---

75 Zu den verschiedenen Formen biographischen Erzählens vgl. Fuchs-Heinritz 2009,
S. 13–35. Das narrative Interview wurde ursprünglich als soziologische Erhebungsmethodik von Schütze 1983 entworfen und wird gegenwärtig von Soziologie und Linguistik in unterschiedlichsten Varianten eingesetzt, die vor allem hinsichtlich ihrer Strukturiertheit und Fokussiertheit differieren. Vom narrativen Interview im Sinne von Schütze unterscheiden sich die in der Sprachbiographieforschung durchgeführten

Rekonstruktion vollzieht sich in einem solchen Tiefeninterview in einem diskursiven Prozess zwischen Biographieträger und Interviewer sowie möglichen weiteren anwesenden oder mitgedachten Kommunikationspartnern (z. B. Partner, Eltern usw.)[76] und lässt sich als asymmetrische Kommunikationssituation beschreiben.[77] Die Abstimmung der sprachbiographischen Schilderung auf diesen situativen Kontext zeigt sich u. a. in der Verwendung von (dialogisch orientierten) Kommunikationsstrategien und Erzählmustern, mit denen der Sprecher seine Darlegungen strukturiert, aber auch in der Wahl einer situationsadäquaten Stilebene. Auf der anderen Seite wirkt der Interviewer strukturierend auf die biographische Schilderung ein, indem er Themenbereiche vorgibt, einleitende, vertiefende und steuernde Fragen stellt und allgemein den Diskurs thematisch lenkt.

Die Adressatenorientierung sprachbiographischer Schilderungen äußert sich des Weiteren in Form intentionaler oder unbewusster Auslassungen, Hinzufügungen, Fokussierungen und Reinterpretationen. Diese können der Selbstdarstellung dienen – etwa um sich vor dem Interviewer als Repräsentant eines bestimmten Sprecher- oder Charaktertyps zu inszenieren. Zugleich orientiert sich der Erzähler an der vermuteten Erwartungshaltung des Interviewers und favorisiert unter Umständen Antworten, von denen er sich eine positive Bewertung verspricht. Umgekehrt führt dieser Effekt der sozialen Erwünschtheit dazu, dass solche Antworten gemieden werden, die dem Befragten unangenehm sind bzw. in seinen Augen eine soziale Stigmatisierung bedeuten könnten.[78] Der sprachbiographische Erzähler versucht auf diese Weise, im Diskurs ein bestimmtes Bild seiner Persönlichkeit zu entwerfen, das als Produkt einer kohärenten sprachlichen Lebensgeschichte präsentiert und in der Interaktion mit dem Interviewer verhandelt wird.

Strategien der Selbstinszenierung, Imagebildung und Akkommodation an eine prognostizierte Erwartungshaltung des Interviewers lassen sich in diesem Sinne als Ausdrücke von Identitätsarbeit werten, d. h. als Bemühungen des

---

Interviews zumeist durch ihre stärkere Strukturierung (interner Leitfaden), Dialogizität (stärkerer Einbezug des Interviewers) und Fokussierung (sprachbezogen) sowie durch die Aufhebung einer strikten Trennung zwischen autonom gestalteter Haupterzählung und separatem Nachfrageteil. Zum narrativen Interview vgl. einführend Küsters 2009, insbes. S. 18–38.

76 Vgl. Arendt 2014.

77 Zur Unterscheidung von symmetrischer und komplementärer/asymmetrischer Kommunikation siehe Watzlawick/Beavin/Jackson 2000, S. 50. Die Unterscheidung bezieht sich auf den sozialen Status der an der Kommunikation beteiligten Partner, in diesem Falle des Interviewers und des Biographieträgers.

78 Vgl. Diekmann 2006, S. 382–389.

sprachbiographischen Erzählers, seine sprachliche Identität herauszustellen. Die kommunikative Verhandlung dieser Identität durch eine sprachliche und soziale Interaktion zwischen Erzähler und Interviewer verleiht dieser Identität eine narrative Qualität.[79] Mit dem Begriff der ‚narrativen Identität' beschreiben Lucius-Hoene/Deppermann die „Art und Weise, wie ein Mensch in konkreten Interaktionen Identitätsarbeit als narrative Darstellung und Herstellung von jeweils situativ relevanten Aspekten seiner Identität leistet."[80] Der Begriff impliziert, dass im sprachbiographischen Interview keine vorgefertigte sprachliche Identität präsentiert wird, sondern diese vielmehr im narrativen Diskurs selbst konturiert wird und damit eine dynamische Qualität besitzt.[81]

Beispiel 3: Der diskursive Charakter von Biographiebildung tritt deutlich in nachfolgendem Erzählausschnitt zutage, in dem zwei Brüder, Inhaber einer Verkaufsstelle für Gärtnereibedarf, über ihren Einstieg in die elterliche Firma berichten. Die biographischen Schilderungen der beiden Gesprächspartner über ihre allmähliche Aneignung des Niederdeutschen zum Zwecke des Kundenkontakts sind hier durch einen permanenten gegenseitigen Abgleich, die wechselseitige Bestätigung sowie ggf. Korrektur ihrer Erinnerungen und Wissensbestände geprägt, durch die sich die biographische Erzählung in einem kooperativen Prozess entfaltet:

Gewährspersonen 90 und 91 (mnl., Altersgruppe 41–45 Jahre, Spracherwerbstyp III)

GP 90: Hier [sc. in der Verkaufsstelle, A.B.] ist das wirklich ((betont)) geschäftsbedingt, auch dass wir das erstmal sprechen überhaupt. Sonst so im Privatbereich oder mit Sportkollegen oder Freunden oder wie auch immer, da spricht man eigentlich so gut wie kein Plattdeutsch. Also [man] kann bald sagen, kein Plattdeutsch. Also wirklich Ausnahmen, wenn einer wirklich mal so ein paar Sätze auf Plattdeutsch spricht. Bei uns ist das eigentlich ((betont)) geschäftlich gekommen. […]

Wir haben es ja auch nicht mehr von klein auf an gelernt. Nicht wie jetzt bei XX oder so, dass die lütten Steppkes das schon sprechen. Wir haben das mit – keine Ahnung, so mit Anfang 20 oder irgend so, wie wir denn so in der Firma hier mal so angefangen sind, ((betont)) dann so langsam uns denn so reingesprochen. Immer mal gehört und irgendwann hat man angefangen, bis das denn so einigermaßen klappte. Und die älteren und mittelalten Kunden machen das ja auch gerne, die sprechen ja auch gerne noch Plattdeutsch und da kommt das ja auch an. So bei den ganz jungen Kunden hat man auch kaum noch welche, wo man Plattdeutsch mit spricht. Auch gleich Null schon.

---

79 Tophinke bezeichnet Sprachbiographien in dieser Hinsicht als Ergebnisse koproduktiver Aktivitäten, vgl. Tophinke 2002, S. 10–11.

80 Lucius-Hoene/Deppermann 2004a, S. 168.

81 Zum Konzept der narrativen Identität vgl. Lucius-Hoene/Deppermann 2004a, S. 167–168.

GP 91:   Ja, ist so! […] Also unsere Eltern die haben mit uns fast nur Hochdeutsch ge-
         sprochen. Unsere Großeltern die haben miteinander und vielleicht auch mit
         meinen Eltern dann auch noch Plattdeutsch gesprochen. Aber wir haben uns
         das definitiv hier im Geschäft sozusagen angeeignet. Das heißt, erst hörte sich
         das mal ein bisschen blöd an, aber irgendwann hat man den Punkt erreicht,
         wo man sagt, „Jetzt plapper ich einfach mal los!" […] Das hat mein Vadder ja
         auch schon so gemacht, dass/ der hat auch also immer halb Plattdeutsch, halb
         Hochdeutsch hier im Geschäft gesprochen. […]

I: Das heißt, Sie haben es erst aktiv wirklich erst angefangen zu sprechen hier in
         der Firma, aber Sie haben es schon irgendwo im Hintergrund immer gehört?

GP 90:   Ja, sicher! Verstehen konnten wir das schon. Aber ich zumindest. ((zu GP 91))
         Ich weiß ja nicht, wie das bei Dir war?

GP 91:   Ja, auch. Das können ja auch die meisten Leute, denke ich, verstehen, die hier
         so in der Gegend wohnen.

4.3 Sprachliche Lebenslaufforschung und Sprachbiographieforschung

Lebenslauf als realer, individuell und sozial konturierter Lebensverlauf eines
Menschen und Biographie als dessen kognitive und narrative (Re-)Konstruktion
sind Gegenstand unterschiedlicher Teilbereiche lebensgeschichtlich orientierter
soziologischer Forschung mit jeweils eigenem Erkenntnisinteresse und eigener
Themensetzung sowie jeweils spezifischen methodischen Vorgehensweisen. Lebensläufe repräsentativer Kohorten[82] stehen als Untersuchungsgegenstand im
Mittelpunkt der sogenannten Lebenslaufanalyse (auch: Lebensverlaufforschung,
Lebenslaufsoziologie), einem Teilbereich der quantitativ-empirischen Sozialforschung, dessen Ziel es ist, aus den vergleichenden Analysen realer Lebensverläufe Antworten über soziale Strukturen und Dynamiken einer Gesellschaft
abzuleiten.[83] Die subjektiven „Erfahrungen und Darstellungsweisen des Lebens"
erfahren hierbei gewöhnlich nur geringe Berücksichtigung.[84] Dagegen beschäftigt
sich die Biographieforschung als Teilbereich der qualitativen Sozialforschung
mit der narrativen Konstruktion von Lebensgeschichte und untersucht etwa
Deutungsmuster sowie Selbst- und Fremdbilder, die der Biographieträger in der

---

82   Vgl. Fuchs-Heinritz/Klimke/Lautmann/Rammstedt/Stäheli/Weischer/Wienold 2011,
     S. 399.

83   „Eine lebenslaufsoziologische Sicht und Analyse von Gesellschaften bringt einen we-
     sentlichen Aspekt jeder Gesellschaft, ihre Dynamik, zur Geltung" (Sackmann/Wingens
     2001a, S. 11).

84   Fuchs-Heinritz/Klimke/Lautmann/Rammstedt/Stäheli/Weischer/Wienold 2011, S. 399.

Auseinandersetzung mit seiner Lebensgeschichte entwickelt und diskursiv vermittelt.[85] Im Zentrum stehen damit gerade jene subjektiven „Erfahrungen und
Darstellungsweisen des Lebens", die in der Lebenslaufforschung unberücksichtigt
bleiben. Sichtbar werden damit zwei grundlegende konzeptionelle Betrachtungsweisen menschlicher Lebensverläufe: eine auf die objektive Wirklichkeitsebene
bezogene sowie eine auf die subjektive Wahrnehmungsebene abzielende. Allerdings lassen sich weder beide Betrachtungsweisen noch beide Forschungsbereiche
trennscharf voneinander abheben.[86]

In Übertragung auf das sprachwissenschaftliche Forschungsparadigma können
demzufolge perspektivisch eine soziolinguistisch orientierte Lebenslaufforschung
und eine primär perzeptions- und gesprächslinguistisch orientierte Sprachbiographieforschung mit jeweils eigenen Untersuchungsgegenständen, Theoriebil-
dungen und methodischen Ansätzen differenziert werden. Der Untersuchung
sprachlicher Lebensläufe gilt das Augenmerk einer (noch zu etablierenden) soziolinguistischen Lebenslaufforschung, die quantitativ-empirisch vorgeht und deren
Interesse in der Herausarbeitung von Typen sprachlicher Lebensverläufe liegt. Im
Mittelpunkt der qualitativen Sprachbiographieforschung steht dagegen die subjektive Perzeption des sprachlichen Lebenslaufes durch den Sprecher selbst: seine
Wahrnehmung und Verarbeitung der eigenen sprachlichen Lebensgeschichte im
Zuge eines Biographisierungsprozesses. Auch hier gilt, dass beide Forschungs-
richtungen Berührungspunkte zueinander aufweisen und als komplementäre
Konzepte und Forschungsansätze aufeinander bezogen und kombiniert werden
können. Im Bereich der Dialektforschung sind es insbesondere umfangreichere
Forschungsprojekte und Studien, die beide Aspekte, Lebenslauf und Biographie
von Dialektsprechern, in den Blick nehmen und als unterschiedliche Datenquel-
len mittels kombinierter Methoden erheben und analysieren.[87]

---

85 Fuchs-Heinritz/Klimke/Lautmann/Rammstedt/Stäheli/Weischer/Wienold   2011,
    S. 103, beschreiben die soziologische Biographieforschung als Gesamtheit der „Ar-
    beitsrichtungen in der Soziologie und in einigen Nachbardisziplinen ohne klare
    Grenzziehung, zusammengehalten durch den Versuch, durch die Analyse der in der
    (Auto-)Biografie (als Interview oder anders erhoben) abgebildeten und gedeuteten
    Handlungen und Ereignisse zu Auskünften über soziale Prozesse zu gelangen." Zur
    soziologischen Biographieforschung vgl. auch Sackmann/Wingens 2001b, S. 29.
86 Vgl. Scherr 2006, S. 34.
87 So etwa im „Kirchwerder"-Projekt, ebenso aber auch bei Jürgens 2015b.

4.4 Zur Verallgemeinerbarkeit des sprachbiographischen Einzelfalles

Der subjektive Charakter von Sprachbiographien bringt es zwangsläufig mit sich, dass die im Interview erhobenen Informationen zunächst als am Einzelfall gewonnenes und auf den Einzelfall zu beziehendes subjektives Datenmaterial zu bewerten sind.[88] Sprachbiographische Analysen sehen sich damit einem qualitativen Forschungsparadigma verpflichtet.[89] Allerdings zielt auch eine am Sprecherindividuum interessierte Sprachbiographieforschung in der Regel auf eine Repräsentativität und damit Verallgemeinerbarkeit ihrer Ergebnisse. Auch „die Untersuchung des Einzelfalls dient meist nicht allein der Untersuchung des Einzelfalls, sondern will Muster, generelle Strukturen, Ablaufformen, Regeln, Strukturtypen, Lösungsformen herausarbeiten."[90]

Erreicht wird eine solche Verallgemeinerbarkeit generell auf zwei Wegen: erstens durch die Analyse größerer Korpora, zweitens durch eine gezielte Auswahl einzelner Probanden mit Repräsentativität für die fokussierte Sprechergruppe. In ersterem Fall, biographischen Analysen, die nicht nur Einzelpersonen, sondern Personengruppen in den Blick nehmen, liefern Parallelen, die sich bei der vergleichenden Betrachtung einer größeren Anzahl sprachbiographischer Einzelfälle zeigen, Aufschluss sowohl über typische sprachliche Lebensverläufe in ihrer sprachlich-sozialen Kontextualisierung als auch über gruppenspezifische sprachbiographische Konzeptionen, Deutungsmuster und Einstellungen. Voraussetzung hierfür ist die Homogenität der Gewährspersonen hinsichtlich vorab definierter sozialer (sowie sprachlicher) Parameter: „Insofern der Verfasser des lebensgeschichtlichen Materials Teil eines bestimmten Sozialmilieus ist, lassen sich vergleichend anhand einer größeren Anzahl von biographischen Materialien die wichtigsten Willensrichtungen und Einstellungen in einem Sozialmilieu beschreiben."[91]

---

88 Vgl. zum Folgenden auch Bieberstedt 2016, S. 255–259.
89 Vgl. Abschnitt 4.3.
90 Fuchs-Heinritz 2009, S. 155–156.
91 Fuchs-Heinritz 2009, S. 148–149. Ein aktuelles Beispiel für eine solche methodische Herangehensweise bietet die Studie von Jürgens 2015b, in der ein größeres sprachbiographisches Korpus niederdeutscher Dialektsprecher ausgewertet wird. Die Probandenauswahl erfolgt hier nach fest definierten Kriterien (z. B. Ortsfestigkeit, Niederdeutschkompetenz, linguistischer Laienstatus). Angestrebt wird auf Basis einer zweistufigen Datenanalyse (Einzelfallanalyse und fallübergreifende Analyse) eine „Typisierung […], wobei herausgearbeitet werden soll, was nicht zufällig, sondern intersubjektiv gültig ist" (Jürgens 2015b, S. 138). Auch im Forschungsprojekt

Aber auch der sprachbiographische Einzelfall an sich kann bei gezielter Probandenauswahl, wenngleich in eingeschränktem Maße, exemplarisch für eine
Gruppe sein, an der das Sprecherindividuum teilhat. Die Frage, ob es gerecht-
fertigt ist, „individuelle Erfahrung und Erinnerung als Quelle von Sprachwandel
heranzuziehen"[92], ob also der Einzelfall als exemplarisch für die entsprechende
gesellschaftliche Teilgruppe betrachtet werden kann[93], beantwortet Fix mit dem
Verweis auf die „soziale Geprägtheit des individuellen Gedächtnisses".[94] Bezug-
nehmend auf Assmanns Konzept vom ‚kulturellen Gedächtnis' betont Fix den
‚sozialen Bezugsrahmen', innerhalb dessen sich der individuelle Erinnerungs-
prozess vollzieht. Die individuelle Erinnerung entsteht Assmann zufolge durch
„Kommunikation und Interaktion im Rahmen sozialer Gruppen".[95] Somit „haben sie [die individuellen Erinnerungen, A.B.] kommunikativen Charakter und
schaffen konnektive Strukturen. Wenn man Erinnerungen erhebt, ist man also
auf den Einzelnen verwiesen, kann sich aber zugleich darauf verlassen, eine sozial
relevante Auskunft zu erhalten."[96]

5 Fazit

Ziel der hier vorgestellten Überlegungen war es, einen Beitrag zu einer linguistischen Theorie der Sprachbiographie aus einer spezifisch dialektologischen
Perspektive heraus zu leisten und die dialektologische Biographieforschung in
den Kontext der neueren Sprecherdialektologie einzuordnen. Im Mittelpunkt der
Ausführungen stand das zentrale Begriffspaar Lebenslauf und Biographie. Beide
Termini wurden unter Rückgriff auf soziologische Modelle umfassend beschrieben und systematisch voneinander abgehoben sowie unterschiedlichen Bereichen einer lebensgeschichtlich interessierten Linguistik zugewiesen. Sprachliche
Lebensläufe wurden als soziale Tatsachen dargestellt. Zugleich wurde ihnen ein
institutioneller Charakter zugewiesen, der z. B. eine Konturierung charakteris-
tischer Lebensläufe von Dialektsprechern ermöglichen sollte. Auf der Basis des

---

„Kirchwerder" wird eine Verallgemeinerbarkeit der Analyseergebnisse in Bezug auf
die fokussierte Sprechergemeinschaft durch Auswertung und Vergleich einer größeren
Zahl sprachbiographischer Interviews angestrebt, vgl. Bieberstedt 2015; Bieberstedt
2016, S. 258–259.

92 Fix 1995, S. 34.
93 Zum Problem der Repräsentativität biographischer Analysen vgl. u. a. Eßbach 2001,
    S. 61–62; Bude 1985; Bude 1988.
94 Fix 1995, S. 34.
95 Assmann 1992, S. 36, zitiert nach Fix 1995, S. 34.
96 Fix 1995, S. 34–35.

Drei-Ebenen-Modells von Tophinke wurde anschließend eine Unterscheidung von Sprachbiographie als Perzept sowie als Narrativ getroffen. Abschließend wurden methodische Grundlagen für die Verallgemeinerbarkeit sprachbiographischer Einzelfälle diskutiert.

Die Ausführungen sollten den derzeitigen Erkenntnisstand im Bereich der sprachbiographischen Theoriebildung skizzieren und diesen zugleich vertiefen. Weiterführende Fragestellungen und Forschungsdesiderate betreffen z. B. eine präzisere Bestimmung von Sprachbiographien als Wahrnehmungsphänomene und damit als Perzepte, die einer breiteren theoretischen Basis bedarf. Zukünftige sprachbiographische Studien im Bereich der Regionalsprachenforschung könnten zugleich einer Konturierung sowohl prototypischer sprachlicher Lebensverläufe als auch von Sprachbiographieentwürfen den Boden bereiten. Insgesamt käme einer dialektologischen Sprachbiographieforschung mit Blick auf den norddeutschen Sprachraum die Aufgabe zu, eine *Oral History* des Sprachwandels in Norddeutschland zu entwerfen.

Literatur

Adamzik, Kirsten/Roos, Eva: Einleitung. In: Bulletin suisse de linguistique appliquée 76 (2002), S. VII–XIV.

Anders, Christina A.: Wahrnehmungsdialektologie. Das Obersächsische im Alltagsverständnis von Laien. Berlin/New York 2010.

Anders, Christina A./Hundt, Markus/Lasch, Alexander: Gegenstand und Ergebnisse der Wahrnehmungsdialektologie (Perceptual Dialectology). In: Anders, Christina A./Hundt, Markus/Lasch, Alexander (Hrsg.): „Perceptual dialectology". Neue Wege der Dialektologie. Berlin/New York 2010, S. XI–XXI.

Arendt, Birte: Niederdeutschdiskurse. Spracheinstellungen im Kontext von Laien, Printmedien und Politik. Berlin 2010.

Arendt, Birte: Qualitative Interviews als interaktive ko-konstruktive Prozesse. Kontextsensitivität in mikroanalytischer Perspektive. In: Studler, Rebekka/Counz, Christina (Hrsg.): Sprechen über Sprache. Perspektiven und neue Methoden der Spracheinstellungsforschung. Tübingen 2014, S. 7–30.

Assmann, Jan: Das kulturelle Gedächtnis. Schrift, Erinnerung und politische Identität in frühen Hochkulturen. München 1992.

Berend, Nina: Sprachliche Anpassung. Eine soziolinguistisch-dialektologische Untersuchung zum Rußlanddeutschen. Tübingen 1998.

Betten, Anne: Sprachheimat vs. Familiensprache. Die Transformation der deutschen Sprache von der 1. zur 2. Generation der Jeckes. In: Kohlross, Christian/

Mittelmann, Hanni (Hrsg.): Auf den Spuren der Schrift. Israelische Perspektiven einer internationalen Germanistik. Berlin/Boston 2011, S. 205–228.

Bieberstedt, Andreas: Hochdeutsch-niederdeutsche Sprachvariation in der Hamburger Peripherie. Zum Zusammenhang von Urbanisierung und rezentem Sprachwandel in Norddeutschland. In: Christen, Helen/Ziegler, Evelyn (Hrsg.): Sprechen, Schreiben, Hören – Zur Produktion und Perzeption von Dialekt und Standardsprache zu Beginn des 21. Jahrhunderts. Beiträge zum 2. Kongress der Internationalen Gesellschaft für Dialektologie des Deutschen, Wien, 20.–23. September 2006. Wien 2008, S. 37–61.

Bieberstedt, Andreas: „In meinem Elternhaus wurde nur Plattdeutsch gesprochen." Sprachbiographische Konzeptionen Hamburger Dialektsprecher zum frühen Spracherwerb. In: Langhanke, Robert (Hrsg.): Sprache, Literatur, Raum. Festgabe für Willy Diercks. Bielefeld 2015, S. 205–237.

Bieberstedt, Andreas: „Das hieß dann, die können kein richtiges Deutsch in der Schule." Autobiographische Äußerungen Hamburger Dialektsprecher zu ihrer schulischen Sprachsozialisation. In: Bieberstedt, Andreas/Ruge, Jürgen/Schröder, Ingrid (Hrsg.): Hamburgisch. Struktur, Gebrauch, Wahrnehmung der Regionalsprache im urbanen Raum. Frankfurt a. M. [u. a.] 2016, S. 251–306.

Bieberstedt, Andreas/Ruge, Jürgen/Schröder, Ingrid: Hamburgisch – Sprachkontakt und Sprachvariation im städtischen Raum. Eine Projektskizze. In: Niederdeutsches Jahrbuch 131 (2008), S. 159–183.

Bieberstedt, Andreas/Ruge, Jürgen/Schröder, Ingrid (Hrsg.): Hamburgisch. Struktur, Gebrauch, Wahrnehmung der Regionalsprache im urbanen Raum. Frankfurt a. M. [u. a.] 2016.

Bude, Heinz: Die individuelle Allgemeinheit des Falls. In: Franz, Hans-Werner (Hrsg.): 22. Deutscher Soziologentag 1984. Beiträge der Sektions- und Ad-Hoc-Gruppen. Opladen 1985, S. 84–86.

Bude, Heinz: Der Fall und die Theorie. Zum erkenntnislogischen Charakter von Fallstudien. In: Gruppendynamik 19 (1988), S. 421–427.

Diekmann, Andreas: Empirische Sozialforschung. Grundlagen, Methoden, Anwendungen. 15. Aufl. Reinbek b. Hamburg 2006.

Dilthey, Wilhelm: Gesammelte Schriften. Bd. 5: Die geistige Welt. Einleitung in die Philosophie des Lebens. Erste Hälfte: Abhandlungen zur Grundlegung der Geisteswissenschaften. 8., unveränd. Aufl. Stuttgart/Göttingen 1990.

Durkheim, Émile: Die Regeln der soziologischen Methode. 6. Aufl. Neuwied 1980.

Ehlers, Klaas: Schlesische und sudetendeutsche Plattschnacker. Eine Fallstudie zur sprachlichen Integration der Vertriebenen in Mecklenburg-Vorpommern. In: Bohemia. Zeitschrift für Geschichte und Kultur der böhmischen Länder 51, 2 (2011), S. 345–357 [= 2011a].

Ehlers, Klaas: Forschungsprojekt: Kontaktlinguistische Untersuchungen zur sprachlichen Akkulturation Heimatvertriebener in Mecklenburg. In: brücken. Germanistisches Jahrbuch Tschechien-Slowakei. NF 19 (2011), S. 358–374 [= 2011b].

Ehlers, Klaas: Führte die Immigration der Heimatvertriebenen nach 1945 zu Dialektverlust und Nivellierung regionalsprachlicher Differenzen? Beobachtungen aus einer Untersuchungsregion in Mecklenburg. In: Niederdeutsches Jahrbuch 136 (2013), S. 97–116.

Elmentaler, Michael/Gessinger, Joachim/Lanwer, Jens/Rosenberg, Peter/Schröder, Ingrid/Wirrer, Jan: Sprachvariation in Norddeutschland (SiN). In: Kehrein, Roland/Lameli, Alfred/Rabanus, Stefan (Hrsg.): Regionale Variation des Deutschen. Projekte und Perspektiven. Berlin [u. a.] 2015, S. 397–424.

Endruweit, Günter/Trommsdorff, Gisela/Burzan, Nicole (Hrsg.): Wörterbuch der Soziologie. 3., überarb. Aufl. Stuttgart 2014.

Eßbach, Wolfgang: Über soziale Konstruktionen von Biographien. In: Franceschini, Rita (Hrsg.): Biographie und Interkulturalität. Diskurs und Lebenspraxis. Beiträge eines Kolloquiums „Biographie und Interkulturalität in Diskurs und Lebenspraxis", gehalten am 28.–30. März 1996, in Augst bei Basel. Tübingen 2001, S. 59–68.

Fix, Ulla: Das Generationengedächtnis und der Sprachwandel. Sprachbiographisches Erinnern als Methode zum Erfassen von Sprachgebrauchswandel. In: Lerchner, Gotthard (Hrsg.): Chronologische, areale und situative Varietäten des Deutschen in der Sprachhistoriographie. Festschrift für Rudolf Große. Frankfurt a. M. 1995, S. 31–38.

Franceschini, Rita: Sprachbiographien. Erzählungen über Mehrsprachigkeit und deren Erkenntnisinteresse für die Spracherwerbsforschung und die Neurobiologie der Mehrsprachigkeit. In: Bulletin suisse de linguistique appliquée 76 (2002), S. 19–33.

Fuchs-Heinritz, Werner: Biographische Forschung. Eine Einführung in Praxis und Methoden. 4. Aufl. Wiesbaden 2009.

Fuchs-Heinritz, Werner/Klimke, Daniela/Lautmann, Rüdiger/Rammstedt, Otthein/Stäheli, Urs/Weischer, Christoph/Wienold, Hans (Hrsg.): Lexikon zur Soziologie. 5., überarb. Aufl. Wiesbaden 2011.

Fünfschilling, Johanna: Spracherwerb als Teil der Biographie: Zur Versprachlichung von Erwerbserinnerungen in narrativen Interviews. In: Mondada, Lorenza/Lüdi, Georges (Hrsg.): Dialogues entre linguistes. Recherches en linguistique à l'Institut des Langues et Littératures Romanes de l'Université de Bâle. Basel 1998, S. 65–79.

Hundt, Markus: Bericht über die Pilotstudie ‚Laienlinguistische Konzeptionen deutscher Dialekte'. In: Anders, Christina A./Hundt, Markus/Lasch, Alexander (Hrsg.): „Perceptual dialectology". Neue Wege der Dialektologie. Berlin/New York 2010, S. 179–219.

Jürgens, Carolin: Hamburgisch, Missingsch, Barmbek Basch. Die Wahrnehmung eines regionalen Substandards durch linguistische Laien in Hamburg. In: Langhanke, Robert (Hrsg.): Sprache, Literatur, Raum. Festgabe für Willy Diercks. Bielefeld 2015, S. 183–204 [= 2015a].

Jürgens, Carolin: Niederdeutsch im Wandel. Sprachgebrauchswandel und Sprachwahrnehmung in Hamburg. Hildesheim/Zürich/New York 2015 [= 2015b].

Kohli, Martin: Die Institutionalisierung des Lebenslaufes. Historische Befunde und theoretische Argumente. In: Kölner Zeitschrift für Soziologie und Sozialpsychologie 37 (1985), S. 1–29.

Kohli, Martin: Der institutionalisierte Lebenslauf. Ein Blick zurück und nach vorn. In: Allmendinger, Jutta (Hrsg.): Entstaatlichung und soziale Sicherheit. Verhandlungen des 31. Kongresses der Deutschen Gesellschaft für Soziologie in Leipzig 2002. Teil 1. Opladen 2003, S. 525–545.

Krappmann, Lothar: Soziologische Dimensionen der Identität. Strukturelle Bedingungen für die Teilnahme an Interaktionsprozessen. 9., in der Ausstattung veränd. Aufl. Stuttgart 2000.

Krappmann, Lothar: Identität. In: Ammon, Ulrich/Dittmar, Norbert/Mattheier, Klaus J./Trudgill, Peter (Hrsg.): Soziolinguistik/Sociolinguistics. Ein internationales Handbuch zur Wissenschaft von Sprache und Gesellschaft/An International Handbook of the Science of Language and Society. 1. Teilbd. 2., vollst. neu bearb. und erw. Aufl. Berlin/New York 2004, S. 405–412.

Küsters, Ivonne: Narrative Interviews. Grundlagen und Anwendungen. 2. Aufl. Wiesbaden 2009.

Lehmann, Albrecht: Erzählstruktur und Lebenslauf. Autobiographische Untersuchungen. Frankfurt a. M./New York 1983.

Löffler, Heinrich: Sind Soziolekte neue Dialekte? Zum Aufgabenfeld einer nachsoziolinguistischen Dialektologie. In: Schöne, Albrecht (Hrsg.): Kontroversen, alte und neue. Akten des VII. Internationalen Germanistenkongresses, Göttingen 1985. Bd. 4: Sprachnormen. Lösbare und unlösbare Probleme. Tübingen 1986, S. 232–239.

Löffler, Heinrich: Dialekt und regionale Identität. Neue Aufgaben für die Dialektforschung. In: Ernst, Peter/Patocka, Franz (Hrsg.): Deutsche Sprache in Raum und Zeit. Festschrift für Peter Wiesinger zum 60. Geburtstag. Wien 1998, S. 71–86.

Lucius-Hoene, Gabriele/Deppermann, Arnulf: Narrative Identität und Positionierung. In: Gesprächsforschung – Online-Zeitschrift zur verbalen Interaktion 5 (2004), S. 166–183. URL: http://www.gespraechsforschung-ozs.de/heft2004/ga-lucius.pdf [zuletzt aufgerufen: 28.07.2016] [= 2004a].

Lucius-Hoene, Gabriele/Deppermann, Arnulf: Rekonstruktion narrativer Identität. Ein Arbeitsbuch zur Analyse narrativer Interviews. 2. Aufl. Wiesbaden 2004 [= 2004b].

Macha, Jürgen: Die Bedeutung individueller Variation. Zur Umwertung eines traditionellen Störfaktors. In: Schöne, Albrecht (Hrsg.): Kontroversen, alte und neue. Akten des VII. Internationalen Germanistenkongresses. Göttingen 1985. Bd. 4: Sprachnormen. Lösbare und unlösbare Probleme. Tübingen 1986, S. 300–304.

Macha, Jürgen: Der flexible Sprecher. Untersuchungen zu Sprache und Sprachbewusstsein rheinischer Handwerksmeister. Köln/Weimar/Wien 1991.

Marotzki, Winfried: Quantitative Biographieforschung. In: Flick, Uwe/Kardorff, Ernst von/Steinke, Ines (Hrsg.): Qualitative Forschung. Ein Handbuch. Reinbek b. Hamburg 2000, S. 175–186.

Mattheier, Klaus J.: Pragmatik und Soziologie der Dialekte. Einführung in die kommunikative Dialektologie des Deutschen. Heidelberg 1980.

Meng, Katharina: Russlanddeutsche Sprachbiografien. Untersuchungen zur sprachlichen Integration von Aussiedlerfamilien. Tübingen 2001.

Menke, Hubertus: Monolingual – bilingual – lektal? Die Zweisprachigkeit des niederdeutschen Kulturraumes aus historischer Sicht. In: Leuvensteijn, Jan A. van/Berns, Johannes B. (Hrsg.): Dialect and Standard Language in the English, Dutch, German and Norwegian Language Areas/Dialekt und Standardsprache. Seventeen Studies in English or German. Amsterdam 1992, S. 221–255.

Möller, Frerk: Plattdeutsch im 21. Jahrhundert. Bestandsaufnahmen und Perspektiven. Leer 2008.

Plewnia, Albrecht/Rothe, Astrid: Sprache – Einstellungen – Regionalität. In: Eichinger, Ludwig M./Plewnia, Albrecht/Schoel, Christine/Stahlberg, Dagmar (Hrsg.): Sprache und Einstellungen. Spracheinstellungen aus sprachwissenschaftlicher und sozialpsychologischer Perspektive. Mit einer Sprachstandserhebung zum Deutschen von Gerhard Stickel. Tübingen 2012, S. 9–118.

Ruge, Jürgen: Veränderungen im Dialektgebrauch derselben Sprecher innerhalb von drei Jahrzehnten. In: Glaser, Elvira/Schmidt, Jürgen E./Frey, Natascha (Hrsg): Dynamik des Dialekts – Wandel und Variation. Akten des 3. Kongresses der Internationalen Gesellschaft für Dialektologie des Deutschen (IGDD). Stuttgart 2011, S. 287–300.

Ruge, Jürgen: Dialektveränderung in drei Generationen. Untersuchungen auf lexikalischer und phonetisch-phonologischer Ebene. In: Langhanke, Robert (Hrsg.): Sprache, Literatur, Raum. Festgabe für Willy Diercks. Bielefeld 2015, S. 353–373.

Ruge, Jürgen: Dialekttiefe durch lexikalische Analyse messbar machen. In: Bieberstedt, Andreas/Ruge, Jürgen/Schröder, Ingrid (Hrsg.): Hamburgisch. Struktur, Gebrauch, Wahrnehmung der Regionalsprache im urbanen Raum. Frankfurt a. M. [u. a.] 2016, S. 67–90 [= 2016a].

Ruge, Jürgen: „Aso, ganz rain wii fröer is dat nich!" Selbsteinschätzung und Fremdbeurteilung im Spiegel von Dialektalitätswerten und sprecherbiographischen Aussagen. In: Bieberstedt, Andreas/Ruge, Jürgen/Schröder, Ingrid (Hrsg.): Hamburgisch. Struktur, Gebrauch, Wahrnehmung der Regionalsprache im urbanen Raum. Frankfurt a. M. [u. a.] 2016, S. 137–170 [= 2016b].

Sackmann, Reinhold/Wingens, Matthias: Einleitung. In: Sackmann, Reinhold/Wingens, Matthias (Hrsg.): Strukturen des Lebenslaufs. Übergang – Sequenz – Verlauf. Weinheim/München 2001, S. 11–16 [= 2001a].

Sackmann, Reinhold/Wingens, Matthias: Theoretische Konzepte des Lebenslaufs: Übergang, Sequenz und Verlauf. In: Sackmann, Reinhold/Wingens, Matthias (Hrsg.): Strukturen des Lebenslaufs. Übergang – Sequenz – Verlauf. Weinheim/München 2001, S. 17–48 [= 2001b].

Scharioth, Claudia: Regionales Sprechen und Identität. Eine Studie zum Sprachgebrauch, zu Spracheinstellungen und Identitätskonstruktionen von Frauen in Schleswig-Holstein und Mecklenburg-Vorpommern. Hildesheim/Zürich/ New York 2015.

Scherger, Simone: Destandardisierung, Differenzierung, Individualisierung. Westdeutsche Lebensläufe im Wandel. Wiesbaden 2007.

Scherr, Albert (Hrsg.): Soziologische Basics. Eine Einführung für Pädagogen und Pädagoginnen. Wiesbaden 2006.

Schmidt, Jürgen E./Herrgen, Joachim: Sprachdynamik. Eine Einführung in die moderne Regionalsprachenforschung. Berlin 2011.

Schröder, Ingrid: Niederdeutsch in der Gegenwart: Sprachgebiet – Grammatisches – Binnengliederung. In: Stellmacher, Dieter (Hrsg.): Niederdeutsche Sprache und Literatur der Gegenwart. Hildesheim 2004, S. 35–97.

Schröder, Ingrid: Plattdeutsch in Hamburg. Sprachwahl als Mittel zur Konstruktion lokaler Identität? In: Müns, Wolfgang (Hrsg.): Man mag sik kehrn un kanten, as man will, noch jümmer is der´n Eck, wo man ni wen is. 100. Jahrgang der Zeitschrift „Quickborn". Festschrift. Hamburg 2010, S. 585–601.

Schröder, Ingrid: De Hamborger Jung. Zur Gestaltung eines kulturellen Stereotyps zu Beginn des 20. Jahrhunderts. In: Hempel, Dirk/Schröder, Ingrid

(Hrsg.): Andocken. Hamburgs Kulturgeschichte 1848–1933. Hamburg 2012, S. 473–486.

Schröder, Ingrid: Sprache, Stadt und Stereotyp. Zur sozialsymbolischen Verwendung des Niederdeutschen im urbanen Raum. In: Durrell, Martin (Bearb.): Diachronische, diatopische und typologische Aspekte des Sprachwandels. Frankfurt a. M. [u. a.] 2013, S. 377–382.

Schröder, Ingrid: Von der Dialektologie zur Regionalsprachenforschung – eine norddeutsche Perspektivierung. In: Elmentaler, Michael/Hundt, Markus/ Schmidt, Jürgen Erich (Hrsg.): Deutsche Dialekte. Konzepte, Probleme, Handlungsfelder. Akten des 4. Kongresses der Internationalen Gesellschaft für Dialektologie des Deutschen. Stuttgart 2015, S. 25–57.

Schröder, Ingrid/Elmentaler, Michael: Sprachvariation in Norddeutschland (SiN). In: Niederdeutsches Jahrbuch 132 (2009), S. 41–68.

Stickel, Gerhard (Hrsg.): Varietäten des Deutschen: Regional- und Umgangssprachen. 39. Jahrestagung des Instituts für Deutsche Sprache Mannheim 1996. Berlin/New York 1997.

Schütze, Fritz: Biographieforschung und narratives Interview. In: Neue Praxis 13 (1983), S. 283–293.

Schütze, Fritz: Kognitive Figuren des autobiographischen Stegreiferzählens. In: Kohli, Martin (Hrsg.): Biographie und Soziale Wirklichkeit. Neue Beiträge und Forschungsperspektiven. Stuttgart 1984, S. 78–117.

Selting, Margret/Auer, Peter: Gesprächsanalytisches Transkriptionssystem 2 (GAT 2). In: Gesprächsforschung – Online-Zeitschrift zur verbalen Interaktion 10 (2009), S. 353–402. URL: http://www.gespraechsforschung-ozs.de/heft2009/ px-gat2.pdf [zuletzt aufgerufen: 20.10.2014].

Statistisches Amt für Hamburg und Schleswig-Holstein: Statistische Berichte. Bevölkerungsstand und -entwicklung in den Hamburger Stadtteilen 2010. Kirchwerder. Hamburg 2011. URL: http://www.statistik-nord.de/uploads/ tx_standocuments/A_I_1_j10_H.pdf [zuletzt aufgerufen: 19.01.2015].

Steinig, Wolfgang: Soziolekt und soziale Rolle. Untersuchungen zu Bedingungen und Wirkungen von Sprachverhalten unterschiedlicher gesellschaftlicher Gruppen in verschiedenen sozialen Situationen. Düsseldorf 1976.

Tophinke, Doris: Sprachbiographie und Sprachstörung. Fallstudien zur Textproduktion bei hirnorganischen Erkrankungen. Wiesbaden 1994.

Tophinke, Doris: Lebensgeschichte und Sprache. Zum Konzept der Sprachbiografie aus linguistischer Sicht. In: Bulletin suisse de linguistique appliquée 76 (2002), S. 1–14.

Watzlawick, Paul/Beavin, Janet H./Jackson, Don D.: Menschliche Kommunikation. Formen, Störungen, Paradoxien. 10. Aufl. Bern [u. a] 2000.

Wildgen, Wolfgang: Bremer Sprachbiographien und die Verdrängung des Niederdeutschen als städtische Umgangssprache in Bremen. In: Lesle, Ulf-Thomas (Red..): Niederdeutsch und Zweisprachigkeit. Befunde, Vergleiche, Ausblicke. Beiträge zum Symposion des Instituts für Niederdeutsche Sprache an der Universität Bremen, 29.–31.10.1986. Leer 1988, S. 115–135.

Abkürzungen

GP = Gewährsperson
I = Interviewer
mnl. = männlich

Transkriptionszeichen bei der Wiedergabe von Interviewpassagen

Für die Wiedergabe der Interviewpassagen in dem Beitrag wurde der Lesbarkeit halber auf eine Partiturnotation verzichtet (anders als in den Originaltranskripten des Korpus) und eine einfache Transkriptionsform gewählt, die auf der hd. Orthographie basiert. Lediglich einige regionale substandardsprachliche Formen wurden ausgezeichnet, so die für die norddeutsche Umgangssprache charakteristische Frikativierung von auslautendem /g/, die mit *ch* wiedergegeben wird (*Weg* > *Wech*). Die ebenfalls regional substandardsprachliche Verdumpfung von /a/ wird durch ein å angezeigt. In Einzelfällen werden auch substandardsprachliche Vokalkürzungen bzw. -längen signalisiert (z. B. *schon* > *schonn*). Die Transkription para- und nonverbaler Phänomene orientiert sich lose an GAT 2 (Gesprächsanalytisches Transkriptionssystem 2).[97]

---

97 Vgl. Selting/Auer 2009.

Jan Wirrer (Bielefeld)

Sprecherbiographie, soziales Alter und kommunikative Netzwerke

Abstract: In the first part of the contribution it is argued that *language-biography* (*'Sprach-biographie'*), although used in the majority of publications concerned, is not the adequate term to be applied if the linguistic aspects of individual biographies are dealt with. The second part of the contribution is concerned with the relations between particular periods of a biography such as childhood, school attendance, marriage, and retirement. Each of these periods can be defined by a range of communicative networks the speaker is or becomes part of. The third part of the contribution is devoted to a speaker's biography, namely of a speaker of Low German from St. Libory in the South of Illinois.

1 Sprachbiographie – ein terminologischer Irrtum

Wie Tophinke in einem Beitrag aus dem Jahre 2002 anmerkt, ist *Sprachbiographie* kein in der Fachwissenschaft fest etablierter Terminus.[1] Entsprechend ist er in einschlägigen Fachwörterbüchern – etwa Glück/Rödel 2016 – nicht belegt. Dies liegt sicher daran, dass erst seit relativ kurzer Zeit der einzelne Sprecher – zumal hinsichtlich biographischer Verläufe – stärker in den Fokus der Forschung gerückt ist, wie z. B. die verschiedenen Beiträge im von Adamzik und Roos herausgegebenen und im Jahre 2002 erschienenen Band des „Bulletin suisse de linguistique appliquée" oder auch Wirrer 1999, Wirrer 2001 und in jüngster Zeit Glawe 2013 zeigen.

In dem Titel meines Beitrages bediene ich mich des Terms *Sprecherbiographie*. Üblich ist stattdessen der Terminus *Sprachbiographie*, von welchem in den meisten einschlägigen Veröffentlichungen Gebrauch gemacht wird[2] und welcher auch der im Internet verbreitete Term ist, unter dem zahlreiche Hinweise auf die einschlägige fachwissenschaftliche Forschung und Lehre vermerkt sind.[3] Trotz

---

1   Tophinke 2002, S. 1.
2   Vgl. z. B. Tophinke 2002; Bieberstedt 2015 oder auch die Beiträge von Bieberstedt und Ehlers in diesem Band.
3   Gibt man statt dessen jedoch *Sprecherbiographie* bei Google ein, so erscheint als Nachfrage: „Meinten Sie Sprachbiographie?" (Internet-Recherche 29.01.2016). Mit meiner Bevorzugung des Terms *Sprecherbiographie* befinde ich mich also in der Minderheit, ja geradezu in einer Position als Solitär, denn die wenigen einschlägigen

dieser Sachlage gibt es gute Gründe, den Term *Sprachbiographie* zu meiden und durch *Sprecherbiographie* zu ersetzen.

Der erste dieser Gründe mag zwar trivial sein, nichtsdestoweniger aber ist er zutreffend. Sprachen haben keine Biographie, Biographien haben lediglich lebende Organismen, wie z. B. Menschen, unsere Katze, die Regenwürmer im Kompost oder auch die zahlreichen Pflanzen in unserem Garten. Dagegen könnte man einwenden, dass *Biographie* innerhalb des Kompositums *Sprachbiographie* lediglich in einem metaphorischen Sinne zu verstehen sei und somit auf einem in der Wissenschaft durchaus üblichen Wortbildungsverfahren beruhe. Letzteres ist in der Tat richtig. Zahlreiche Beispiele aus verschiedenen Wissenschaften lassen sich hier anführen. So werden wissenschaftliche Terme nicht selten von einer Wissenschaft in eine andere übertragen, wie z. B. der wirtschaftswissenschaftliche Term *Geschäftsklimaindex*, der sich mit *Klima* eines Terms aus der Meteorologie bedient. Des Weiteren knüpfen Wissenschaften bei der Bildung ihres Fachvokabulars – und dies ist der weitaus häufigste Fall – an alltagssprachliche Begrifflichkeiten an. *Weißer Zwerg* oder *Roter Riese* sind einschlägige Beispiele aus der Astronomie, *Wurmfortsatz*, eine fast wörtliche Übertragung von lat. *Appendix vermiformis*, steht für ein Beispiel aus der Medizin, *Guest-Host-Display*[4] für eines aus der Chemie und schließlich *Ameisenstaat* für eines aus der Zoologie. Auch unsere Wissenschaft, die Linguistik, bedient sich in ihrem Fachvokabular nicht selten der Metaphorik. Dafür liefert die Phonetik ein prominentes Beispiel, liegen doch den meisten phonetischen Fachtermen Metaphern zugrunde, wie z. B. *gerundeter Vokal*, *alveolarer stimmloser Plosiv* oder *velarer Nasal*, denn genau genommen wird hier ein Produktionsereignis auf ein Schallereignis übertragen.[5] Bei allen genannten Beispielen handelt es sich um längst etablierte und daher hochgradig habitualisierte Metaphern – und für kaum jemanden von uns dürfte im Alltagsgeschäft eine Rolle spielen, dass *labiodentaler Frikativ* genau genommen eine Metapher ist, m. a. W.: Wir benutzen den Term mit derselben Selbstverständlichkeit wie *Stuhl*, *Tisch* oder *Armbanduhr*. Mögen die genannten und viele andere Beispiele aus der wissenschaftlichen Terminologie auch hochgradig habitualisiert sein, sie haben jedoch zweierlei gemeinsam. Dies sind zunächst ihre Anschaulichkeit und ihre erkenntnisfördernde Wirkung bei ihrer

---

Interneteinträge beziehen sich mit wenigen Ausnahmen auf mich selbst oder auf von mir betreute Arbeiten.

4   Dies betrifft das Verhalten linearer Farbstoffe in Flüssigkristallen bei einer Verteilung von 10 % (linearer Farbstoff) zu 90 % (Flüssigkristall). Für dieses Beispiel bedanke ich mich bei Alexander Lorenz.

5   Sonagramme geben bekanntlich keinerlei Hinweise dahingehend, dass z. B. ein *o* in irgendeiner Weise ‚runder‘ sei als ein *i*.

Etablierung. So kann ich mir keinen anderen Weg vorstellen, die phonetischen Eigenschaften von Konsonanten und Vokalen anschaulicher darzustellen, als durch die etablierte Terminologie. Und schließlich wirken diese Terme z. B. mit Hinblick auf Assimilationserscheinungen oder typische Aussprachefehler nicht nur anschaulich und erkenntnisfördernd, sondern haben darüber hinaus ggf. auch eine praktische Funktion – etwa in der Logopädie oder der Fremdsprachendidaktik.[6]

All dies trifft für *Sprachbiographie* nicht zu. Zwar ist zuzugeben, dass sich mit *Sprachentod* innerhalb des linguistischen Fachvokabulars ein auf den ersten Blick ähnlich gelagerter Term etabliert hat,[7] eine Biographie umfasst jedoch bekanntlich mehr als das Ende eines lebenden Organismus. Wenn also von der Biographie einer Sprache die Rede ist, muss man konsequenterweise auch verschiedene Lebensphasen wie die Kindheit, die Adoleszenz usw. und Transgressionen zwischen den verschiedenen Lebensphasen in Betracht ziehen.[8] Das wäre mit Bezug auf die Geschichte einer Sprache zumindest fragwürdig.[9] Vor diesem Hintergrund

---

6   Zur praktischen Funktion in der Fremdsprachendidaktik ein prominentes Beispiel. Die dentalen Frikative [ð] bzw. [Θ], die unter den modernen germanischen Sprachen bekanntlich nur im Englischen und im Isländischen erhalten sind, bereiten denjenigen, die diese Sprachen als Fremdsprache erlenen, hinsichtlich ihrer Aussprache im Anfangsstadium oft Schwierigkeiten. Bei denen, die die korrekte Aussprache nicht durch bloße Imitation erlernen, bietet sich eine verbale Beschreibung des Produktionsprozesses an, welche an die terminologische Beschreibung beider Laute anknüpft und ggf. in Anlehnung an Gimson 1965 im Detail wie folgt erweitert werden könnte: „… the tip and the rims of the tongue make a light contact with the edge and inner surface of the upper incisors and a firmer contact with the upper side teeth, so that the air escaping between the forward surface of the tongue and the incisors causes friction" (Gimson 1965, S. 178).

7   Vgl. z. B. Sasse 1992a; Myers-Scotton 1992; Roesch 2012.

8   Entsprechend wird die Lebensmetaphorik in der Fachliteratur nicht ausgewalzt. Zwar ist von *language death* die Rede, vorhergehende Phasen werden jedoch z. B. *deep borrowing* (Myers-Scotton 1992) oder *language decay* (Sasse 1992b) genannt.

9   Damit soll nicht gesagt sein, dass für die Veranschaulichung sprachhistorischer Prozesse Metaphern grundsätzlich ungeeignet seien. So macht es durchaus Sinn, davon zu sprechen, dass Sprachen Karrieren machen wie das Italienische vom ‚schlechten Latein' hin zu einer der großen Nationalsprachen Europas als Beispiel für eine positive Karriere oder als Beispiel für eine negative Karriere das Niederdeutsche als Sprache der Hanse und eine der wichtigsten Sprachen im mittelalterlichen und frühneuzeitlichen Nordmitteleuropa sowie Nordeuropa und ihr Niedergang in den Jahrhunderten danach bis zu ihrem heutigen Zustand als manifest bedrohte Sprache (vgl. Wirrer 2007; zur Karriere des Italienischen vgl. auch Frank–Job 2003). Einer ausgewalzten biologistischen oder vielleicht darüber hinaus organologischen Metaphorik hinsichtlich sprachhistorischer Prozesse ist dagegen mit Vorbehalt zu begegnen.

ist *Sprachbiographie* weder anschaulich noch erkenntnisfördernd, sondern wirkt im Gegenteil eher verschleiernd. Damit steht der Term auf einer Stufe mit einem semantisch so fragwürdigen Kompositum wie *Finanzprodukt*. Dieses verfehlt ganz gezielt durch die Wahl eines unangemessenen Grundwortes sein Objekt und verschleiert, worum es eigentlich geht. Ein sogenanntes Finanzprodukt, etwa ein Investmentfonds, zusammengefügt aus Aktien, Anleihen und Derivaten, ist im strengen Sinne kein Produkt. Denn ein solches hat neben einem Tauschwert auch einen Gebrauchswert wie z. B. der PC, auf dem ich gerade schreibe, oder meine Armbanduhr. Ein Investmentfonds oder eine Aktie haben jedoch – wie auch Geld – keinen Gebrauchswert[10], sondern lediglich einen Tauschwert. Die verschleiernde Funktion des Kompositums liegt darin begründet, dass mit *Produkt* ein Gebrauchswert nur suggeriert wird, zumal *Produkt* eine gewisse Festigkeit sowie zuverlässige Konstanz und somit einen stabilen Gebrauchswert nahelegt. Damit will ich nicht unterstellen, dass jeder, der sich dieses Kompositums bedient, dies in täuschender Absicht tut, entscheidend jedoch bleibt, dass *Finanzprodukt* dazu angetan ist, falsche Vorstellungen zu suggerieren, was den Anbietern von Finanzfonds sicherlich entgegenkommt. Mit *Sprachbiographie* verhält es sich demgegenüber durchaus anders. Zwar evoziert auch dieses Kompositum unangemessene Vorstellungen, dies ist jedoch weder beabsichtigt, noch bringt es irgendjemandem Vorteile. Dass *Sprachbiographie* in der Fachliteratur so unbefangen gebraucht wird, beruht auf Nachlässigkeit und einer fehlenden oder zumindest unzureichenden theoretischen Fundierung.[11]

---

10 Einen Gebrauchswert hat Geld lediglich z. B. für Münzsammler, und auch eine Aktienurkunde, die ich zu einem Kunstwerk erkläre, mir einrahmen lasse und an die Wand hänge, hätte einen Gebrauchswert. Dies sind jedoch vom Objekt her eher ungewöhnliche und nicht intendierte Nutzungen.

11 Dass innerhalb der Sprachwissenschaft der Umgang mit wissenschaftlichen Termini – insbesondere wenn sie aus anderen Disziplinen wie z. B. der Philosophie stammen – mitunter recht nachlässig verläuft, zeigt sich am sog. Beobachterparadox. In der Fachliteratur ist – letztendlich zurückgehend auf einige Publikationen William Labovs aus den 1970er Jahren (Labov 1970; 1972) – fälschlicherweise häufig vom sogenannten Beobachterparadox die Rede (z. B. bei Lameli 2004 in seiner ansonsten sehr lesenswerten Abhandlung, um nur ein Beispiel unter vielen zu nennen). Bekanntermaßen versteht man unter einem Paradoxon jedoch eine zunächst nicht einleuchtende, aber wider Erwarten zutreffende Behauptung wie z. B.: „die Äußerungen einer Gewährsperson werden beeinflusst von der Anwesenheit eines Explorators". Dass diese Behauptung falsch ist, würde wohl heute niemand ernsthaft behaupten wollen. De facto also handelt es sich bei dem sog. Beobachterparadox um eine Aporie, also die Unmöglichkeit, zur Lösung eines Problems zu gelangen.

Demgegenüber darf der Term *Sprecherbiographie* sowohl unter theoretischen als auch unter empirischen Gesichtspunkten als fundiert gelten. Was in einer Sprecherbiographie erhoben wird, sind – ausgelöst durch die Stimuli des Interviewers – Erfahrungen eines einzelnen Sprechers mit und sein Wissen über Sprache, beginnend mit dem Erstsprachenerwerb und endend mit dem Zeitpunkt des Interviews, also ein Segment aus der Gesamtbiographie des Betreffenden, eben seiner Rolle als Sprecher. Dabei werden die sprachliche Sozialisation, der Sprachgebrauch, die Sprachbewertungen etc. der Gewährsperson anhand des Erlebten, basierend auf eigenen Erinnerungen und Erfahrungen, aber auch auf einschlägigen Erzählungen anderer konzipiert und rekonstruiert. Nimmt man es genau, so handelt es sich dabei um die Entwicklung eines Idiolekts und die Aktualisierung individueller metasprachlicher Wissensbestände[12], die in keiner Weise repräsentativ für eine Sprachgemeinschaft sein müssen. Denn Sprache und Idiolekt sind keineswegs gleichzusetzen. Zwar sind, da Sprache nur als kollektives Phänomen konzipierbar ist, Idiolekte ohne eine zugrundeliegende Sprache nicht denkbar, umgekehrt zeichnen sich jedoch natürliche Sprachen durch zahlreiche individuelle sprachliche Ausprägungen ihrer Sprecher mit all ihren individuellen Spracherfahrungen und metasprachlichen Wissensbeständen aus. Diese haben zwar mit den entsprechenden Daten vieler anderer Sprecher eine große gemeinsame Schnittmenge. Doch wie groß diese Schnittmengen sind und wie viele Sprecher sie betreffen, ist auf der Basis einer einzelnen Sprecherbiographie nicht zu entscheiden.

Wenn in einer Sprecherbiographie also neben individuellen metasprachlichen Wissensbeständen die Entwicklung eines Idiolekts – aus der Sicht der jeweiligen Gewährsperson – erhoben wird, so handelt sich natürlich nicht um die Elizitierung einer Privatsprache, wie man fälschlicherweise im Zusammenhang mit dem Term *Sprachbiographie* vermuten könnte. Eine Privatsprache, eine nur auf einen einzelnen Sprecher bezogene Sprache, kann es nicht geben.[13] Diese Behauptung ist alles andere als neu und originell, lassen sich doch bekanntlich zur Unmöglichkeit einer Privatsprache schon in Wittgensteins „Philosophischen Untersuchungen"

---

12 *Metasprache* ist hier in einem sehr weiten Sinne zu verstehen und umfasst alle Äußerungen, die thematisch in irgendeiner Form auf Sprache referieren, also z. B. auch Äußerungen von Gewährspersonen über ihren Sprachgebrauch oder ihre sprachliche Sozialisation. Im Übrigen darf nicht übersehen werden, dass im Rahmen des Interviews ggf. Wissensbestände der Gewährsperson mehr oder weniger stark modifiziert oder gar erst geschaffen werden.

13 In diesem Sinne sind z. B. Geheimsprachen wie etwa das Rotwelsch, mag deren Sprecherzahl auch sehr gering sein, keine Privatsprachen.

überzeugende Argumente finden.[14] Daher in diesem Zusammenhang nur so viel: Auch ein Idiolekt unterliegt einem kollektiven Regelwerk. Die tatsächlichen oder vermeintlichen individuellen Abweichungen sind stets regelbezogen und nur bezüglich der betreffenden Regeln beschreibbar. Wären sie das nicht, so wäre regelabweichendes Sprechen metasprachlich nicht kommunizierbar. Bereits vor diesem Hintergrund wird deutlich, dass Idiolekte keine Privatsprachen sein können. Wären sie das, so wären die im Rahmen einer Sprecherbiographie erhobenen Äußerungen, in welchen sich die Gewährsperson ja einer kollektiven Sprache notwendigerweise bedienen muss, grundsätzlich nicht falsifizierbar und daher wissenschaftlich wertlos. Und schließlich und nicht zuletzt ist bereits die sprachliche Sozialisation die Einübung eines praktischen Umgangs mit einem kollektiven menschlichen Phänomen. Andernfalls bestünde die nachwachsende Generation lediglich aus Wolfskindern oder bestenfalls aus jeder Menge von Kaspar Hausers. Sprachliche Sozialisation in einer Privatsprache ist eine *contradictio in adiecto*.[15]

Aber auch unter rein semantischen Gesichtspunkten ist der Term *Sprachbiographie* nicht zu retten. Aufgrund seines Bestimmungswortes liegt der Fokus dieses Kompositums eindeutig auf *Sprache*, nicht aber auf einem einzelnen Sprecher, der sich der infrage stehenden Sprache bedient. Dieser steht jedoch im Mittelpunkt eines jeden einschlägigen Interviews.

Um schließlich zu einem Ergebnis zu gelangen, das einigermaßen repräsentativ für eine Sprachgemeinschaft – also die Gemeinschaft aller Sprecher einer natürlichen Sprache – ist, bedarf es daher einer großen Anzahl von Sprecherbiographien, gestreut nach diastratischen und diatopischen Kriterien, die vergleichend auszuwerten wären. Erst dann hätte man einen Zugriff, der ein akzeptables Bild der betreffenden Population widerspiegelt. Eine einzelne Sprecherbiographie vermag dies naturgemäß nicht.

Vor dem Hintergrund eines Strebens nach Genauigkeit gibt es allerdings auch gegen den Term *Sprecherbiographie* einen Einwand. In nicht wenigen sprecherbiographischen Interviews berichten die Probanden darüber, dass sie eine Sprache oder eine sprachliche Varietät nur passiv beherrschen, also genau genommen keine Sprecher der betreffenden Sprachen oder Varietäten sind. Ganz präzise müsste es daher eigentlich *Sprachbenutzerinterview* heißen. Zur Vermeidung dieses umständlichen und unschönen Ausdrucks sollte diese Ungenauigkeit in Kauf genommen werden.

---

14 Vgl. Wittgenstein 2001.
15 Nicht zuletzt ist Sprache – in ihrer Eigenschaft als Phänomen der dritten Art (vgl. Keller 1990, S. 83–91) – auch unter kulturrevolutionären Aspekten lediglich als generationenübergreifendes kollektives Phänomen zu verstehen (vgl. Christian 2011, S. 146–148).

2 Soziales Alter und kommunikative Netzwerke

Sprecherbiographien lassen sich genauso wie andere Biographien in verschiedene Lebensphasen einteilen. Dabei ist das soziale Alter kategorial zu unterscheiden vom biologischen Alter.[16] Das biologische Alter ist zwar als die natürliche Basis des sozialen Alters einzustufen und determiniert zu einem hohen Grade die verschiedenen Stufen des sozialen Alters, stellt sich aber dennoch als eine relativ autonome Größe dar. Es kann deshalb unter sozialen und soziolinguistischen Gesichtspunkten unabhängig vom biologischen Alter betrachtet werden. Bei den folgenden Überlegungen spielen daher die biologischen Grundlagen, die für den frühkindlichen Spracherwerb, den ungesteuerten Spracherwerb generell oder auch den altersbedingten Sprachverfall wie zunehmende Wortfindungsschwierigkeiten bis hin zum fortschreitenden durch Demenz ausgelösten Sprachverlust ausschlaggebend sind, keine Rolle.

Es ist evident, dass neben biologischen Um- und Abbauprozessen auch soziale Prozesse für das Sprechen von höchster Relevanz sind. Aufgrund dieser sozialen Prozesse lernt jeder Sprecher einer Gemeinschaft, dass es Konventionen gibt, die das altersgemäße Sprechen anteilmäßig steuern und die eingehalten werden sollten. Die Nichteinhaltung dieser Konventionen wird

> „immer dann besonders bewusst, wenn in einer Person biologisches und soziales Alter offenbar nicht übereinstimmen – wobei dieses ‚Missverständnis' häufig an der Art und Weise festgemacht wird, wie diese Person spricht: Kinder gelten dann als ‚altklug', junge Erwachsene als ‚frühvergreist', 50-Jährige als ‚jugendbewegt' und Greise als ‚infantil'".[17]

Die eine Biographie maßgeblich strukturierenden Lebensphasen werden zu ihrem Beginn, aber auch zu ihrem Abschluss nicht selten durch ritualisierte Ereignisse markiert und voneinander abgegrenzt. Die in diesem Zusammenhang wichtigsten Lebensphasen sind, soweit es unseren Kulturkreis in seiner gegenwärtigen Entwicklung betrifft: Kindheit, Schulbesuch, ggf. die Zeit beim Militär bzw. die Ableistung eines Ersatzdienstes oder eines Freiwilligen Sozialen Jahres, berufliche Ausbildung bzw. Studium, berufliche Tätigkeit, partnerschaftliches Zusammenleben bzw. Eheschließung, Kindererziehung, Auszug der Kinder aus dem familiären Haushalt, Ausscheiden aus dem Berufsleben, Leben als Rentner bzw. Pensionär. Die einzelnen Lebensphasen können in einem geringen Maße in ihrer Reihenfolge variieren, so etwa, wenn es im Laufe der Biographie zu wiederholten Eheschließungen oder mehreren Ausbildungen kommt, eine feste Partnerschaft vor der beruflichen

---

16 Vgl. Mattheier 1980, S. 46–55.
17 Sachweh 2001, S. 5.

Ausbildung oder aber die Phase der Kindererziehung vor der beruflichen Tätigkeit liegt. Auch können bestimmte Lebensphasen wie z. B. eine feste Partnerschaft oder die Erziehung eigener Kinder oder – wenn auch selten – die berufliche Ausbildung gänzlich wegfallen. Dabei ist zu berücksichtigen, dass sich etliche Lebensphasen an ihren Rändern nicht passgenau voneinander trennen lassen und sich z. T. überlagern und synchron vollziehen. So kann es während der Phase der beruflichen Ausbildung zu berufsvorbereitenden Praktika kommen, des Weiteren überlagert sich meist die Phase der beruflichen Arbeit mit der Gründung einer eigenen Familie.

Jede der genannten Lebensphasen lässt sich durch unterschiedliche, sich z. T. ebenfalls überlagernde soziale Netzwerke, wie beispielsweise Familie, Schule, Arbeitsplatz etc., charakterisieren. Diese Netzwerke – im Folgenden *kommunikative Netzwerke* genannt – zeichnen sich wiederum durch unterschiedliche kommunikative Anforderungen aus, die von den jeweiligen Sprechern zu erfüllen sind, um die betreffende Lebensphase erfolgreich zu bewältigen. Um Missverständnisse zu vermeiden, sind dabei zunächst folgende kategoriale Differenzen zu berücksichtigen:

- Das persönliche kommunikative Gesamtnetzwerk. Dieses kann sich zwar in bestimmten Lebensphasen wie dem Kleinkindalter auf ein einziges kommunikatives Teilnetzwerk beschränken, besteht jedoch in den anderen Lebensphasen aus unterschiedlichen kommunikativen Teilnetzwerken variierender Zahl.
- Ein kommunikatives Teilnetzwerk ist ein Netzwerk innerhalb eines sozialen Bereichs, an welchem jemand aktiv teilnimmt, in welchem jedoch auch kommunikative Prozesse ohne eine Teilnahme der betreffenden Person ablaufen. Solche Netzwerke sind per definitionem transindividuell, ein Selbstgespräch, mag sich dies auch in verschiedenen fiktiven Rollen abspielen, findet nach dieser Definition nicht in einem Netzwerk statt.
- Ein transkommunikatives Netzwerk ist ein solches, von dem die betreffende Person zwar Kenntnis hat und dessen kommunikativen Prozesse sich ggf. auf sie auswirken, an welchen sie jedoch nicht aktiv teilnimmt und auf deren Ablauf sie keinerlei Einfluss hat, was z.B. für die meisten Menschen auf die kommunikativen Netzwerke der internationalen Diplomatie zutrifft. Netzwerke dieser Art sind in der folgenden Betrachtung nur am Rande berücksichtigt.
- Quer zu dieser Einteilung steht die Unterscheidung von Nahbereich und Fernbereich. Zwar gibt es kommunikative Teilnetzwerke wie z.B. die Kleinfamilie, die ausschließlich nur einem dieser Bereiche zuzuordnen sind, hier also dem Nahbereich. Dennoch lassen sich Nah- und Fernbereich in den meisten kommunikativen Netzwerken nicht immer deutlich voneinander abgrenzen wie z.B. im Teilnetzwerk der beruflichen Arbeit, der zwar allgemein dem Fernbereich zugerechnet wird, innerhalb dessen es aber auch zahlreiche enge

freundschaftliche Beziehungen gibt, so dass es zu Kommunikationsprozessen kommt, die von Charakteristika des Nahbereichs dominiert werden.

Die Struktur und Dynamik des persönlichen kommunikativen Gesamtnetzwerks ist – sehr vereinfachend modelliert – wie folgt zu beschreiben (vgl. Abb. 1):

Abb. 1: Persönliches kommunikatives Gesamtnetzwerk und Teilnetzwerke

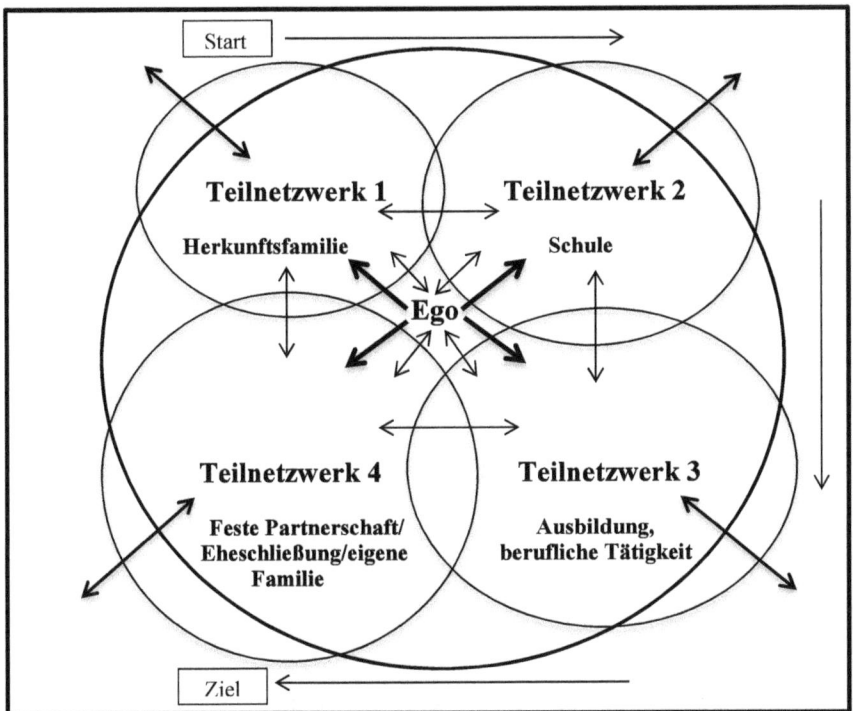

Im Zentrum steht EGO, repräsentiert durch den großen Kreis, der alle vier Teilnetze an ihren Rändern durchschneidet. Die Graphik zeigt EGOs kommunikatives Gesamtnetzwerk nach dem Eingehen einer festen Partnerschaft bzw. nach einer Eheschließung bzw. der Gründung einer eigenen Familie (Ziel). Bis zu diesem Zeitpunkt war EGO Teil der folgenden – nach Lebensphasen geordneten – kommunikativen Teilnetzwerke: Beginnend mit der Herkunftsfamilie (Teilnetzwerk 1), sodann folgend der Schule (Teilnetzwerk 2), danach der Ausbildung und der beruflichen Tätigkeit (Teilnetzwerk 3) sowie schließlich die feste Partnerschaft bzw. die Eheschließung bzw. die Gründung einer eigenen Familie (Teilnetzwerk 4). Zum Zeitpunkt der Graphik ist EGO in die Teilnetzwerke 1, 3 und 4 eingebunden, wohingegen die Teilnahme am Teilnetzwerk 2, von dem aus kein Doppelpfeil zu EGO führt, nicht mehr gegeben ist.

Mit seiner sprachlichen Sozialisation tritt EGO in das kommunikative Teilnetzwerk der elterlichen Familie – der Herkunftsfamilie – ein (→), das auf ihn einwirkt, das er aber auch mit seinem Eintritt per Rückkopplung verändert (↔). Innerhalb des kommunikativen Teilnetzwerks *Herkunftsfamilie* finden allerdings auch Kommunikationsakte ohne seine Beteiligung statt, symbolisiert durch die außerhalb des großen Kreises liegende Sektion. Wie jedes kommunikative Netzwerk ist auch das Teilnetzwerk 1 durch Rückkopplungsprozesse mit seiner Umwelt verbunden (↔) wie z.B. durch Umgang mit elektronischen und anderen Medien.[18] Zu Überschneidungen mit dem Teilnetzwerk 2 kommt es bestenfalls indirekt – etwa durch ältere Geschwister. Mit der Einschulung tritt EGO dem Teilnetzwerk *Schule* bei (→), die weiteren Prozesse laufen ab wie im Teilnetzwerk 1. Mit dem Teilnetzwerk 1 kommt es verstärkt zu Überschneidungen mit entsprechenden kommunikativen Rückkopplungen (netzwerkübergreifender Doppelpfeil ↔). Mit dem Eintritt in das Berufsleben wird EGO in ein weiteres kommunikatives Netz (Teilnetzwerk 3) integriert (→), die weiteren Prozesse laufen ab wie in den Teilnetzwerken 1 und 2, es kommt jedoch zu Überschneidungen mit Teilnetzwerk 2 und entsprechenden Rückkopplungen wie auch ggf. mit Teilnetzwerk 1, in der Graphik nicht dargestellt. Im Verlaufe des Berufslebens wird das kommunikative Netzwerk 2, soweit es EGO betrifft, sukzessive reduziert und verblasst schließlich zu einem nur noch erinnerten Konstrukt. Mit dem Eingehen einer festen Beziehung/einer Ehe bzw. der Gründung einer eigenen Familie und der daraus resultierenden Erweiterung familiärer Beziehungen eröffnet sich für EGO ein weiteres kommunikatives Netz (Teilnetzwerk 4). Die internen Prozesse laufen ab wie in den Teilnetzwerken 1 bis 3, es gibt allerdings Überschneidungen mit den Teilnetzwerken 1 und 3 und zugehörige Rückkopplungen. In allen Lebensphasen gibt es zudem transkommunikative Teilnetzwerke, an denen EGO zwar nicht aktiv, aber ggf. passiv teilnimmt, in Abb. 1 symbolisiert durch den außerhalb von EGO liegenden kleinen Kreis mit zugehörigem Pfeil. Solche Netzwerke sind z. B. solche aus Politik und Wirtschaft, über die man über unterschiedliche Medien erfährt. Deren Zahl tendiert in der ersten Lebensphase gegen Null, nimmt aber dann immer weiter zu.

---

18 Unbestritten wirken die Medien – elektronische und gedruckte – in aller Regel stärker auf die kommunikativen Teilnetze ein, an denen EGO teilhat, als umkehrt. Mit den sozialen Medien hat sich diese Situation allerdings deutlich geändert. Unter die Rückkopplungsprozesse fallen jedoch auch z. B. der Abschluss oder die Kündigung eines Abonnements einer Tageszeitung, denn solche Entscheidungen werden meist aufgrund von Zustimmung oder Missbilligung bestimmter Inhalte getroffen.

Wichtig für eine adäquate Interpretation von Abbildung 1 ist nicht zuletzt der Hinweis, dass die Teilnetze mit Bezug auf die Lebenspraxis und Wahrnehmung von EGO dargestellt werden. Dies erklärt, warum die Teilnetze lediglich in sehr kleinen Sektionen um den EGO repräsentierenden Kreis hinausragen. In diesen Sektionen sind z. B. die kommunikativen Ereignisse zu lokalisieren, an denen EGO zwar nicht beteiligt, aber doch ihr thematischer Mittelpunkt ist, Ereignisse also, die sich auf EGO und sein Verhalten innerhalb des betreffenden kommunikativen Netzes mittelbar auswirken können.

Die biographischen Prozesse, die zwischen dem sozialen Alter und den diesem zuzuordnenden kommunikativen Netzen zu beobachten sind, folgen zwar in ihren Grundzügen der in Abbildung 1 und dem anschließenden Kommentar skizzierten Muster, laufen aber de facto deutlich differenzierter und komplexer ab. Reduziert man Kommunikation auf sprachliche Kommunikation, so beginnt die Phase der Kindheit mit dem Spracherwerb. Das kommunikative Netzwerk ist hier zunächst die Familie. Es folgt der Kontakt mit Gleichaltrigen und Peergroups, ggf. unterstützt durch den Besuch eines Kindergartens – im Folgenden *Kindergartennetzwerk* genannt.[19] Bereits das Kindergartennetzwerk gehört wenigstens teilweise dem kommunikativen Fernbereich an. Damit hat das kommunikative Gesamtnetzwerk der betreffenden Person seine erste Erweiterung erfahren. Da die kommunikativen Anforderungen in der Familie und innerhalb der Peergroups unterschiedlich ausfallen, kommt es zur schrittweisen Ausbildung unterschiedlicher kommunikativer Register. Mit dem Eintritt in die Schule wird das kommunikative Gesamtnetz um das Grundschulnetzwerk bzw. *Schulnetzwerk 1* einerseits erweitert, andererseits wird das Kindergartennetzwerk gänzlich aufgegeben oder doch in einem hohen Maße reduziert. Neben der bislang fast ausschließlichen Kommunikation im Nahbereich – vor allem in der Familie und innerhalb der Peergroups – kommt mit der Schule verstärkt eine weitere institutionell basierte Kommunikation und somit, soweit es sich um den Kontakt zu Lehrern und anderen in der Schule tätigen Personen handelt, eine Domäne des Fernbereichs hinzu. Die kommunikativen und damit die sprachlichen Anforderungen werden differenzierter und komplexer. Auch wird das Spektrum der kommunikativen Register weiter ausgebaut, wobei – was das metasprachliche Wissen betrifft – diese Phase von entscheidender Bedeutung ist, weil mit dem Schriftsprachenerwerb sich ein am Sprachrichtigkeitstopos orientierter Normhorizont entfaltet oder

---

19 Aus Gründen der Vereinfachung in Abb. 1 nicht dargestellt.

doch zumindest deutlich verstärkt wird und somit entsprechende metasprachliche Wissensbestände aufgebaut werden.[20]

Eine dem Eintritt in die Schule entsprechende Erweiterung sowie Verschiebung und Ausdifferenzierung des kommunikativen Netzwerkes erfolgt dann mit dem Übergang von der Grundschule in die weiterführenden Schulen, im Folgenden *Schulnetzwerk 2* genannt. Das Schulnetzwerk 1 wird zu unterschiedlich großen Teilen wieder aufgegeben und je nach Typ der weiterführenden Schule in einer spezifischen Richtung erweitert. Die Zeit beim Militär bzw. die Ableistung eines Ersatzdienstes erfordert eine Kommunikation in einer weiteren – institutionell geprägten – Domäne des Fernbereichs.[21] Mit der Aufnahme eines Studiums bzw. der beruflichen Ausbildung verändert sich das kommunikative Gesamtnetzwerk nach dem Muster des Übergangs vom Schulnetzwerk 1 zum Schulnetzwerk 2. Es kommt zu ausgeprägten Spezialisierungen, die dem Studienfach bzw. dem angestrebten Beruf geschuldet sind. Die Aufnahme der beruflichen Tätigkeit verstärkt und erweitert das persönliche kommunikative Gesamtnetzwerk um ein weiteres Teilnetzwerk – ein Vorgang, der mit dem Studium bzw. der beruflichen Ausbildung eingeleitet wurde. Das partnerschaftliche Zusammenleben bzw. die Eheschließung erweitert das des Gesamtnetzwerkes um ein weiteres familiäres Teilnetzwerk. Eigene Kinder und somit die Kindererziehung machen eine zusätzliche Erweiterung des Nahbereichs erforderlich. Dies gilt auch mit Hinblick auf deren sprachliche Sozialisation. Darüber hinaus kommt es zu mehr oder weniger ausgeprägten Kontakten mit anderen Eltern. Bereits mit dem Eintritt der Kinder in den Kindergarten, besonders aber mit der Einschulung der Kinder, erweitert sich das kommunikative Gesamtnetzwerk um zwei weitere Domänen des Fernbereichs. Der Auszug der Kinder aus dem Haushalt führt zu abermaligen Veränderungen des kommunikativen Gesamtnetzes. Nicht selten setzt dann eine Reduktion desselben ein, welche die einschlägige Forschung „als sozialen und sprachsozialen Schrumpfungsprozess"[22] bezeichnet. Es kann aber auch – und dies ist nicht selten der Fall – zu Verschiebungen und neuen Erweiterungen kommen, etwa durch eine Wiederaufnahme einer beruflichen Tätigkeit, durch ein verstärktes Engagement in politischen und/oder sozialen Organisationen – verbunden mit einer ehrenamtlichen Tätigkeit. Diese unterschiedlichen Tendenzen

---

20 Vgl. Tophinke 2002, S. 3.

21 An dieser Stelle ist darauf hinzuweisen, dass es auch zu Veränderungen des Standardlebenslaufs kommen kann, wofür die Aussetzung bzw. praktische Abschaffung der Wehrpflicht ein einschlägiges Beispiel ist. (Ich möchte den Herausgeberinnen ausdrücklich für diesen wichtigen Hinweis danken.)

22 Mattheier 1980, S. 53.

setzen sich mit dem Ausscheiden aus dem Berufsleben fort. Die die Domänen des Fernbereichs betreffenden Teile des persönlichen kommunikativen Gesamtnetzwerkes werden weitgehend abgebaut oder aber durch neue ersetzt. In zahlreichen Fällen verengt sich die Kommunikation somit auf „einen Lebenskreis, der fast ausschließlich durch die Familie und die Peergroup, also den engeren Freundes- und Bekanntenkreis geprägt ist und in dem Kontakte in die Öffentlichkeit und die Offizialität weitgehend fehlen"[23], in anderen Fällen kommt es aber auch zu neuen Außenkontakten sowohl im Nahbereich – etwa durch die Wahrnehmung altersspezifischer Freizeitangebote – als auch im Fernbereich, und dies vor allem, wie erwähnt, durch ein verstärktes politisches oder soziales Engagement.

Bei der bisherigen Darstellung der Lebensphasen und der zugehörigen kommunikativen Netzwerke handelt es sich allerdings um einen idealtypischen Verlauf, wie sie für eine Standardbiographie in unserer heutigen Gesellschaft charakteristisch ist. Es müssen daher ggf. weitere Parameter in Betracht gezogen werden. Dazu gehört zunächst das Geschlecht, hier verstanden als „soziales Geschlecht"[24] im Sinne einer geschlechtsspezifischen gesellschaftlichen Rollenzuteilung. Denn auch heute verlaufen Biographien von Männern und Frauen mehr oder weniger unterschiedlich. So scheidet nach wie vor häufig die Frau nach der Geburt eines Kindes für längere Zeit oder gänzlich aus dem Berufsleben aus, und es sind weiterhin überwiegend die Frauen, die die Elternzeit in Anspruch nehmen. Außerdem spielen längere oder gar permanente Ortswechsel bei der Veränderung kommunikativer Netze eine wichtige Rolle. Hier kann es zu Erweiterungen und Verschiebungen kommen. Zudem ist bei permanenten Ortswechseln wie z. B. im Falle von Vertriebenen aus den ehemals deutschen Ostgebieten oder aus dem Sudetenland oder von Übersiedlern aus der ehemaligen DDR in die alte Bundesrepublik oder von Aussiedlern aus der ehemaligen Sowjetunion mit einschneidenden kommunikativen und sozialen Brüchen zu rechnen.

Biographische Verläufe und die sich entsprechend wandelnden kommunikativen Netze sind schließlich auch durch die jeweiligen Wohnorte gekennzeichnet. So folgen die skizzierten Verläufe in ländlichen Regionen oftmals einem konservativeren Muster als in einem städtischen Umfeld und hinsichtlich des städtischen Umfeldes ist noch einmal zwischen Kleinstadt, Mittelstadt und Großstadt zu unterscheiden. Zudem sind diese Verläufe auch heute stark durch die soziale Herkunft geprägt. So gibt es nicht selten deutliche Unterschiede zwischen der autochthonen Bevölkerung Deutschlands und Europas und größeren Teilen der

---

23 Mattheier 1980, S. 53.
24 Mattheier 1980, S. 34.

allochthonen zugewanderten Bevölkerung, in welcher sowohl die Biographien von Männern als auch die von Frauen einem tribal und/oder religiös geprägten archaischen Muster folgen.

Schließlich werden biographische Verläufe durch unterschiedliche historische Gegebenheiten geprägt. So hat ein sicher nicht repräsentativer, aber doch aufschlussreicher Vergleich von Sprecherbiographien aus verschiedenen Generationen deutliche Unterschiede erkennen lassen.[25] Beispielsweise wurde von Vertreterinnen und Vertretern der derzeit älteren Generation der Übergang von der Volksschule zum Gymnasium häufig als Bruch, einhergehend mit einer deutlichen Umgestaltung der persönlichen kommunikativen Gesamtnetzwerke, erlebt, wohingegen dieser Übergang und die Modifikationen des persönlichen kommunikativen Gesamtnetzwerkes von den Befragten der jüngeren Generation als weniger einschneidend empfunden wurden. Dieser Unterschied ist zweifelsfrei vor allem der im Verlauf der letzten Jahrzehnte zugenommenen sozialen Durchlässigkeit des Schulsystems, aber auch der inzwischen in allen Schulformen durchgesetzten Koedukation geschuldet. Dies hat dazu geführt, dass erheblich größere Kohorten als früher nach der Grundschule auf weiterführende Schulen, insbesondere auf Gymnasien, wechseln. Schließlich sind unterschiedlich prägende kulturelle Traditionen, wie sie sich z.B. bei Migranten nachweisen lassen, sowie veränderte politische und administrative Gegebenheiten zu berücksichtigen.

Ein weiterer hier zu berücksichtigender Gesichtspunkt betrifft die intergenerationelle Kommunikation. Das kommunikative Gesamtnetzwerk von Sprechern inkorporiert in allen seinen Phasen und damit in den unterschiedlichen Lebensphasen der Sprecher das Erfordernis zur Kommunikation mit Personen eines anderen sozialen Alters. Dabei ist Alter – verstanden als genereller Term für verschiedene Altersstufen – im hier diskutierten Sinne ein soziales Konstrukt[26], das vor allem die intergenerationelle Kommunikation, aber eben nicht nur diese, maßgeblich steuert und zu ihrem Erfolg entscheidend beiträgt. Das heißt: Ein sozial kompetenter Kommunikator erwirbt im Laufe seines Lebens „eine Vorstellung davon, [...] welche Ausdrucksformen und welches Gesprächsverhalten für

---

25 Basis dieses Vergleichs waren einige biographische Erzählungen von Personen meines familiären Umfelds, von Mitarbeiterinnen des SiN-Projekts („Sprachvariation in Norddeutschland") und von einigen meiner Studenten. Da sich die daraus zu entnehmenden Daten eher zufällig ergaben und die Zahl biographischer Erzählungen nur gering war, handelt es sich hier um einen Befund nur eingeschränkter Art. Dass der Übergang zum Gymnasium von Angehörigen meiner Generation anders erlebt wurde als von heutigen Studenten, ist allerdings auffällig.

26 Vgl. Cherubim 2001, S. 99.

Menschen verschiedenen Alters als altersangepasst, als ‚normal'"[27] gelten. Betrachtet man den Zusammenhang zwischen den unterschiedlichen Lebensphasen und der Teilhabe an kommunikativen Netzwerken sowohl unter sprachstrukturellen als auch unter pragmatischen Gesichtspunkten, so ist im Allgemeinen davon auszugehen, dass sich bis zum Auszug der Kinder aus dem Haushalt eine zunehmende Breite des Repertoires an kommunikativen Registern beobachten lässt. Danach verläuft dieser Prozess in den darauffolgenden Lebensphasen im Regelfall in umgekehrter Richtung, was bedeutet, dass etliche dieser Register – je nach persönlicher Lebenslage, beruflicher Tätigkeit und sozialem Status – schrittweise wieder reduziert und in nicht wenigen Fällen vollständig abgebaut werden. Unter einer diaphasischen, aber auch einer diastratischen und schließlich auch diatopischen Perspektive stellt sich nun die Frage, wie diese Register je nach Lebensphase sprachlich realisiert werden. Soweit es das Datenkontinuum zwischen Basisdialekt und Standardsprache betrifft, ist von folgender Modellvorstellung auszugehen: Anzunehmen sind zunächst zwei extreme Pole, nämlich Standardsprache und Basisdialekt. Dabei handelt es sich jedoch um idealisierte Varietäten, wie sie z. B. in Grammatiken zur hochdeutschen Standardsprache und in Grammatiken zu dialektalen Orts- bzw. Regionalvarietäten dargestellt werden. Im tatsächlichen mündlichen Sprachvollzug werden diese idealisierten Varietäten von Sprachbenutzern jedoch nicht realisiert. Mit Hinblick auf die genannten Pole ist somit von verschiedenen, nur schwer voneinander abzugrenzenden Sprechlagen, sogenannten Zwischensprechlagen, auszugehen, die je nach Dialektalitätsgrad entweder dem standardsprachlichen oder dem dialektalen Pol näherstehen. Unter etwas veränderten Voraussetzungen gilt dies aber auch für mehrsprachige allochthone und autochthone Gemeinschaften, die über mehrere Generationen – nicht selten über mehr als deren drei – ihre autochthone Sprache beibehalten, zugleich jedoch ihr sprachliches Repertoire um die Mehrheitssprache erweitern. Die im folgenden Kapitel skizzierte Sprecherbiographie dokumentiert einen solchen Fall.

3 Eine exemplarische Sprecherbiographie

Nach dem im vorigen Kapitel skizzierten Muster soll in den folgenden Abschnitten die Sprecherbiographie eines Sprechers des *American Low German* nachgezeichnet werden. Dazu folgen zunächst einige kurze Vorbemerkungen. In den Jahren 1993, 1997, 2002 und 2007 habe ich mich zu mehrwöchigen Forschungen im Mittleren Westen der USA aufgehalten. In Illinois, Missouri, Wisconsin, Iowa,

---

27 Sachweh 2001, S. 5.

Kansas und Nebraska habe ich objekt- und metasprachliche und die zugehörigen demographischen sowie einige perzeptionssprachliche Daten von über 70 Sprechern und Semi-Sprechern des Niederdeutschen erhoben und zahlreiche Dokumente etwa zur lokalen Historie und andere/weitere Informationen zu einzelnen Ortschaften gesammelt. Die Gewährspersonen entstammten der zweiten bis fünften Auswanderergeneration.[28]

Die erwähnten sprachlichen und metasprachlichen Daten wurden u. a. vermittels eines sprecherbiographischen Interviews elizitiert. Mit wenigen Ausnahmen habe ich die Interviews – wie auch das im Folgenden inhaltlich ausgewertete – in niederdeutscher Sprache durchgeführt, nur wenn ich ausdrücklich darum gebeten wurde, habe ich mich des Englischen bedient. Die objektsprachlichen Daten geben zu der Annahme Anlass, dass durch den regelmäßigen Sprachkontakt mit dem Englischen – basierend auf den jeweiligen Herkunftsregionen der aus dem niederdeutschen Sprachgebiet ausgewanderten Vorfahren – im Mittleren Westen der USA neue niederdeutsche Varietäten entstanden sind, die ich unter der Bezeichnung *American Low German* zusammenfasse.[29] Es handelt sich also nicht einfach um *schlechtes Plattdeutsch*, wie manche Sprachpuristen diese Varietäten einschätzen.[30]

---

28 Tatsächlich sind die sprachlichen Assimilationsprozesse an die Sprache der Mehrheitsbevölkerung in den größeren Städten Nordamerikas in der Regel schneller verlaufen als in ländlichen Regionen. Während in den Städten die Assimilierung oft bereits in der zweiten Generation vollzogen wurde, war und ist der vollständige Sprachwechsel auf dem Lande nicht selten erst mit der vierten, fünften oder gar sechsten Generation abgeschlossen. Dies gilt sowohl für die USA als auch für Kanada (vgl. Prokop 1993). Eine Sonderrolle spielen manche stark konfessionell geprägte Gemeinschaften wie die Hutterer, die Amish oder die Mennoniten, bei denen sich die autochthone Sprache bis heute erhalten hat (vgl. z. B. Louden 1994; 2005; 2008).

29 Vgl. Wirrer 2005; 2008; 2015. Entsprechend hat Alexandra Jacob mit Hinblick auf die von ihr untersuchte in Central Wisconsin lebende Bevölkerungsgruppe von Nachfahren von aus Pommern eingewanderten Siedlern den Terminus *American Pommersch* geprägt (Jacob 2008).

30 Ein Beleg hierfür mögen Übersetzungen von Testsätzen sein, welche ich meinen niederdeutsch sprechenden Gewährspersonen aus dem Mittleren Westen der USA vorgelegt habe. Einer dieser Sätze enthielt die englische Bezeichnung für Klimaanlage, also *air conditioning*. Dies wurde von fast allen Gewährspersonen ohne Zögern mit *air conditioning* übersetzt, also mit einem ins Lexikon des American Low German integrierten fremdsprachlichen Lexem. Nicht so allerdings von Aktivisten der dortigen niederdeutschen Kulturszene, die sich statt dessen auf okkasionelle Bildungen wie *köhlige Luft* verlegten mit der Begründung, *air conditioning* sei ja kein Plattdeutsch. Dieser Befund entspricht sehr genau der folgenden Beobachtung Stockmans: „these

Die hier ausgewählte Sprecherbiographie stammt von einer der insgesamt acht Gewährspersonen aus St. Libory. St. Libory liegt im Süden des Bundesstaates Illinois – gut 30 Meilen von St. Louis, Missouri (MO), und etwas weniger als 30 Meilen von East St. Louis, Illinois (IL), entfernt. Das gesamte Gebiet ist, wie auch die angrenzende Region westlich des Mississippi, stark durch die Auswanderung aus dem deutschen und nicht zuletzt aus dem niederdeutschen Sprachgebiet geprägt. Ortsnamen wie New Minden (IL) oder New Hanover (IL) sowie New Melle (MO) oder Holstein (MO) legen von dieser Besiedlungsgeschichte ein deutliches Zeugnis ab. Zu den Ortschaften mit Einwohnern überwiegend norddeutscher Herkunft zählt auch St. Libory, das zusammen mit dem benachbarten Belleville (IL), das trotz des französischen Ortsnamens ebenfalls zahlreiche Bürger mit norddeutschen Wurzeln beherbergt, und dem Flecken Paderborn (IL) über eine Städtepartnerschaft mit Paderborn verbunden ist. Aufgrund dieser Ortspartnerschaft wie auch aufgrund des Toponyms könnte man vermuten, dass sich die Einwohnerschaft von St. Libory auf Auswanderer aus dem Paderborner Raum zurückführt. Dies ist jedoch nicht der Fall. Sowohl die Antworten meiner Gewährspersonen auf die Frage nach dem Herkunftsort ihrer aus Deutschland ausgewanderten Vorfahren – auch wenn diese nicht immer besonders präzise waren – wie vor allem die dialektalen Befunde lassen erkennen, dass die Wurzeln der überwiegenden Bevölkerung St. Liborys im südlichen Emsland liegen[31] und nur eine kleinere Zahl sich auf Auswanderer aus dem Paderborner Raum zurückführt. Im Vergleich zu ähnlichen Ortschaften östlich und westlich des Mississippi, die stark protestantisch und wie z. B. New Melle (MO) oder Golden (IL) durch eine kleinräumige regionale Herkunft ihrer Bewohner geprägt sind, ist St. Libory so etwas wie eine katholische Insel, die offensichtlich zahlreiche Auswanderer aus der katholischen Diaspora Norddeutschlands angezogen hat. In seinem Erscheinungsbild ist der Ort vor allem durch Einfamilienhäuser und außerhalb des Zentrums liegende Farmen geprägt. Es gibt wenige kleinere Dienstleister wie eine Autowerkstatt und ein Restaurant sowie ein Hotel. Inzwischen wohnen auch zahlreiche Pendler in St. Libory mit Arbeitsplätzen in der näheren und weiteren Umgebung. Ein wichtiger Erwerbszweig ist nach wie vor die Landwirtschaft.

Die Vorfahren des Sprechers, um dessen Sprecherbiographie es im Folgenden geht, sind 1890 aus dem katholischen Teil des Oldenburger Landes nach Illinois emigriert, und zwar nach Germantown, ungefähr 15 Meilen nordöstlich von

---

American Low Germans and their descendants have, over the years, allowed some „loan" words to invade their dialect. Some of them have therefore avoided speaking in public, because they feel they're not doing it right" (Stockman 1998, S. XI).

31   Vgl. Wirrer 2001.

St. Libory gelegen. Der Sprecher, 1927 geboren, gehört der dritten Auswanderergeneration an und ist zum Zeitpunkt des Interviews 70 Jahre alt. Als er vier Jahre alt war, ist die Familie nach St. Libory gezogen. Er ist in einer Großfamilie zusammen mit elf Geschwistern aufgewachsen. Vermutlich war er das jüngste Kind, denn zum Zeitpunkt seiner Geburt war die Mutter bereits 42 und der Vater 52 Jahre alt. So ist es zu erklären, dass einer seiner Neffen, von denen er später erzählt, lediglich drei Jahre jünger ist als er selbst. In der Familie wurde ausschließlich Niederdeutsch gesprochen. Der Vater sprach nach Angaben der Gewährsperson kein Englisch und hatte in dieser Sprache nur eine sehr begrenzte Verstehenskompetenz. Die Mutter sprach zwar auch Englisch, aber mit einem deutlichen deutschen Akzent. Niederdeutsch war ebenso die in der Nachbarschaft üblicherweise gesprochene Sprache und auch die Kommunikation innerhalb der Peergroup erfolgte ausschließlich auf Niederdeutsch. Bis zum Schuleintritt war die Kindheit des Sprechers also sprachlich fast ausschließlich vom Niederdeutschen geprägt. Beim Eintritt in die Schule, wo Englisch die Unterrichtssprache war, konnte er nach eigener Einschätzung so gut wie kein Englisch, habe die Sprache dann aber recht schnell gelernt. Unter den Schülern war das Niederdeutsche allerdings weiterhin die gängige Sprache, der sie sich auch außerhalb des Unterrichts in der Schule – z. B. während der Pausen auf dem Schulhof – bedienten. Im Alter von elf Jahren wechselte der Sprecher von der Elementary School auf die Junior High School, die er im Alter von 15 Jahren mit dem 10. Grad abschloss. Es ist ihm nicht erinnerlich, als Sprecher des Niederdeutschen jemals einer Diskriminierung ausgesetzt gewesen zu sein. Zumindest in St. Libory hatte das Niederdeutsche bis zum Zeitpunkt des Interviews nicht den Ruf einer in irgendeiner Weise minderwertigen und unterentwickelten Sprache. Der Übergang von der einen Schulform in die andere wurde offensichtlich nicht als einschneidender kommunikativer Bruch empfunden, jedenfalls lässt der Sprecher darüber nichts verlauten. Innerhalb des katholischen Gottesdienstes war das Lateinische noch die Ritualsprache, gepredigt wurde auf Standarddeutsch, das der Sprecher kaum besser verstand als das Lateinische.[32] Unmittelbar nach der

---

32 Der Sprecher hat somit den Sprachwechsel in der Liturgie der katholischen Kirche miterlebt. Dieser Wechsel geht zurück auf einen Beschluss des 2. Vatikanischen Konzils: „Die Konstitution zur Liturgie setzte sich für eine aktivere Rolle der Gemeindemitglieder bei der Messe ein. Dies war ein erster Schritt hin zu den Veränderungen, die ab 1971 umgesetzt wurden: Latein, die alte Sprache des Gottesdienstes, wurde durch die jeweiligen Landessprachen ersetzt" (Schäfer, URL: https://www.heiligenlexikon. de/Glossar/2_Vatikanisches_Konzil.htm [zuletzt aufgerufen: 23.08.2015]). Dieser Sprachwechsel wird von dem Sprecher, dessen Sprecherbiographie hier nachgezeichnet wird, nicht weiter erwähnt und scheint daher nicht als besonders relevant empfunden

Schule hat der Sprecher – bedingt durch den Zweiten Weltkrieg, denn er war noch zu jung, um als Soldat eingezogen zu werden – eine längere Zeit als Handlanger in einem Kohlebergwerk und auf verschiedenen Farmen sowie schließlich nach Beendigung des Krieges hauptberuflich auf einer Geflügelfarm gearbeitet, wo das Englische als Arbeitssprache eindeutig dominierte und er lediglich mit einem einzigen Mitarbeiter Niederdeutsch sprach. Bereits mit 20 Jahren – im Jahre 1947 – hat er geheiratet. Seine Frau konnte kein Niederdeutsch und hatte bestenfalls eine geringe niederdeutsche und eine ebenfalls begrenzte standarddeutsche Verstehenskompetenz, so dass innerhalb der nunmehr gegründeten Familie Englisch zur alleinigen Familiensprache wurde. Aus der Ehe sind neun Kinder hervorgegangen[33], an keines dieser Kinder wurde das Niederdeutsche weitergegeben[34], so dass auch von den 15 Enkeln niemand Niederdeutsch spricht. Die innerhalb St. Liborys im Fernbereich, also im Kontakt mit der lokalen Verwaltung bzw. die in den lokalen Geschäften dominierende Sprache war schon in den 1940er und den 1950er Jahren sehr eindeutig das Englische, lediglich in Ausnahmefällen bediente man sich auch hier des Niederdeutschen. Krankheitsbedingt hat der Sprecher bereits 1973 aufgehört, in seinem erlernten Beruf als Viehhändler zu arbeiten. Die Kinder hatten zum Zeitpunkt des Interviews den elterlichen Haushalt schon viele Jahre verlassen. Zumindest zwei von ihnen sind ausgesprochene Bildungsaufsteiger. Ein Sohn lebte zur Zeit des Interviews als Professor in Chicago, ein anderer in Arkansas.[35] Seit seinem Ausscheiden aus dem Beruf hat der Sprecher vor allem familiäre und lokale Kontakte. Er war allerdings zusammen mit seinem nur drei Jahre jüngeren, ebenfalls Niederdeutsch sprechenden Neffen zu Besuch in der Herkunftsregion seiner Großeltern gewesen und hat sich dort im Gespräch mit Einheimischen auf Niederdeutsch ausgetauscht und so erfahren, dass – wie er sich ausdrückte – Plattdeutsch durchaus noch nützlich sein könne. Zum Zeitpunkt des Interviews

---

worden zu sein. Ein anderer von mir interviewter Sprecher aus St. Libory hat diesen Wechsel jedoch offensichtlich bedauert, obwohl auch er des Lateinischen nicht mächtig war.

33 Ein zehntes Kind war frühzeitig verstorben.

34 Auch dieser Sprecher erzählt, dass er sich des Niederdeutschen im Beisein seiner Kinder dann bediente, wenn diese nicht verstehen sollten, was er sagte – ein von vielen Sprechern des Niederdeutschen berichtetes Verhalten, das geradezu als Topos zu werten ist.

35 Der Sprecher berichtet allerdings nicht, an welchen Universitäten seine Söhne tätig waren. Dabei ist zu berücksichtigen, dass in den USA das Spektrum von Universitäten deutlich breiter ist als bei uns in Deutschland. Es reicht von Universitäten wie Yale, Berkeley oder Madison bis hin zu Universitäten, die kaum besser ausgestattet sind als hierzulande ein Gymnasium.

sprach er Niederdeutsch lediglich mit Leuten seiner eigenen Altersgruppe, also mit
Nachbarn und mit Verwandten annähernd ähnlichen Alters wie z. B. seinen Brüdern. Des Niederdeutschen bediente er sich zum Zeitpunkt des Interviews darüber
hinaus mit Freunden und Bekannten seiner Generation bei gelegentlichen Treffen
im örtlichen Restaurant, auch wenn dort überwiegend, wenn nicht fast ausschließlich, Englisch gesprochen und das Niederdeutsche meist auf seine Symbolfunktion
reduziert wurde, d. h. lediglich bei der Begrüßung sowie der Verabschiedung und
auch sonst hin und wieder in gängigen Kollokationen zur Anwendung kam. Wie
viele meiner anderen Gewährspersonen aus dem Mittleren Westen bedauerte er
den Rückgang des Niederdeutschen vor Ort und war überzeugt, dass es dort mit
seiner Generation ausstirbt. Er ist davon überzeugt, dass sowohl der Erste als auch
der Zweite Weltkrieg zum Niedergang des Niederdeutschen im Mittleren Westen
der USA erheblich beigetragen haben.[36]

Die hier nachgezeichnete Sprecherbiographie lässt den Zusammenhang
zwischen verschiedenen Lebensphasen und Veränderungen des persönlichen
kommunikativen Gesamtnetzwerks bzw. der Teilnahme des Sprechers an verschiedenen kommunikativen Teilnetzwerken deutlich erkennen. Bis zum Eintritt
in die Schule bestand das persönliche kommunikative Gesamtnetzwerk aus zwei
sprachlich ausschließlich oder doch fast ausschließlich vom Niederdeutschen
geprägten Teilnetzwerken: nämlich dem der Familie und dem der Peergroup.
Mit dem Eintritt in die Schule kam das schulische Teilnetzwerk und somit ein
Netzwerk mit einigen formellen Komponenten hinzu. Zugleich wurde mit dem
Schuleintritt der Sprachwechsel zum Englischen eingeleitet. Diese Entwicklung
setzte sich fort mit dem Beginn der beruflichen Arbeit und dem fast ausnahmslos
durch das Englische geprägten Berufsnetzwerk. Mit der Gründung der eigenen
Familie und dem damit verbundenen Entstehen des zugehörigen kommunikativen Netzes stabilisierte sich dieser Trend: Englisch wurde zur einzig gebräuch-
lichen Sprache innerhalb der eigenen Familie. Mit dem Ausscheiden aus dem
Berufsleben und dem Auszug der Kinder aus dem Haushalt verengte sich das
kommunikative Gesamtnetzwerk des Sprechers im Wesentlichen auf das familiäre und das lokale kommunikative Netzwerk, in welchem das Niederdeutsche
wieder eine, wenngleich recht marginale Rolle spielte. Eine Ausnahme von diesem

---

36 Häufig wird in diesem Zusammenhang insbesondere der Eintritt der USA in den
     1. Weltkrieg und die damals im Inneren verfolgte Sprachenpolitik genannt (vgl. dazu
     Dow 2008). Weitere Faktoren sind massive ökonomische und strukturelle Verände-
     rungen in der Landwirtschaft der USA in den 1920er bis hinein in die 1950er und
     1960er Jahre, ein damit einhergehender deutlicher Rückgang der in der Landwirtschaft
     gebundenen Arbeitskräfte und infolgedessen eine weitere Verstädterung.

Befund ergab sich aus einem kurzen Besuch in Deutschland, als das Niederdeutsche kurzfristig zur internationalen Verständigungssprache wurde.[37]

4 Zusammenfassung und Ausblick

Sprecherbiographien sind Teil einer Gesamtbiographie einzelner Sprecher. Neben genuin linguistischen Gesichtspunkten wie der sprachlichen Sozialisation oder dem Sprachgebrauch werden in solchen Biographien stets auch die sozialen Konstellationen und andere Randbedingungen erhoben, soweit diese für die Erfahrungen und den Umgang mit Sprache für die betreffenden Sprecher relevant sind. Da kein einzelner Sprecher für eine ganze Sprachgemeinschaft stehen kann, sind einzelne Sprecherbiographien für eine Sprachgemeinschaft nicht repräsentativ. Sie zeichnen sich jedoch durch einen großen Detailreichtum aus, der in repräsentativen Umfragen nicht zu erreichen ist. Genau hierin liegt ihr erkenntnistheoretischer Wert. Es geht aber dabei stets um eine einzelne Person in ihrer Rolle als Sprecher oder doch wenigstens Sprachbenutzer einer oder mehrerer Sprachen bzw. Varietäten. Im Interesse einer möglichst präzisen Terminologie sollte man daher den Term *Sprecherbiographie* dem zumeist gebrauchten Ausdruck *Sprachbiographie* vorziehen.

Dass die verschiedene Lebensphasen eines Menschen mit unterschiedlichen Ensembles kommunikativer Netzwerke, also verschieden gestalteten persönlichen kommunikativen Gesamtnetzwerken, hochgradig korrelieren, ist evident und auch aufgrund persönlicher Erfahrungen leicht nachzuvollziehen. Zumindest in modernen Gesellschaften wie der unseren nimmt heute in einer Standardbiographie die Zahl der kommunikativen Netzwerke, an welchen ein Sprecher aktiv teilnimmt, angefangen in der frühen Kindheit vom familiären Netzwerk als einzigem Netzwerk dieser Art, zur Mitte des Lebens ständig zu und verharrt auf diesem Niveau bis hin zum dritten Viertel des Lebens und nimmt dann kontinuierlich wieder ab. Dabei ist allerdings in einer hochkomplexen Gesellschaft wie der unseren mit deutlichen Abweichungen von der Standardbiographie zu rechnen. Dennoch ist dieses – im ganzen sicher ausbaufähige und im Detail sicherlich verbesserungsbedürftige – Konstrukt für die empirische sprecherbiographische Forschung insofern von Nutzen, als sie sich sowohl für die Konstruktion von

---

37 Darüber berichten auch zahlreiche andere von mir interviewte Gewährspersonen. Solche Treffen fanden und finden häufig im Rahmen der zahlreichen Ortspartnerschaften zwischen Orten in den USA und Orten in Deutschland statt, wobei letztere meist in den Herkunftsregionen der aus Deutschland ausgewanderten Vorfahren der US-Bürger mit deutschen Wurzeln liegen.

Erhebungsinstrumenten wie Fragebögen oder Gesprächsleitfäden, aber auch für die Darstellung und Interpretation von erhobenen Sprecherbiographien klarer als bisher an den geschilderten Zusammenhängen orientieren kann. Letzteres hoffe ich, anhand der Interpretation der oben nachgezeichneten Sprecherbiographie des Sprechers aus St. Libory, Illinois, gezeigt zu haben.

Literatur

Adamzik, Kirsten/Roos, Eva (Hrsg): Biografie linguistiche – Biographies langagieres – Biografías linguisticas – Sprachbiografien. Neuchâtel 2002 = Bulletin suisse de linguistique appliquée 76 (2002).

Bieberstedt, Andreas: „In meinem Elternhaus wurde nur Plattdeutsch gesprochen." Sprachbiographische Konzeptionen Hamburger Dialektsprecher zum frühen Spracherwerb. In: Langhanke, Robert (Hrsg.): Sprache, Literatur, Raum. Festgabe für Willy Diercks. Bielefeld 2015, S. 205–237.

Cherubim, Dieter: Alterssprache: Zur Konzeptualisierung von Alter durch Sprache. In: Sachweh, Svenja/Gessinger, Joachim(Hrsg.): Sprechalter = OBST. Osnabrücker Beiträge zur Sprachtheorie 62 (2001), S. 99–126.

Christian, David: An Introduction to Big History. Berkeley 2011.

Dow, James R.: Language Policy and German in America. Unwritten Law versus Statute Law in Iowa. In: Raab, Josef/Wirrer, Jan (Hrsg.): Die deutsche Präsenz in den USA. The German Presence in the U.S.A. Berlin 2008, S. 701–721.

Frank-Job, Barbara: Vulgaris lingua – volgare illustre – italiano. Kategorisierungen der Muttersprache in Italien. In: Grimm, Reinhold R./Koch, Peter/Stehl, Thomas/Wehle, Winfried (Hrsg.): Italianità. Ein literarisches, sprachliches und kulturelles Identitätsmuster. Tübingen 2003, S. 15–37.

Gimson, Alfred C.: An Introduction to the Pronunciation of English. London 1965.

Glawe, Meike: Individuelle Wahrnehmung der sprachlichen Wirklichkeit in Rödinghausen. Exemplarische Darstellung einer Sprecherbiographie. In: Hettler, Yvonne/Jürgens, Carolin/Langhanke, Robert/Purschke, Christoph (Hrsg.): Variation, Wandel, Wissen. Studien zum Hochdeutschen und Niederdeutschen. Frankfurt a. M. 2013, S. 221–237.

Glück, Helmut/Rödel, Michael (Hrsg.): Metzler Lexikon Sprache. 5. Aufl. Stuttgart 2016.

Jacob, Alexandra: American Pommersch – Pommern im linguistischen Erbe Wisconsins. In: Raab, Josef/Wirrer, Jan (Hrsg.): Die deutsche Präsenz in den USA. The German Presence in the U.S.A. Berlin 2008, S. 627–641.

Keller, Rudi: Sprachwandel. Von der unsichtbaren Hand in der Sprache. Tübingen 1990.

Labov, William: The Study of Language in Its Social Context. In: Studium Generale 23 (1970), S. 30–87.

Labov, William: Language in the Inner City. Studies in the Black English Vernacular. Philadephia 1972.

Lameli, Alfred: Standard und Substandard. Regionalismen im diachronen Längsschnitt. Stuttgart 2004.

Louden, Mark L.: Syntactic Change in Multilingual Speech Islands. In: Berend, Nina/Mattheier, Klaus J. (Hrsg.): Sprachinselforschung. Eine Gedenkschrift für Hugo Jedig. Frankfurt a. M. [u. a.] 1994, S. 73–91.

Louden, Mark L.: Grundzüge der pennsylvaniadeutschen Satzstruktur. In: Eggers, Eckhard/Schmidt, Jürgen Erich/Stellmacher, Dieter (Hrsg.): Moderne Dialekte – Neue Dialektologie. Akten des 1. Kongresses der Internationalen Gesellschaft für Dialektologie des Deutschen (IGDD) am Forschungsinstitut für Deutsche Sprache „Deutscher Sprachatlas" der Universität Marburg vom 5.–8. März 2003. Stuttgart 2005, S. 253–265.

Louden, Mark L.: Synthesis in Pennsylvania German Language and Culture. In: Raab, Josef/Wirrer, Jan (Hrsg.): Die deutsche Präsenz in den USA. The German Presence in the U.S.A. Berlin 2008, S. 671–699.

Mattheier, Klaus J.: Pragmatik und Soziologie der Dialekte. Heidelberg 1980.

Myers-Scotton, Carol: Codeswitching as a mechanism of deep borrowing, language shift, and language death. In: Brenzinger, Matthias (Hrsg.): Language Death. Factual and Theoretical Explorations with Special Reference to East Africa. Berlin/New York 1992, S. 31–58.

Prokop, Manfred: The Dynamics of Language Maintenance and Assimilation: The German Language in Alberta. In: Salmons, Joseph C. (Hrsg.): The German Language in America, 1683–1991. Madison (WI) 1993, S. 62–76.

Roesch, Karen A.: Language Maintenance and Language Death. The decline of Texas Alsatian. Amsterdam/Philadelphia 2012.

Sachweh, Svenja: Sprechalter. Editorial. In: Sachweh, Svenja/Gessinger, Joachim (Hrsg.): Sprechalter = OBST. Osnabrücker Beiträge zur Sprachtheorie 62 (2001), S. 5–10.

Sasse, Hans-Jürgen: Theory of Language Death. In: Brenzinger, Matthias (Hrsg.): Language Death. Factual and Theoretical Explorations with Special Reference to East Africa. Berlin/New York 1992, S. 7–30 [= 1992a].

Sasse, Hans-Jürgen: Language decay and contact-induced change: Similarities and differences. In: Brenzinger, Matthias (Hrsg.): Language Death. Factual and Theoretical Explorations with Special Reference to East Africa. Berlin/New York 1992, S. 59–80 [= 1992b].

Schäfer, Joachim: 2. Vatikanisches Konzil. In: Ders.: Ökumenisches Heiligenlexikon. URL: https://www.heiligenlexikon.de/Glossar/2__Vatikanisches_Konzil. htm [zuletzt aufgerufen: 23.08.2015].

Stockman, Robert Lee: Platt Düütsch. Low German. A Brief History of the People and Language. Alto, Mich. 1998.

Tophinke, Doris: Lebensgeschichte und Sprache. Zum Konzept der Sprachbiografie aus linguistischer Sicht. In: Bulletin suisse de linguistique appliquée 76 (2002), S. 1–14.

Wirrer, Jan: New Melle, MO 63365, Sprecherin 21, Sprecher 34. In: Wagener, Peter (Hrsg.): Sprachformen. Deutsch und Niederdeutsch in europäischen Bezügen. Festschrift für Dieter Stellmacher. Stuttgart 1999, S. 169–181.

Wirrer, Jan: Well, mien Großpapp, de kööm von Cloppenburg. St. Libory, ILL – Cloppenburg, Ostercappeln, Ostlangenberg, Kingdom of Hanover, Principality of Oldenburg. In: Peters, Robert/Pütz, Horst P./Weber, Ulrich (Hrsg.): Vulpis Adolatio. Festschrift für Hubertus Menke zum 60. Geburtstag. Heidelberg 2001, S. 929–944.

Wirrer, Jan: Niederdeutsche Sprachinseln im Mittleren Westen der USA. Sprachkontakt, sprachliche Stabilität, Sprachverfall. In: Eggers, Eckhard/Schmidt, Jürgen Erich/Stellmacher, Dieter (Hrsg.): Moderne Dialekte – Neue Dialektologie. Akten des 1. Kongresses der Internationalen Gesellschaft für Dialektologie des Deutschen (IGDD) am Forschungsinstitut für Deutsche Sprache „Deutscher Sprachatlas" der Universität Marburg vom 5.–8. März 2003. Stuttgart 2005, S. 455–491.

Wirrer, Jan: Endangered Languages in Europe. An Ecological Approach. In: Fill, Alwin/Penz, Hermine (Hrsg.): Sustaining Language. Essays in Applied Ecolinguistics. Wien [u. a.] 2007, S. 7–28.

Wirrer, Jan: „Denn bünt wi na St. Libory henmovet" – Sprachkontakt, sprachliche Stabilität, Sprachverfall. Niederdeutsche Sprachinseln im Mittleren Westen der USA. In: Raab, Josef/Wirrer, Jan (Hrsg.): Die deutsche Präsenz in den USA. The German Presence in the U.S.A. Berlin 2008, S. 643–670.

Wirrer, Jan: „Wi güng'n nich to Kark". Walcott, IA 52773, Davenport, IA 52801, Bredenbek, D-24796. In: Langhanke, Robert (Hrsg.): Sprache, Literatur, Raum. Festgabe für Willy Diercks. Bielefeld 2015, S. 411–431.

Wittgenstein, Ludwig: Philosophische Untersuchungen. Kritisch-genetische Edition. Hrsg. von Joachim Schulte. Frankfurt a. M. 2001.

Alastair Walker (Kiel)

Sprachliche Sozialisierungsprozesse in Nordfriesland

Abstract: Multilingualism is an important feature of North Frisia. However, little is known as to how the multilingualism actually functions. Thus a project is being developed investigating the linguistic socialisation of three generations in the area, based on the hypothesis that it will differ from generation to generation and place to place. A model describes the socialization process, postulating four phases of life in which different networks and social situations determine the languages acquired. Six case studies illustrate factors influencing language acquisition.

1 Einführung

Der Kreis Nordfriesland liegt an der Westküste Schleswig-Holsteins. Er erstreckt sich von der deutsch-dänischen Staatsgrenze im Norden bis Eiderstedt im Süden und schließt die Inseln Sylt, Föhr und Amrum sowie die Halligen ein.[1] Ein besonderes Merkmal Nordfrieslands ist die Mehrsprachigkeit, weil hier fünf Sprachen bzw. Sprachvarietäten gesprochen werden, nämlich die Amtssprache Hochdeutsch, die Regionalsprache Niederdeutsch, die Minderheitensprachen Friesisch und Reichsdänisch sowie die dänische Mundart Südjütisch.[2] Ferner besteht die nordfriesische Sprache heute aus neun Hauptmundarten, die sich z. T. stark unterscheiden.[3] Auch das (Amerikanisch-)Englische spielt auf den nordfriesischen Inseln, insbesondere auf Föhr und Amrum, aufgrund der langen Tradition der Aus- und Rückwanderung nach und von Amerika eine gewisse Rolle.[4]

Die Mehrsprachigkeit Nordfrieslands hat seit langem das Interesse von Wissenschaftlern und Laien geweckt, so dass bereits eine Fülle von Untersuchungen

---

1   Die nordfriesische Insel Helgoland, die zum friesischen Sprachgebiet gehört, liegt im Kreis Pinneberg.
2   Die Unterscheidung zwischen der Regionalsprache Niederdeutsch und den Minderheitensprachen Dänisch und Friesisch ist eine Folge der 1998 von der Bundesrepublik Deutschland ratifizierten Europäischen Charta der Regional- oder Minderheitensprachen des Europarates.
3   Für eine Einführung in die nordfriesische Mehrsprachigkeit siehe Walker 2001, für eine Einführung in die nordfriesische Dialektologie siehe Walker/Wilts 2001.
4   Vgl. Pauseback 1995.

vorliegt. Diese Untersuchungen haben sich zunächst meist mit der Frage der Sprachkenntnisse bei den Einheimischen beschäftigt, später kamen Fragen zu sozialen Korrelationen von Sprachkenntnissen, zu Spracheinstellungen und ansatzweise zum Sprachgebrauch hinzu.[5] Wie aber die Mehrsprachigkeit an sich funktioniert, ist bislang kaum thematisiert worden. Ein erster Durchbruch gelang mit dem Aufsatz *Historisch-soziolinguistische Aspekte der nordfriesischen Mehrsprachigkeit* von Nils Århammar aus dem Jahre 1975, da hier erstmals die Mehrsprachigkeitskonstellationen in Nordfriesland analysiert und dargestellt wurden. Nach Århammar reicht das Spektrum der Mehrsprachigkeitskonstellationen von der Einsprachigkeit bis zur Viersprachigkeit, allerdings in unterschiedlichen Zusammensetzungen. Das Englische erwähnt er nur am Rande, das Reichsdänische betrachtet er als nicht autochthon in Nordfriesland. Während diese Einschätzung hier sicherlich richtig ist, müsste diese Frage allgemein für den Landesteil Schleswig, also für das Gebiet südlich der heutigen deutsch-dänischen Staatsgrenze noch eingehender untersucht werden.[6]

Um die Frage genauer zu analysieren, wie die Mehrsprachigkeit in Nordfriesland funktioniert, wird derzeit ein Projekt entwickelt, das den Spracherwerb bei den Friesen untersucht. Dabei steht die Frage, wie die Friesen ihre verschiedenen Sprachen erwerben, im Vordergrund. Eine entsprechende, allerdings umfangreichere Analyse der Mehrsprachigkeit in Nordfriesland wäre eine Voraussetzung für die geplante und politisch gewollte Förderung der Regional- und Minderheitensprachen in Schleswig-Holstein unter der Überschrift *Handlungsplan Sprachenpolitik*[7], weil eine erfolgversprechende Planung erst auf Grund einer soliden empirischen Basis erfolgen kann.

2 Das Projekt

Die Analyse des Spracherwerbs in Nordfriesland berücksichtigt zunächst diatopische und diaphasische Aspekte. Als Arbeitsthese wird davon ausgegangen, dass der Spracherwerb in den einzelnen Teilen Nordfrieslands, etwa auf den Inseln

---

5   Für eine Zusammenfassung und Analyse einiger Untersuchungen siehe Walker 2016.

6   Hier macht sich eine terminologische Differenzierung bemerkbar: Im deutschen Sprachgebrauch wird der Teil Schleswig-Holsteins zwischen der deutsch-dänischen Staatsgrenze und der Eider als der „Landesteil Schleswig" bezeichnet. Die dänische Minderheit nennt dieses Gebiet „Südschleswig".

7   Vgl. den im Juni 2015 veröffentlichten „Handlungsplan Sprachenpolitik der Schleswig-Holsteinischen Landesregierung im Kontext von Regional- oder Minderheitensprachen für die 18. Legislaturperiode".

und dem Festland, aber auch von Dorf zu Dorf, unterschiedlich verlaufen ist und verläuft. Beispielsweise zeigt sich, dass auf dem Festland die heutige Großelterngeneration oft ohne Hochdeutschkenntnisse eingeschult wurde, während dieselbe Generation auf den Inseln aufgrund des am Ende des 19. Jahrhunderts einsetzenden Tourismus oft vor der Einschulung bereits gewisse Hochdeutschkenntnisse erworben hatte.[8]

In diaphasischer Hinsicht gilt die Arbeitsthese, dass der Spracherwerb in den einzelnen Generationen ebenfalls unterschiedlich verlaufen ist bzw. verläuft. In der Untersuchung werden die Großeltern-, Eltern- und Kindergenerationen berücksichtigt. Aufgrund der Datenlage wäre es vielleicht auch möglich, zwischen der Urgroßeltern- und der Großelterngeneration weiter zu differenzieren.[9] Es lässt sich z. B. feststellen, dass auf dem Festland die Großelterngeneration meist nur friesische und/oder niederdeutsche Sprachkenntnisse hatte, als sie eingeschult wurde, und erst auf der Schule das Hochdeutsche erworben hat, während die heutige Kindergeneration größtenteils nur mit Hochdeutschkenntnissen in die Schule eintritt, wo sie im günstigen Falle noch Friesisch- oder Niederdeutschkenntnisse erwerben kann.

3 Sprachliche Sozialisierung

3.1 Versuch einer Definition

Dem vorliegenden Projekt liegt folgender Versuch einer Definition des Begriffs „sprachliche Sozialisierung" zugrunde:

Sprachliche Sozialisierung ist der chronologische Erwerb von sprachlichen Varietäten in altersspezifischen sozialen Kontexten.

Die hier angesprochenen Aspekte sind also: a) der chronologische Erwerb, d. h. in welcher Reihenfolge erwirbt ein Mensch die einzelnen Sprachvarietäten? Selbstverständlich kann mehr als eine Varietät gleichzeitig erworben werden, z. B. im Rahmen einer Familie, in der die Elternteile unterschiedliche Muttersprachen haben, die sie mit den Kindern sprechen. Dass eine Varietät erworben wird, sagt allerdings noch nichts über den Grad der Beherrschung dieser Varietät aus. b) Der

---

8   Über die Anfänge des Tourismus auf den nordfriesischen Inseln vgl. Steensen 1995, hier S. 279–283.

9   Da ich mir etwa seit den 1970er Jahren Notizen über die Sprechgewohnheiten in Nordfriesland mache, lassen sich einige allgemeine Anmerkungen über die Urgroßelterngeneration machen, eine systematische Analyse beginnt aber weitgehend erst mit der Großelterngeneration.

Ausdruck „sprachliche Varietät" und nicht „Sprache" wird verwendet, weil ein Mensch verschiedene Varietäten etwa auf einem Kontinuum zwischen den Polen „Basisdialekt" und „Standardsprache" erwerben kann.[10] In Nordfriesland gibt es z. B. unterschiedliche Varietäten des Dänischen, etwa den dänischen Dialekt Südjütisch (Sønderjysk), die dänische Standardsprache Rigsdansk und die manchmal postulierte Varietät des südschleswigschen Dänisch, m. a. W. die Varietät des Standarddänischen, die sich in Südschleswig herausgebildet hat.[11] Außerdem lässt sich beobachten, dass manche Friesen zwei friesische Mundarten sprechen. Ich habe allerdings noch keinen Friesen getroffen, der von Haus aus drei friesische Mundarten beherrscht. c) Mit dem Gedanken der altersspezifischen Kontexte wird der Lebenslauf des Individuums zunächst grob in vier verschiedene Phasen eingeteilt, die unterschiedliche Rollen beim Erwerb von Varietäten spielen können. Diese Phasen sind: i) vor der institutionellen Bildung, ii) in der institutionellen Bildung, iii) in der Ausbildung und iv) im Beruf.[12]

3.2 Die vier Sozialisierungsphasen

Abb. 1: Die vier Sozialisierungsphasen

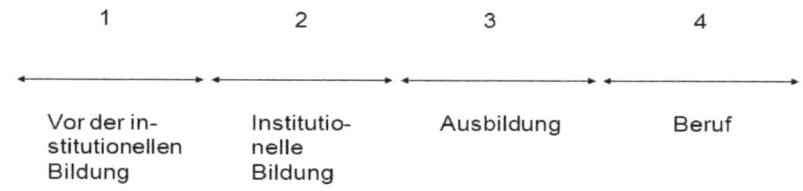

1	2	3	4
Vor der institutionellen Bildung	Institutionelle Bildung	Ausbildung	Beruf

---

10 Für unterschiedliche terminologische Ansätze für das Kontinuum „Basisdialekt – Standardsprache" vgl. Niebaum/Macha 2014, S. 5–11.

11 Vgl. Pedersen 2000, S. 225–245. Für die Frage nieder- und hochdeutscher Varietäten in Norddeutschland einschließlich Schleswig-Holstein vgl. Schröder/Elmentaler 2009 und Elmentaler/Rosenberg 2015.

12 Eine genauere Darstellung des durchschnittlichen Lebenslaufes eines Friesen in den einzelnen Generationen steht noch aus. Die Auskünfte zum Spracherwerb in den einzelnen Lebensphasen spiegeln die sich wandelnden Biographien aber wider. Nur für das aktuelle Bildungssystem in Schleswig-Holstein mit besonderer Berücksichtigung des Friesischen liegt eine Beschreibung vor, vgl. Walker 2015. Im Folgenden versuche ich, einige grobe Züge herauszuarbeiten.

Mit der Phase vor der institutionellen Bildung ist die primäre Phase der Sozialisierung in der Familie oder dem Haushalt gemeint.[13] Diese Phase dauerte in der Großelterngeneration in der Regel bis zum sechsten Lebensjahr, als die Kinder eingeschult wurden. Heute gibt es die Möglichkeit, Kinder bereits mit einem Jahr in einer Kindertagesstätte o. ä. betreuen zu lassen. Es wird angenommen, dass der Sozialisierungsprozess in der Familie bzw. im Haushalt anders verläuft – oft alleine im Hinblick auf die Zahl der potentiellen Gesprächspartner – als in einer Bildungseinrichtung, ob Kindertagesstätte, Kindergarten oder Schule. In einer Bildungseinrichtung dürfte das Kind Mitglied eines erweiterten sozialen Netzwerkes sein. Auch der Begriff der Familie bzw. des Haushaltes hat sich gewandelt und befindet sich noch im Wandel. Während in der Großelterngeneration oft mehrere Generationen mit Bediensteten – Knecht und Magd – unter einem Dach wohnten,[14] geht man heute eher von der Kernfamilie – Mutter, Vater und Kind(er) – aus, obwohl dieses Modell in der heutigen sehr komplexen Gesellschaft nur eines von vielen Familienmodellen sein dürfte.

Die Phase der institutionellen Bildung schließt die Zeit vom Eintritt in die erste Bildungseinrichtung, ob Kindertagesstätte oder Schule, bis zur Schulentlassung ein. Wie bereits erwähnt, erfolgte der Eintritt in die institutionelle Bildung bei der Großelterngeneration erst bei der Einschulung mit sechs Jahren. Bei der Elterngeneration begann diese Phase z. T. bereits im Kindergarten; heute gibt es auch Krippen, Kindertagesstätten usw. Dass dieser Wandel ab einem bestimmten Zeitpunkt beschleunigt ablief, zeigt sich auch daran, dass er intragenerationell auftritt. Das Beispiel von drei Brüdern in der Gemeinde Risum-Lindholm, die der Elterngeneration angehören, kann den Wandel im sprachlichen Sozialisierungsprozess innerhalb weniger Jahre verdeutlichen. Alle drei Brüder stammen aus einer friesischsprachigen Familie. Beide Elternteile sind in der Gemeinde aufgewachsen und sprechen miteinander und mit den Kindern Friesisch. Der älteste Bruder, Jahrgang 1961, kam mit 6 Jahren ohne Kenntnisse des Deutschen in die Schule. Der zweite Bruder, Jahrgang 1964, kam mit geringen Kenntnissen des Deutschen in die Schule, da die Familie sich inzwischen ein hochdeutschsprachiges „Kindermädchen", nämlich ein Fernsehgerät angeschafft hatte, mit dessen

---

13 Forschungen zu den Sprachverhältnissen in Nordfriesland haben oft den Haushalt und nicht die Familie als Bezugsgröße zugrunde gelegt, z. B. Brandt 1913; Jensen 1925; Johannsen 1929; Århammar 1995.

14 Als ich 1970 meine Forschungstätigkeit in Nordfriesland begann, hatte ich das große Glück, eine ausgezeichnete Gewährsfrau in Dagebüll, Marie (Miede) Thomsen (1911–2001) zu gewinnen. Sie wohnte auf einem Bauernhof zusammen mit Mutter, Schwester, Schwager und Nichte. Im Hause wurden Friesisch und Niederdeutsch gesprochen.

Hilfe der zweite Sohn etwas Deutsch lernte. Der dritte Sohn, Jahrgang 1965, kam mit guten Kenntnissen des Hochdeutschen in die Schule, weil er erstens ebenfalls in den Genuss des hochdeutschen „Kindermädchens" gekommen war und zweitens weil inzwischen ein Kindergarten in der Gemeinde eingerichtet worden war. Dieses Beispiel zeigt außerdem die inzwischen stark gewachsene Bedeutung der Medien für den Spracherwerb.

Die Phase der institutionellen Bildung endete in der Regel bei der Großelterngeneration mit 15 bzw. 16 Jahren, während bei späteren Generationen der Schulbesuch bis etwa ins 20. Lebensjahr andauern kann. In der Regel mussten und müssen alle Schüler und Schülerinnen in der Schule Hochdeutsch sprechen;[15] es gibt nur eine Schule in Nordfriesland, die als Schule für friesische Muttersprachler gelten kann, und zwar die dänisch-friesische Schule „Risum Skole/Risem Schölj" in Risum, Gemeinde Risum-Lindholm.[16] In der Schule kommen die Kinder zum ersten Mal in Kontakt mit Fremdsprachen im Sinne eines gesteuerten Spracherwerbs. Die Großelterngeneration hatte allerdings in der Regel keinen Unterricht in Fremdsprachen.

Die Phase der Ausbildung erfolgte in der Großelterngeneration meist unmittelbar nach der Schule, d. h. mit 15 bzw. 16 Jahren. Oft ging man „in Stellung", d. h. man ging auf einen fremden Bauernhof, wo man als Magd oder Knecht tätig war. Andere traten eine Lehre in einer Schneiderei, Tischlerei o. ä. an. Nur selten ging man auf eine Anstalt der höheren Bildung. Heute kann der Schulbesuch länger dauern. Wenn man die Schule früher verlässt, etwa nach dem Ersten allgemeinbildenden Schulabschluss oder dem Mittleren Schulabschluss, schließt sich meist eine Lehre mit begleitendem Berufsschulbesuch o. ä. an. Bei vielen folgt heute auf den Schulbesuch ein Studium, das sich bis vor kurzem in die Länge ziehen konnte und die Ausbildungszeit im Vergleich zu einer betrieblichen Ausbildung verlängert. Durch die Einführung der B.A.- und M.A.-Studiengänge soll das Studium in Zukunft allerdings zügiger absolviert werden.

Bei der Großelterngeneration hat man meist früh angefangen, mit einem Beruf eine Existenz aufzubauen, z. B. auf dem eigenen Bauernhof. In späteren

---

15 Nach Erzählungen friesischer Gewährsleute scheinen die Lehrer und Lehrerinnen in Nordfriesland sehr unterschiedliche Einstellungen zum Friesischen gehabt zu haben und heute noch zu haben. Während einige Lehrer durchaus bereit waren, mit den Kindern Friesisch zu sprechen oder zumindest Kindern mit friesischer Muttersprache in der Schule zu helfen, gab es andere, die wesentlich strenger gegen das Friesische opponierten. Hier liegt ein Forschungsdefizit vor. Für einen literarisch anregenden Einstieg in die Thematik vgl. Nickelsen 2002.

16 Vgl. Steensen 1996; Walker 2011.

Generationen ist die Existenzgründung aufgrund der längeren Ausbildungszeiten oft später erfolgt. In der Großelterngeneration konnte die Existenzgründung auch in Nordfriesland erfolgen, Ausnahmen bildeten die Amerika-Auswanderer von den Inseln, während heute insbesondere gut ausgebildete Personen auf der Suche nach einer geeigneten Arbeitsstelle oft den Kreis Nordfriesland verlassen.[17]

Zu erwägen wäre, ob man nicht inzwischen auch eine fünfte Phase, nämlich die des Ruhestandes einführen sollte, weil sich hier Möglichkeiten aufgrund des gestiegenen Wohlstandes und der höheren Lebenserwartung für bislang kaum bekannte Tätigkeiten wie Reisen und Freizeitbeschäftigungen eröffnen, wodurch neue Netzwerke und Sprachen erschlossen werden können.[18] Dieser Gedanke wird aber hier nicht weiter verfolgt.

3.3 Die vier Sozialisierungsphasen und ihre sozialen Netzwerke

Abb. 2: Die vier Sozialisierungsphasen und ihre Netzwerke

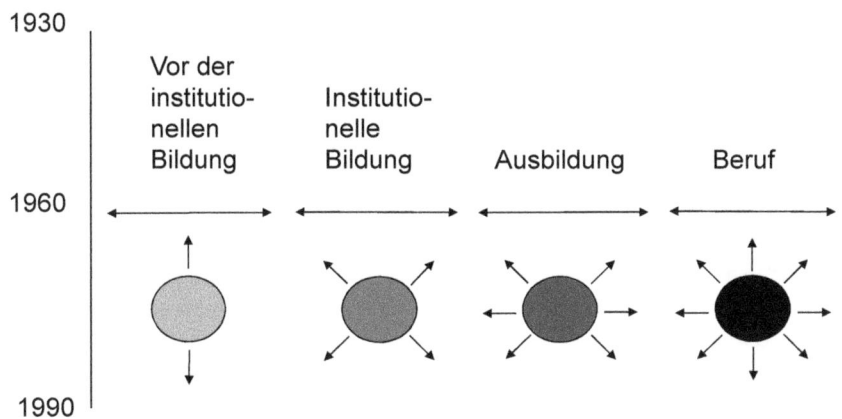

---

17 Dies lässt sich mit einer Familie mit vier Töchtern aus Risum-Lindholm exemplarisch belegen. Die älteste Tochter, promovierte Biologin, lebt in Bayern, die zweite Tochter, Gärtnerin, lebt noch in der Gemeinde, die dritte Tochter, Sozialpädagogin bzw. Krankenschwester, wohnt in Australien, die vierte Tochter, promovierte Ärztin, ist in Hamburg tätig.
18 Vgl. dazu auch den Beitrag von Wirrer in diesem Band, außerdem Jürgens 2015, S. 188–195, die einen kompensatorischen Dialektausbau bei (älteren) Freizeitsprechern feststellen kann.

Mit den vier Sozialisierungsphasen gehen unterschiedliche Netzwerke einher, die sich von Generation zu Generation – hier als Beispiel dargestellt mit den Jahrgängen 1930, 1960 und 1990 – verändern können. Die zugrunde liegende These lautet, dass mit jeder neuen Lebensphase neue Netzwerke erschlossen werden, welche die Möglichkeit bieten, Sprachen neu zu erwerben oder zu vertiefen.

In der Phase vor der institutionellen Bildung waren in der Großelterngeneration die Netzwerke weitgehend auf den engeren Kreis des Haushaltes, der erweiterten Familie und der Nachbarn beschränkt. Dies dürfte auch für die heutige jüngere Generation gelten, auch wenn diese Phase bereits früh in die Phase der institutionellen Bildung durch den Eintritt in eine Kindertagesstätte o. ä. übergeht, so dass die sozialen Netzwerke von Gleichaltrigen schneller erweitert werden.

In der Phase der institutionellen Bildung hat sich ein Wandel vollzogen. Während die Großelterngeneration oft eine Schule in der Nähe besuchen konnte, so dass die Netzwerke im Wesentlichen noch aus dem engeren Haushalt sowie den Nachbarkindern bestanden, sind im Laufe der Zeit Schulen zunehmend zentralisiert worden, so dass Kinder und Lehrer aus einem größeren Kreis zusammenkommen, was Folgen für den Spracherwerb nach sich zieht. Es wird z. B. berichtet,[19] dass der Bau der „Öömrang Skuul" im Jahre 1968 als Dörfergemeinschaftsschule in Nebel auf Amrum deutlich zum Rückgang des Friesischen auf der Insel beigetragen habe, da sich hier jetzt Schüler aus allen Dörfern trafen. Die weitgehend monolingualen Schüler aus Wittdün haben gegenüber ihren friesischsprachigen Mitschülern aus den anderen Dörfern das prestigeträchtigere Hochdeutsch durchgesetzt.[20]

Wenn wir auf Amrum bleiben, so sind die dortigen Schüler, wenn sie nach Beendigung der Schulzeit in der Gemeinschaftsschule eine höhere Schule besuchen wollen, darauf angewiesen, sich für ein Gymnasium in Wyk auf Föhr, Niebüll, Husum oder in Apenrade (Dänemark) zu entscheiden. Derzeit scheint das deutsche Gymnasium in Apenrade bei den Amrumer Schülern hoch im Kurs zu stehen.

Dieses Beispiel verdeutlicht einen weiteren Unterschied zwischen den Generationen. Während die Großelterngeneration keinen Kindergarten und meist nur eine Schule, die Volksschule, besuchte, besteht heute die Phase der institutionellen Bildung in der Regel aus drei Teilen, Kindergarten, Grundschule und

---

19 Dies berichtete der pensionierte und früher für das Friesische zuständige Schulrat Hark Martinen, der von Amrum stammt.

20 Es wäre interessant, das „Sterben" der kleinen Schulen in Nordfriesland zu dokumentieren, um den möglichen Zusammenhang mit dem Rückgang der Friesisch- und Niederdeutschkenntnisse zu untersuchen. Auch das Schulgesetz von 2007 hat sich negativ auf den Friesischunterricht ausgewirkt; vgl. Walker 2015, S. 10.

weiterführender Schule, die zu einer kontinuierlichen Erweiterung der sozialen Netzwerke führen. Insofern wäre es angebracht, bei einer Verfeinerung des Modells diese Phase weiter zu unterteilen.

In der Phase der institutionellen Bildung kommt man in der Regel das erste Mal mit Fremdsprachen in Kontakt, in erster Linie mit Englisch, Französisch, Latein und z. T. Dänisch,[21] die im gesteuerten Spracherwerb erworben werden. Der Fremdsprachenunterricht findet in den weiterführenden Schulen statt, aber seit dem Schuljahr 2006/07 wird Englisch auch in der Grundschule unterrichtet. In den Schulen der dänischen Minderheit erfolgt in der Regel außer im Fach Deutsch der gesamte Unterricht auf Dänisch, das für einen großen Teil der Schüler faktisch eine Fremdsprache ist, die aber mittels der Immersionsmethode bereits im Kindergarten erworben wird.[22]

Ein relativ neues Phänomen der jüngeren Vergangenheit ist die Tendenz junger Leute, bereits in der Schulzeit fremde Regionen, Kulturen und Sprachen kennenlernen zu wollen bzw. zu können, etwa durch einen Schüleraustausch.

In der Phase der Ausbildung können sich die Netzwerke nochmals erweitern, insbesondere wenn man etwa für eine Lehre oder den Besuch einer Hochschule in die Fremde geht. Hier verlässt man möglicherweise zum ersten Mal für längere Zeit den engeren Rahmen des Heimatortes, auch wenn, wie gerade erwähnt, junge Leute heute oft schon während der Schulzeit neue Regionen erkunden.

Bei der Großelterngeneration konnte die Ausübung des Berufs oft früh beginnen und war meist in der Umgebung des Geburtsortes möglich. Bei den Männern der Großelterngeneration, und insbesondere der Urgroßelterngeneration, spielt allerdings häufig der Zweite Weltkrieg eine Rolle, der sie dazu zwang, ihren Heimatort zu verlassen. Bei den jüngeren Generationen ist seit einiger Zeit eine größere Mobilität zu beobachten, die zur Erweiterung der Netzwerke führt. Ferner ist heute meist mit einem späteren Einstieg in den Beruf zu rechnen, insbesondere wenn man eine lange Zeit in der Lehre oder im Studium verbracht hat.

Fazit: Die Grundthese lautet, dass ein Mensch die vier abgebildeten Lebensphasen durchläuft, die sich aber von Generation zu Generation im Wandel befunden haben, und dass sich in den einzelnen Lebensphasen die Netzwerke erweitern, was möglicherweise zum Erwerb weiterer Sprachvarietäten oder zur Verfestigung

---

21 Der dänische Dialekt Südjütisch ist als autochthone Sprachvarietät im Landesteil Schleswig einschließlich Nordfriesland anerkannt, während das Reichsdänische, zumindest in Nordfriesland, als allochthon gilt. Daher zählt es hier zu den „Fremdsprachen".

22 Die meisten Schüler und Schülerinnen in der dänischen Minderheit haben Hochdeutsch als ihre L1. Vgl. Pedersen 2000, S. 57–62 und 106–111.

bzw. Vertiefung bereits (an)gelernter Varietäten führt. Diese These soll im Projekt mittels Befragung von Friesischsprechern überprüft werden.

4 Der Fragebogen

Um die Daten von meinen Gewährsleuten zu gewinnen, habe ich einen Fragebogen entworfen, der als Leitfaden für ein qualitatives Interview dient. Die einzelnen Fragen sind eher als Impulse für eine Diskussion gedacht, die sehr aufschlussreiche, manchmal aber auch tragische Details ans Tageslicht bringt. Die Interviews können unterschiedlich lange dauern – das längste Interview bislang dauerte ca. zehn Stunden – und sind bisher fast alle auf Friesisch durchgeführt worden.[23]

Mit Hilfe der Interviews möchte ich herausfinden, wie unterschiedlich die Sozialisierungsprozesse in den drei Generationen im Hinblick auf die Zahl, die Reihenfolge und das Alter des Erwerbs der einzelnen Sprachen verlaufen sowie wie die jeweils erworbene Kompetenz, weitgehend gemäß Selbsteinschätzung,[24] in den einzelnen Sprachen beschaffen ist. Es gilt ebenfalls zu eruieren, inwiefern der Erwerb der einzelnen Sprachen jeweils gesteuert oder ungesteuert erfolgte.

Die Grundstruktur des Fragebogens ist relativ einfach. Ausgehend von der inneren Familie gilt die Fragestruktur für alle Mitglieder (Eltern, Geschwister, Großeltern, Ehemann/-frau, Kinder). Die Fragestruktur sieht z. B. in Bezug auf den Bruder einer Gewährsperson wie folgt aus:

• Name, Geburtsdatum und -ort aller genannten Familienmitglieder
• Mit dem Bruder gesprochene Sprache(n)
• Was hat die Sprachenwahl bestimmt?
• Welche Sprachkenntnisse hat der Bruder und wie wurden sie erworben?
• Sprache(n), gesprochen mit dessen Ehefrau
• Was hat die Sprachenwahl bestimmt?
• Welche Sprachkenntnisse hat die Ehefrau und wie wurden sie erworben?
• Sprache(n), die Bruder und Ehefrau miteinander sprechen
• Was hat die Sprachenwahl bestimmt?
• Sprache(n), die die Gewährsperson mit den Kindern des Bruders spricht
• Was hat die Sprachenwahl bestimmt?
• Welche Sprachkenntnisse haben die Kinder und wie wurden sie erworben?

---

23 Ich hoffe, in möglichst vielen Teilen des friesischen Sprachgebietes Interviews mit Vertretern der einzelnen Generationen durchführen zu können.

24 Die mündliche Kompetenz in den einzelnen Sprachen lässt sich überprüfen, indem das Gespräch in diesen Sprachen weitergeführt wird. Die Erfahrung zeigt aber, dass dies der Gesprächsatmosphäre nicht immer dienlich ist.

- Sprache(n), die Bruder und Ehefrau mit den eigenen Kindern sprechen
- Was hat die Sprachenwahl bestimmt?
- Sprache(n), die die Kinder untereinander sprechen
- Was hat die Sprachenwahl bestimmt?

Als zusätzliche Fragen werden aufgenommen:

1. Wie groß war der Haushalt, in dem die Gewährsperson aufgewachsen ist? Wie haben sich die Wohnverhältnisse im Laufe der Zeit verändert?
2. Sprachkenntnisse: Welche Sprachen kann die Gewährsperson verstehen, sprechen, lesen, schreiben und jeweils mit welcher Kompetenz? Die Sprachen sind das örtliche Friesisch, andere Mundarten des Friesischen,[25] Niederdeutsch, Hochdeutsch, Südjütisch, Dänisch, Englisch und andere Sprachen.
3. Spracherwerb: Zunächst eine Auflistung darüber, wie, wann und wo die Gewährsperson die einzelnen Sprachen erworben hat. Anschließend wird genauer spezifiziert, welche Sprachen die Gewährsperson im Kindergarten, in der Schule, in der Ausbildung und schließlich im Beruf gelernt und gesprochen hat. Hier wird möglichst zwischen dem informellen und dem formellen Bereich unterschieden, z. B. welche Sprachen werden in der Schule im Unterricht und welche auf dem Pausenhof gesprochen?
4. Schließlich eine Erweiterung des Spektrums: Sprache(n), gesprochen mit Tieren,[26] Sprache(n), verwendet beim Zählen bzw. Rechnen, beim Beten, Fluchen und beim Schreiben des Einkaufszettels.

Obwohl der Fragebogen in erster Linie der Analyse des Spracherwerbs dient, lässt er sich leicht ausbauen, um der Frage nachzugehen, welche Sprache jedes Familienmitglied mit jedem anderen Familienmitglied spricht und welche Faktoren jeweils die Sprachenwahl bestimmt haben, wodurch zusätzliche Erkenntnisse über Sprachwechsel, Sprachloyalität und Spracheinstellungen gewonnen werden.[27]

5 Beispiele von Sprecherbiographien

Im Folgenden gebe ich sechs Beispiele von Lebensläufen aus der Großeltern-, Eltern- und Kindergeneration, die vorläufig als stellvertretend für die Inseln und für

---

25 Diese Frage dient auch der Untersuchung der subjektiv empfundenen Verständlichkeit der nordfriesischen Mundarten untereinander.
26 Für die Frage der Sprachen, die mit Tieren gesprochen werden, vgl. Jörgensen 1980, S. 154.
27 Vgl. Walker 1985.

das Festland gelten sollen. So unterschiedlich sie sind, zeigen sie viele Merkmale, die oft in nordfriesischen Lebensläufen zu beobachten sind.

5.1 Die Großelterngeneration

5.1.1 Ingeborg,[28] geb. 1941 in Süddorf, Amrum[29]

Ingeborg hat mit ihrer Mutter aus Leck (auf dem Festland) Hochdeutsch gesprochen, weil, so hat Ingeborgs Mutter ihr erzählt, die Hebamme bei der Geburt Hochdeutsch gesprochen hat. Die Mutter sprach Hoch- und Niederdeutsch, Friesisch[30] nur mit Kindern und Tieren. Mit ihrem Vater hat Ingeborg ebenfalls Hochdeutsch gesprochen, da er erst nach sieben Jahren aus der Kriegsgefangenschaft zurückgekommen war, als sich das Hochdeutsche bereits als Eltern-Kind-Sprache gefestigt hatte. Der Vater sprach Friesisch, Hoch- und Niederdeutsch. Die Sprache der Eltern untereinander war Niederdeutsch, das beide auch mit Ingeborgs Bruder (*1933) sprachen. Ingeborg spricht mit ihrem Bruder Hochdeutsch, der ebenfalls Kenntnisse des Friesischen und des Niederdeutschen hat, während ihr Mann und ihr Bruder miteinander Friesisch sprechen.

Ingeborgs Großmutter väterlicherseits aus Süddorf, die über Kenntnisse des Friesischen, Hoch- und Niederdeutschen verfügte, richtete sich nach dem Vorbild der Mutter und sprach mit Ingeborg Hochdeutsch, der ebenfalls dreisprachige Großvater aus Nebel hingegen Niederdeutsch, weil er diese Sprache auch mit Ingeborgs Mutter und Bruder sprach. Insofern machte er mit seiner Enkelin keine Ausnahme. Die Großeltern sprachen untereinander Friesisch.[31]

Friesisch hat Ingeborg zunächst von einem Spielkameraden (*1946) in Süddorf gelernt, der monolingual friesischsprachig aufwuchs, weshalb sie sich nach der Sprache des jüngeren Spielkameraden richten musste. In der Schule hat sie in den unteren Klassen Hochdeutsch gesprochen, in den oberen Klassen im informellen Bereich Friesisch, insbesondere als Geheimsprache gegenüber den Lehrern.

28　In der Regel werden die Namen geändert. Da bereits über das Leben des Ehepaars Tadsen als Amerika-Auswanderer verschiedentlich publiziert worden ist, z. B. Quedens 2010, S. 93–96, und Götz/Greve 2011, S. 98–109, gebe ich in diesem Falle den richtigen Namen wieder.

29　Diese interessante Sprecherbiographie wird ausführlich beschrieben, auch unter Einbeziehung anderer Familienmitglieder und deren Spracherwerb. Die folgenden Sprecherbiographien werden kürzer gefasst.

30　Gemeint ist die Amrumer Mundart „Öömrang".

31　Die Großeltern mütterlicherseits hat Ingeborg nicht gekannt.

Dänisch hat Ingeborg mit etwa elf Jahren gelernt, als ein friesischer Wanderlehrer aus Risum auf dem Festland regelmäßig Amrum besuchte, um in wechselnden Häusern den Kindern Dänischunterricht zu erteilen. Der Wanderlehrer hat ebenfalls Ferienaufenthalte in Dänemark vermittelt, ferner gab es dänisches Theater. Ansonsten hatte Ingeborg jedoch keinen dänischen Gesprächspartner auf der Insel.

Mit ihren Schwiegereltern sprach Ingeborg Friesisch, ebenfalls mit ihrem Ehemann Erk (*1939), der auf der Wanderschaft als Zimmermann in Dänemark Dänisch und in Hamburg Niederdeutsch gelernt hatte. Als Erk 1946 zur Schule kam, sprach er nur Friesisch. Hochdeutsch hat er zu einem großen Teil von den Flüchtlingen auf der Insel gelernt.

1962 sind Ingeborg und Erk nach Amerika ausgewandert, wo Erk zunächst als Zimmermann in Manhattan tätig war. Später haben sie ein Delikatessengeschäft in New Jersey gekauft, wo ihre beiden Töchter (*1964 und *1967) geboren wurden, mit denen sie Englisch sprachen. Als die Familie 1974 nach Amrum zurückkehrte, begannen Ingeborg und Erk, mit den Töchtern, die noch keine Kenntnisse im Deutschen hatten, Hochdeutsch zu sprechen. Heute spricht Erk mit seinen Töchtern Friesisch, Ingeborg teils Friesisch, teils Hochdeutsch.

Die älteste Tochter spricht Deutsch, Englisch und Friesisch, aber nur wenig Niederdeutsch. Mit ihrem aus Norddorf stammenden Mann, der Friesisch von seiner Großmutter und von seinen Spielkameraden gelernt hat, spricht sie Hochdeutsch. Die älteste Tochter und ihr Mann sprechen jedoch Friesisch mit ihren beiden Kindern im Alter von ca. 18 und 20 Jahren. Dies ist vielleicht darauf zurückzuführen, dass die Hebamme, eine energische Föhrerfriesin, bei der Geburt Föhrerfriesisch (Fering) sprach und diese Sprache dem Kind mit auf den Weg gab. Ingeborg und Erk sprechen ebenfalls mit den Enkelkindern Friesisch, das auch die Sprache der Enkelkinder untereinander ist. Diese sprechen auch Hochdeutsch und Englisch, aber nicht Niederdeutsch. Die Sprachverhältnisse bei der Familie der zweiten Tochter sind fast identisch mit denen der ersten Tochter, da die Ehepartner zusammen Hochdeutsch, aber mit den Kindern Friesisch sprechen, die auch Friesisch als Geschwistersprache haben.

Als Fazit lässt sich feststellen, dass Ingeborg Englisch, Friesisch und Niederdeutsch im ungesteuerten Spracherwerb, Hochdeutsch weitgehend im ungesteuerten, aber z. T. in der Schule durch gesteuerten Spracherwerb, und Dänisch meist im gesteuerten, aber während der Ferienaufenthalte in Dänemark auch im ungesteuerten Spracherwerb gelernt hat.

5.1.2 Hans, geb. 1942 auf Sylt, wohnhaft in Risum-Lindholm

Hans wurde auf Sylt geboren, sein Vater hatte Südjütisch als Muttersprache, seine Mutter die friesische Mundart von Risum. Da die Familiensprache auf Sylt Hochdeutsch war, erlebte Hans seine erste sprachliche Sozialisierung auf Hochdeutsch. Als Hans vier Jahre alt war, zog die Familie nach Risum, wo sie im Haus der friesischsprachigen Urgroßmutter mütterlicherseits von Hans wohnten, nebenan wohnten die friesischsprachigen Großeltern mütterlicherseits. In dieser friesischen Umgebung wechselte die Familie die Sprache und sprach fortan Friesisch. Die zweite sprachliche Sozialisierung fand also auf Friesisch statt. Von seinen Spielkameraden in der Nachbarschaft lernte Hans Niederdeutsch. In der Phase vor der institutionellen Bildung hatte Hans also bereits Kenntnisse in drei Sprachen erworben.

Im Alter von sechs Jahren ging Hans auf die 1946 gegründete dänische Schule in Risum, wo er Reichsdänisch, Hochdeutsch und Englisch lernte. Mit seinen Schulkameraden sprach er Friesisch und Niederdeutsch. So lässt sich hier der Unterschied zwischen dem gesteuerten und dem ungesteuerten Spracherwerb gut darstellen: Friesisch und Niederdeutsch erwirbt Hans ungesteuert, Dänisch und Englisch gesteuert, während der Erwerb des Hochdeutschen ursprünglich ungesteuert war, jetzt aber eher gesteuert.

Mit elf Jahren ging Hans in die weiterführende dänische Schule in Niebüll, m. a. W. auf eine Schule mit einem größeren Einzugsgebiet, was ein erweitertes soziales Netzwerk zur Folge hatte. Hier hatte er möglicherweise Mitschüler mit Reichsdänisch als L1 statt wie bei den anderen Schülern eher üblich als L3 oder L4. Um seine Dänischkenntnisse zu vertiefen, verbrachte er einen Winter in einer dänischen Schule in Dänemark und ging ebenfalls oft während der Ferien nach Dänemark.

Nach der Schulentlassung ging er zur Ausbildung zur Bundeswehr und diente später in einer NATO-Einheit mit Dänisch und Englisch neben Deutsch als Arbeitssprachen. Auf diese Weise konnte er seine in der Schule erworbenen Englischkenntnisse verbessern. Nach der Zeit beim Militär war er in Süderlugum beruflich tätig, wo er viele jütischsprachige Kunden hatte. Dank seiner Kenntnisse des Reichsdänischen fiel es ihm nicht schwer, auch das Südjütische zu lernen, obwohl er nach eigener Einschätzung die Sprache nicht optimal beherrscht.

5.2 Die Elterngeneration

5.2.1 Elke, geb. 1967 in Niedersachsen, wohnhaft in Nebel/Amrum

Elke ist auf einem Bauernhof in Niedersachsen aufgewachsen, wo Hochdeutsch gesprochen wurde. Niederdeutsch war zu der Zeit verpönt. In der Schule hat sie Englisch und Französisch gelernt, das Englische hat sie später durch einen Aufenthalt in Australien vertieft, das Französische hat sie größtenteils vergessen. Als sie 18 Jahre alt war, haben ihre Großeltern beschlossen, dass sie Niederdeutsch lernen sollte. Dies hat sie in der Lehre z. T. fortgesetzt. Später hat sie an einem dänischen Sprachkurs teilgenommen.

Ihren von Amrum stammenden Mann hat sie in Niedersachsen kennengelernt. Seine L1 ist Friesisch, Hochdeutsch hat er zunächst durch das Fernsehen und die Badegäste gelernt, Niederdeutsch und Englisch später durch die Schifffahrt. Sie war häufig auf Amrum zu Besuch, fühlte sich aber aufgrund fehlender Kenntnisse der friesischen Sprache ausgegrenzt. Als das Ehepaar 1997 nach Amrum zog, beschloss Elke, Friesisch zu lernen. Obwohl es ihr gelungen ist, mit allen Verwandten auf der Insel den Wechsel vom Hochdeutschen zum Friesischen zu vollziehen, ist die Ehesprache Hochdeutsch geblieben. Als die Kinder 1997 und 2000 geboren wurden, hat sie mit ihnen Friesisch gesprochen, da diese in der Sprache der friesischen Familie aufwachsen sollten. Beide Eltern sprechen mit den Kindern Friesisch, die Kenntnisse des Friesischen, Hochdeutschen und des Englischen, aber nicht des Niederdeutschen haben. Sie sprechen untereinander und mit vielen Freunden Friesisch.

Elke hat Friesisch, Hochdeutsch und Niederdeutsch im ungesteuerten, Englisch teils im gesteuerten und teils im ungesteuerten und Französisch sowie Dänisch im gesteuerten Spracherwerb gelernt.

5.2.2 Marie, geb. 1961 in Niebüll, wohnhaft in Risum-Lindholm

Marie wurde in Niebüll geboren. Ihr Vater hatte Hochdeutsch als L1, ihre Mutter Niederdeutsch. Die Eltern haben sich auf einem friesischen Bauernhof auf Friesisch kennengelernt, das sich dann als Ehe- und Familiensprache durchsetzte. Marie spricht also mit ihren Eltern und Geschwistern Friesisch. Hochdeutsch hat sie bereits früh von den Verwandten und Niederdeutsch von den Spielkameraden gelernt. Insofern ging sie mit der Kenntnis von drei Sprachen in die Schule in einer Zeit, als die Schule den Eltern dringend empfahl, nur Hochdeutsch mit den Kindern zu sprechen. In der Schule hat sie ihre Hochdeutschkenntnisse vertieft und Englisch gelernt. Friesischunterricht gab es nicht.

Die Ausbildung erfolgte auf Hochdeutsch. Im Beruf spricht sie täglich Friesisch, Niederdeutsch und Hochdeutsch. Mit ihrem Mann und den Kindern spricht sie Friesisch.

Friesisch und Niederdeutsch hat sie im ungesteuerten Spracherwerb, Hochdeutsch teils im ungesteuerten, teils im gesteuerten und Englisch im gesteuerten Erwerb gelernt.

5.3 Die Kindergeneration

5.3.1 Hannah, geb. 1985 in Wyk auf Föhr

Hannah wurde auf Föhr geboren. Ihr Vater hat Friesisch als seine L1, ihre Mutter Niederdeutsch. Die Ehesprache ist Friesisch. Da der Vater jedoch aufgrund seiner friesischen Muttersprache große Schwierigkeiten in der Schule hatte, hat er sich entschieden, mit seinen Kindern Hochdeutsch zu sprechen, um ihnen solche schulischen Schwierigkeiten zu ersparen.

In der Schule lernte Hannah Englisch, Friesischunterricht gab es nicht. Erst auf der Universität hat Hannah angefangen, im Rahmen eines Sprachkurses Friesisch zu lernen, und sie versucht jetzt, ihre Großmutter väterlicherseits dafür zu gewinnen, mit ihr Friesisch zu sprechen. Da Hannah ihr Studium noch nicht abgeschlossen hat, lässt es sich nicht sagen, welche Sprachen sie im Beruf benutzen wird.

5.3.2 Maike, geb. 1987 in Wyk/Föhr, wohnhaft in Nebel/Amrum bzw. in Hamburg

Maike ist auf Amrum aufgewachsen. Mit ihrer Mutter (*1962), die ebenfalls auf Amrum aufgewachsen ist und über Kenntnisse des Friesischen und des Hochdeutschen, aber nicht des Niederdeutschen verfügt, spricht sie in der Regel Hochdeutsch. Am gemeinsamen Arbeitsplatz (Restaurant) verwenden sie jedoch oft das Friesische als Geheim- oder Dienstsprache. Mit ihrem Vater, der mit 21 Jahren auf die Insel kam, wo er dann Friesisch lernte, sowie mit ihrem Bruder, der gerade Friesisch bei seiner Freundin lernt, spricht sie ebenfalls Hochdeutsch.

Sie besuchte die Gemeinschaftsschule auf Amrum bis zur neunten Klasse. Anschließend ging sie auf die deutsche Schule in Tingleff (Dänemark) und von dort aus auf das deutsche Gymnasium in Apenrade (Dänemark). In beiden Schulen wurde größtenteils auf Deutsch unterrichtet, sie konnte aber auch gewisse Dänischkenntnisse erwerben. Nach der Schule verbrachte sie ein Jahr als Au-pair-Mädchen in den USA, wo sie ihre Englischkenntnisse vertiefte. Zurzeit studiert sie in Hamburg, wo sie auch ihre Zukunft sieht.

Maike hat ihre begrenzten Kenntnisse des Friesischen und ihre guten Kenntnisse des Englischen im ungesteuerten Erwerb, Hochdeutsch und Dänisch in erster Linie im ungesteuerten, aber teilweise auch im gesteuerten Erwerb gelernt.

6 Zusammenfassung

Obwohl meine Datensammlung im Rahmen des geplanten Projektes noch weiter ausgebaut werden muss, lassen sich jetzt schon auf der Grundlage meiner langjährigen Beobachtungen einige Tendenzen feststellen:

a) In den drei Generationen haben sich verändert:
    i.   die Muster der sprachlichen Sozialisierung,
    ii. die Bildungs- und Ausbildungsprozesse, und
    iii. die Strukturen der Netzwerke.
b) Bei der sprachlichen Sozialisierung lässt sich heute stärker zwischen dem gesteuerten und dem ungesteuerten Spracherwerb unterscheiden.
c) Der ungesteuerte Spracherwerb hat sich heute stark zu einem monolingualen hochdeutschen Spracherwerb entwickelt. Dennoch lassen sich Tendenzen zu einer Revitalisierung des Friesischen beobachten.
d) Jugendliche, die über Friesischkenntnisse verfügen, haben nur noch selten Kenntnisse des Niederdeutschen.
e) Der Erwerb der autochthonen Regional- und Minderheitensprachen erfolgt heute zunehmend durch den gesteuerten institutionellen Spracherwerb.
f) Der institutionelle Spracherwerb hat ebenfalls zum Erwerb des Reichsdänischen geführt.

Literatur

Århammar, Nils: Historisch-soziolinguistische Aspekte der nordfriesischen Mehrsprachigkeit. In: Zeitschrift für Dialektologie und Linguistik 42 (1975), S. 129–145 (auch in: Nordfriesisches Jahrbuch 12 (1976), S. 55–76).

Århammar, Nils: Die Sprachen der Insel Föhr: Föhrer Friesisch (Fering) und Plattdeutsch. Münsterdorf 1995 (ursprünglich in: Hansen, Margot/Hansen, Nico (Hrsg.): Föhr – Geschichte und Gestalt einer Insel. Münsterdorf 1971, S. 110–112, 121–136, 145–160, 169–172).

Brandt, Ernst: Die nordfriesische Sprache der Goesharden. Halle (Saale) 1913.

Elmentaler, Michael/Rosenberg, Peter: Regionalsprachlichkeit und Sprachvariation. In: Elmentaler, Michael/Hundt, Markus/Schmidt, Jürgen Erich (Hrsg.): Deutsche Dialekte. Konzepte, Probleme, Handlungsfelder. Stuttgart 2015, S. 435–451.

Götz, Heike/Greve, Christiane: Unsere Stadt war New York. Friesen in Amerika. Bremerhaven 2011.

Jensen, Peter: Die nordfriesische Sprache der Wiedingharde. Halle (Saale) 1925.

Johannsen, Albrecht: Die friesische Sprache in Nordfriesland nach dem Stande vom 1. Dezember 1927. In: Peters, Lorenz C. (Hrsg.): Nordfriesland. Heimatbuch für die Kreise Husum und Südtondern. Husum 1929, S. 694–697.

Jörgensen, V. Tams: Zu den Sprachverhältnissen in Waygaard. In: Nordfriesisches Jahrbuch. Neue Folge 16 (1980), S. 147–158.

Jürgens, Carolin: Niederdeutsch im Wandel. Sprachgebrauchswandel und Sprachwahrnehmung in Hamburg. Hildesheim/Zürich/New York 2015.

Ministerpräsident des Landes Schleswig-Holstein (Hrsg.): Handlungsplan Sprachenpolitik der Schleswig-Holsteinischen Landesregierung im Kontext von Regional- oder Minderheitensprachen für die 18. Legislaturperiode. Kiel 2015.

Nickelsen, Ellin: Was wäre, wenn wir die Wahl gehabt hätten? In: European Bureau for Lesser Used Languages. Komitee für die Bundesrepublik Deutschland (Hrsg.): Sprachenvielfalt und Demokratie in Deutschland. Brüssel 2002, S. 75–79.

Niebaum, Hermann/Macha, Jürgen: Einführung in die Dialektologie des Deutschen. Berlin/Boston 2014.

Pauseback, Paul-Heinz: Der Aufbruch in eine „Neue Welt". Die Auswanderung aus den schleswig-holsteinischen Kreisen Husum, Eiderstedt und Tondern in die Vereinigten Staaten in königlich-preußischer Zeit (1867–1914). Bredstedt 1995.

Pedersen, Karen Margrethe: Dansk Sprog i Sydslesvig. Det danske sprogs status inden for det danske mindretal i Sydslesvig. Aabenraa 2000.

Quedens, Georg: Amrum 2009. Jahres-Chronik einer Insel. Norddorf/Amrum 2010.

Schnack, Renate: Sprachenvielfalt in Schleswig-Holstein als politisches Programm. In: Nordfriesland 187 (2014), S. 28–30.

Schröder, Ingrid/Elmentaler, Michael: Sprachvariation in Norddeutschland (SiN). In: Niederdeutsches Jahrbuch 132 (2009), S. 41–68.

Steensen, Thomas: Nordfriesland im 19. und 20. Jahrhundert. In: Nordfriisk Instituut (Hrsg.): Geschichte Nordfrieslands. Heide 1995, S. 205–435.

Steensen, Thomas: Eine europäische Heimatschule. 50 iir frasch-dånsch schölj önj Risem. In: Nordfriesland 116 (1996), S. 14–19.

Walker, Alastair G. H.: Sprachvariation im nordfriesischen Gebiet. In: Kopenhagener Beiträge zur Germanistischen Linguistik 23 (1985), S. 33–53.

Walker, Alastair G. H.: Extent and Position of North Frisian. In: Munske, Horst Haider/Århammar, Nils/Faltings, Volkert F./Hoekstra, Jarich F./Vries, Oebele/Walker, Alastair G. H./Wilts, Ommo (Hrsg.): Handbuch des Friesischen/Handbook of Frisian Studies. Tübingen 2001, S. 263–284.

Walker, Alastair G. H.: A Trilingual School in North Frisia. In: Mercator European Research Centre on Multilingualism and Language Learning (Hrsg.): Trilingual Primary Education in Europe. Some developments with regard to the provisions of trilingual primary education in minority language communities of the European Union. Leeuwarden/Ljouwert 2011, S. 164–172.

Walker, Alastair G. H.: North Frisian. The North Frisian language in education in Germany. 3., völlig überarb. Auflage. Leeuwarden/Ljouwert 2015.

Walker, Alastair G. H.: Mündlichkeit im Mehrsprachenland Nordfriesland im Spiegel sprachstatistischer Erhebungen des 19. und 20. Jahrhunderts. In: Eggert, Elmar/Kilian, Jörg (Hrsg.): Historische Mündlichkeit. Studien zur Geschichte der gesprochenen Sprache. Frankfurt am Main 2016, S. 247–268.

Walker, Alastair G. H./Wilts, Ommo: Die nordfriesischen Mundarten. In: Munske, Horst Haider/Århammar, Nils/Faltings, Volkert F./Hoekstra, Jarich F./Vries, Oebele/Walker, Alastair G. H./Wilts, Ommo (Hrsg.): Handbuch des Friesischen/Handbook of Frisian Studies. Tübingen 2001, S. 284–304.

Beáta Wagner-Nagy (Hamburg)

„Nur wir sprechen Nganasanisch, mit unseren Kindern sprechen wir auch Russisch". Zur Entwicklung einer uralischen Minderheitensprache

Abstract: The present paper deals with the language use of the Nganasan people. The aim of this paper is to analyse narrative texts. In addition to the analysis of narrative texts the factors leading to the extinction of the language are investigated. At first the Nganasan people and their linguistic situation are described, taking into account historical developments. Secondly, individual topics of memory such as school, everyday life and childhood are analysed. Nganasan (formerly also known as Tawgi Samoyed) is spoken in Northern Siberia, on the Taymyr Peninsula. The language area of Nganasan is today restricted to a few villages in the Taymyr Dolgan-Nenets Municipal District. The Nganasan language is on the verge of extinction. The most proficient speakers belong to the oldest generation. The process of language loss is one of the fastest among the indigenous peoples of Siberia.

Die vorliegende Studie[1] beschäftigt sich mit dem Sprachgebrauch der Nganasanen. Es sollen narrative Texte unter der Fragestellung analysiert werden, welche Faktoren dazu geführt haben, dass die nganasanische Sprache vom Aussterben bedroht ist. Zunächst wird das Volk der Nganasanen vorgestellt und seine sprachliche Situation, eingebettet in die historische Entwicklung, dargestellt. Danach werden einzelne Erinnerungsmotive wie Erinnerungen an die Kindheit und an die Schule sowie Erinnerungen an das frühere Alltagsleben analysiert. Dieses sind die Motive, die man bei mehreren Sprechern finden kann. Die beschriebenen Erlebnisse bezüglich der Schule bzw. die Vergleiche zwischen dem früheren und dem jetzigen Leben lassen Rückschlüsse auf die wesentlichen Faktoren für die sprachliche Entwicklung ziehen. Wie wir sehen werden, gibt es einen eindeutigen Zusammenhang zwischen dem Verlust der Sprache und dem Einzug des modernen Lebens.

---

1   Das Forschungsvorhaben wurde durch die Deutsche Forschungsgemeinschaft gefördert (DFG WA3153/2-1).

1 Einführung

Das Volk der Nganasanen ist die eurasische Volksgruppe mit dem nördlichsten Siedlungsraum. Ihre Sprache, das Nganasanische, gehört zu den uralischen Sprachen. Damit sind sie sprachlich z. B. mit den Ungarn, Finnen und Esten verwandt, jedoch leben sie sehr weit von ihnen entfernt, nämlich auf der Taimyrhalbinsel im Norden Sibiriens. Heutzutage leben die Nganasanen allerdings nur noch in einigen wenigen Dörfern dieser Gegend: in Ust'-Avam, Volotschanka, Novaja sowie in Dudinka, der administrativen Hauptstadt des Taimyr Dolgan-Nenets-Verwaltungsgebiets (Taymyr Dolgan-Nenets Municipality District). Diese Gegend ist sehr dünn besiedelt, so betrug die Einwohnerzahl des Verwaltungsgebiets[2] im Jahr 2011 nur 34 000[3]. Die folgende Karte illustriert die geografische Lage der Taimyrhalbinsel.

Karte 1: Geografische Lage der Taimyrhalbinsel[4]

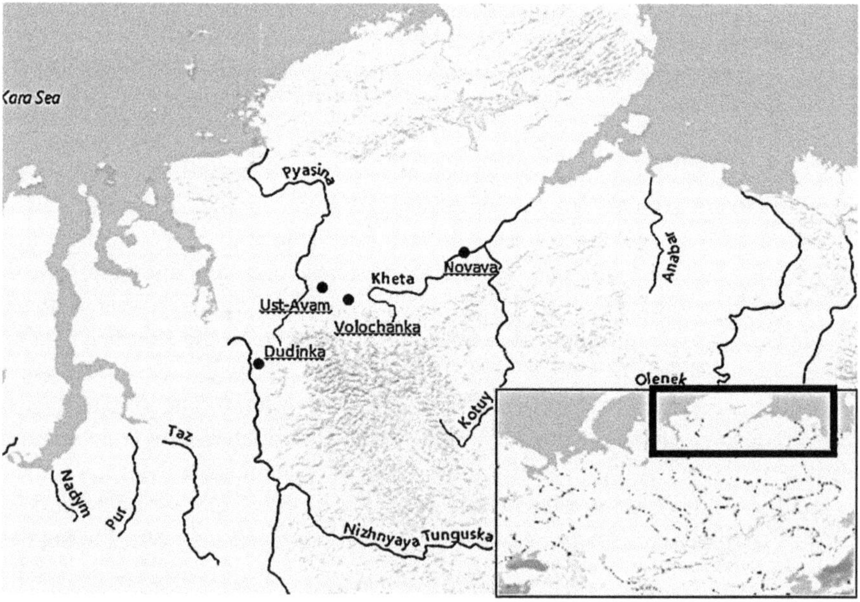

2 Norilsk gehört nicht zu dem Verwaltungsgebiet, sondern wird getrennt verwaltet. Daher ist die Einwohnerzahl der Stadt hier nicht enthalten.

3 Die Daten wurden den Angaben der dortigen Administration entnommen, URL: http://www.taimyr24.ru [zuletzt aufgerufen: 03.10.2016].

4 Die Karte wurde mit ArcMap gezeichnet.

Die Vorfahren der Nganasanen wanderten entlang des Flusses Jenissei aus südlicheren Gebieten in Richtung Norden. Über die Geschichte des Volkes ist bis heute sehr wenig bekannt, allerdings haben bisherige Forschungen ergeben, dass das Volk der Nganasanen aus mindestens fünf Volksgruppen hervorgegangen ist: Pjasina-Samojeden[5], Kurak, Tidris, Majat und Tungusen[6]. Die Nganasanen haben den Kontakt zu zwei unmittelbar verwandten Völkern (und deren Sprachen), den Nenzen und Enzen, nie verloren. Allerdings war die Art der Beziehung zu beiden Völkern von unterschiedlicher Natur. Die Enzen waren ab dem 17. Jahrhundert unmittelbare Nachbarn der Nganasanen. Beide Völker pflegten eine freundschaftliche Beziehung miteinander, so siedelten sie teilweise gemeinsam. Infolgedessen wurden z. B. bis Mitte des 20. Jahrhunderts sehr häufig Mischehen zwischen Nganasanen und Enzen geschlossen (mehr dazu siehe unten). Dagegen waren die Beziehungen zu Nenzen und Evenken, die ebenfalls auf dem Territorium der Halbinsel ansässig sind, immer wieder konfliktbeladen. Eheschließungen mit Mitgliedern dieser Gruppen waren äußerst selten. Zu erwähnen sind noch die Dolganen, mit denen die Nganasanen ebenfalls Kontakt gehabt haben und immer noch haben. Die Dolganen sind ein relativ junges Volk. Sie wurden als Gruppe erst im 17. Jahrhundert erwähnt, aber als Ethnie waren sie bis Mitte des 20. Jahrhunderts nicht anerkannt. Ein Grund dafür ist die sprachliche Nähe zum Jakutischen. Das Dolganische wurde sehr lange (und teilweise heute auch noch) als Dialekt des Jakutischen behandelt.

Alle auf der Taimyrhalbinsel noch gesprochenen indigenen Sprachen sind entsprechend der Klassifizierung der UNESCO[7] bedroht. Die Art der Bedrohung ist jedoch unterschiedlich. Das Enzische und das Nganasanische sind in jedem Fall ernsthaft bedroht. Die Sprecher dieser Sprachen gehören zu der Generation der Großeltern, die ihre Sprache an die Kinder nicht oder nur teilweise weitergegeben hat. So entsteht die Situation, dass die Großeltern die Sprache vollständig beherrschen, ihre Kinder (die Eltern) aber nur als Semi-Sprecher klassifiziert werden können. Diese Sprecher haben nur limitierte Sprachkenntnisse[8]. Die zwei größeren indigenen Sprachen der Region, das Nenzische und das Dolganische sind als zweifellos bedrohte Sprachen klassifiziert. Im Falle dieser Sprachen gilt ebenfalls, dass die Vermittlung der Sprache von Generation zu Generation unterbrochen

---

5   Näheres dazu siehe Stern 2012, S. 111–112.
6   Näheres über den Ursprung der Nganasanen siehe Dolgich 1952; 1962a und Labanauskas 2004.
7   Moseley 2010.
8   Für den Begriff siehe Dorian 1977 und Grinevald/Bert 2011, S. 50.

ist. Die indigenen Sprachen werden nicht mehr von den Eltern gelernt. Allerdings gehören in diesem Fall die Vollsprecher noch zur Elterngeneration.

2 Sprachgeografie auf der Taimyrhalbinsel: Siedlungen und deren Einwohner

Wie bereits im ersten Kapitel erwähnt, leben auf der Taimyrhalbinsel mehrere indigene Ethnien. So gehören ca. 27 % der Bevölkerung einer ethnischen Minderheit an, während die Mehrheit russischer Herkunft ist. Diese konzentriert sich jedoch auf die zwei größeren Städte des Gebiets, Norilsk und Dudinka.

Norilsk ist mit ca. 175.000 Einwohnern die größte Stadt der Halbinsel, administrativ gehört sie aber nicht zum Taimyr-Dolgan-Nenets-Verwaltungsgebiet. Die zweitgrößte Stadt Dudinka mit ca. 22.000 Einwohnern ist das administrative Zentrum des Verwaltungsgebiets. In diesen Städten sind die indigenen Ethnien zwar vertreten, bilden hier aber nur eine verschwindend kleine Minderheit.

Die größte Minderheitengruppe auf der Taimyrhalbinsel bilden die Dolganen. Die zweitgrößte Gruppe sind die Nenzen, deren Sprache mit dem Nganasanischen eng verwandt ist. Ihre Anzahl auf der Halbinsel beträgt 3.484. Alle anderen ethnischen Gruppen sind außerordentlich klein. Die folgende Tabelle illustriert die ethnische Zusammensetzung der Bevölkerung im Jahr 2010 in den wichtigsten Ortschaften der Halbinsel, in denen auch Nganasanen leben. Ortschaften in denen keine Nganasanen ansässig sind, habe ich nicht berücksichtigt. Für Dudinka und Norilsk liegen keine Daten vor. Die Angaben stammen von den örtlichen Behörden und sind auf zwei Homepages[9] veröffentlicht. In der unten stehenden Tabelle habe ich die dort angegebenen Daten zusammengefügt.

Tabelle 1: Ethnische Zusammensetzung der von Nganasanen bewohnten Ortschaften der Taimyrhalbinsel im Jahr 2010

	Nganasanen	Dolganen	Nenzen	Enzen	Evenki	Andere	Insges.
Volotschanka	254	238	3	–	–	30	525
Ust'-Avam	188	250	1	–	1	36	476
Novaja	53	254	–	–	1	6	314
Chatanga	13	788	5	2	2	2.124	2.934
Potapovo	7	25	149	59	26	108	327

9   Vgl. URL: http://www.taimyr24.ru/MO und http://www.gorod-dudinka.ru [zuletzt aufgerufen: 03.10.2016].

	Nganasanen	Dolganen	Nenzen	Enzen	Evenki	Andere	Insges.
Zhdanicha	7	225	–	–	–	39	271
Levinskie peski	6	70	2	–	–	36	114
Syndassko	5	513	–	–	2	6	526
Cheta	4	362	2	–	–	14	382
Kresty	2	301	–	–	–	7	310
Insgesamt (Taimyr-halbinsel)	539	3.026	162	61	32	2.406	6.226
Insgesamt (Krasnojarkij Kraj)	807	5.810	3.633	221	4.372		
Gesamtzahl nach der Volkszählung	807	7.885	43.777	221	38.396		

Wie aus Tabelle 1 ersichtlich wird, sind die Dörfer der Halbinsel in denen Nganasanen leben, ausnahmslos multiethnisch, zumeist mit dominierender dolganischer Mehrheit. Nur in einem Dorf, nämlich in Volotschanka, bilden die Nganasanen die Mehrheit.

Die hier lebenden Völker pflegten eine nomadische oder seminomadische Lebensweise. Diese endete in den 1930er Jahren mit der Gründung der Dörfer und der sowjetischen Bildungspolitik. Die russische Kolonisation begann bereits im frühen 18. Jahrhundert, führte aber zunächst zu keinen nennenswerten Veränderungen. Der Grund dafür war die Tatsache, dass die Nganasanen und andere indigene Völker, wie die Enzen, weit entfernt von den damals gegründeten Handelszentren (wie Dudinka oder Chatanga[10]) lebten. So kam es zunächst nur zu marginalem Kontakt mit den Russen. Fast gleichzeitig drangen aber von Westen her nenzische Gruppen vor, die vor der russischen Kolonisation und Steuereintreibung Richtung Osten flohen. Nutznießer aus der damaligen Kolonisation und Völkerbewegung waren – wie Stern 2012 erwähnt – die Dolganen. Im Zuge der Migrationsbewegungen bildeten sich aus dem Volk der Jakuten die Dolganen, expandierten in Folge der Kolonisation und bewegten sich ebenfalls in Richtung der

---

10 Mehr darüber siehe Stern 2012, S. 137, und Dolgich 1960.

Taimyrhalbinsel. Ebenfalls von Süden drangen die Evenken immer wieder in das Gebiet ein und führten teils blutige Auseinandersetzungen mit den Nganasanen[11]. Nach der Oktoberrevolution änderte sich die Situation radikal. Der Kollektivierungsprozess erreichte die Halbinsel Anfang der 1930er Jahre. 1931 entschied die Administration, Rentierkolchosen zu gründen und die nomadische Lebensweise mit der Einführung des obligatorischen Schulbesuchs zumindest für die Kinder zu unterbinden. Kurze Zeit später wurde eine Nickelfabrik in Norilsk gegründet, womit in unmittelbarer Nähe ein wichtiger Industriestandort entstand.

Ab den 1950er Jahren änderte sich das Leben der Nganasanen und der anderen indigenen Völker in einem noch umfangreicheren Ausmaß. Alle Völker der Halbinsel waren gezwungen, ihre Rentierherden an die Kolchosen abzugeben und wurden in multiethnischen Siedlungen angesiedelt. Ursprünglich bildeten die Nganasanen die Mehrheit in den Dörfern, aber in den 1970er Jahren wurden die kleineren Ortschaften reorganisiert. Dies bedeutete, dass in kleineren Dörfern wie z. B. in Kresty die Schulen geschlossen wurden und der medizinische Dienst eingestellt wurde. Daraufhin siedelten die nganasanischen Familien z. B. nach Usť-Avam oder Volotschanka um.

3 Der aktuelle Gebrauch der nganasanischen Sprache

Im Folgenden wird die sprachliche Situation der Nganasanen erläutert. Das Nganasanische gehört zur Gruppe der Sprachen, die unmittelbar vom Aussterben bedroht sind. Die Daten der Volkszählungen (siehe Tabelle 2) zeigen, dass sowohl die Zahl der Nganasanen als auch die Zahl der Sprecher des Nganasanischen kontinuierlich abnehmen.

Tabelle 2: Population der Nganasanen und Sprecherzahl des Nganasanischen[12]

Jahr	Population	Sprecherzahl
1959	ca. 700	k. A.
1970	953	k. A.
1979	867	ca. 780
1989	1.278	ca. 1.060

---

11 Über die Migrationsbewegungen an der Taimyr siehe Stern 2012, S. 134–149.
12 Die Angaben von 1959 bis 1989 stammen von Csepregi 1998, S. 255. Die Daten der letzten zwei Volkszählungen wurden von den jeweiligen Internetpräsenzen der Volkszählungen gewonnen: vgl. URL: http://www.perepis2002.ru und http://www.perepis-2010. ru/results_of_the_census/results-inform.php [zuletzt aufgerufen: 03.10.2016].

Jahr	Population	Sprecherzahl
2002	834	ca. 505
2010	807	ca. 125

Laut der letzten Volkszählung gab es im Jahr 2010 nur noch 125 Sprecher des Nganasanischen. Die Daten, die bei Feldforschungen gesammelt wurden, stimmen noch pessimistischer. Man muss von weniger als 50 bis 60 Sprechern ausgehen, auch dann, wenn man die Semisprecher hinzuzählt.

Damit kann man das heute noch gesprochene Nganasanische im Sinne von Riehl als eine Art Reliktvarietät bezeichnen.[13] Wie wir sehen werden, treffen die Kriterien, die Riehl für Reliktvarietäten aufgestellt hat, z. B. die Nutzung der Sprache in der Kindheit, nicht aber im Erwachsenenalter, auf das Nganasanische zu. Die etwas ältere Generation (geboren in den 1920er Jahren) war sehr häufig noch einsprachig oder zweisprachig in Kombination mit Russisch. Die Mitglieder der jetzigen Generation, die die indigene Sprache noch beherrschen, sind ausnahmslos zweisprachig (Nganasanisch und Russisch). Ein weiteres Kriterium, nämlich die Beschränkung auf die älteren Familienmitglieder in der Nutzung der Sprache, trifft für das Nganasanische ebenfalls teilweise zu. Allerdings muss man anmerken, dass Ehepartner, die beide Nganasanen sind, bis heute miteinander Nganasanisch sprechen. Damit liegt hier eine etwas komplizierte Form des Sprachverlusts vor. Trotz des Status des Nganasanischen als Familiensprache ist die Weitergabe der Sprache unterbrochen, d. h. die Eltern sprechen mit ihren Kindern die Sprache zu Hause auch dann nicht mehr, wenn beide Elternteile Nganasanisch als L1-Sprache beherrschen. Diese Situation lässt sich zum Teil mit der Schulbildung erklären (siehe Kap. 6). Die Schulen werden bis heute als Internate[14] geführt, wodurch die traditionelle Familienstruktur zerstört wird. Dadurch erlernt die jüngere Generation die Sprache von ihren Eltern und Großeltern nur rudimentär oder gar nicht mehr. Die Schulpolitik mit der Gründung von Internaten lässt sich einerseits auf die sehr schwierigen sozialen Verhältnisse zurückführen, andererseits aber auch auf die jahrzehntelang ausgeübte Assimilationspolitik.

Ein weiteres Kriterium für die Klassifizierung einer Sprache als Reliktvarietät ist der Status des Unterrichts. Riehl merkt an, dass die Sprecher von Reliktvarietäten gewöhnlich in ihrer Muttersprache keinen Unterricht erhalten und normalerweise

---

13 Vgl. Riehl 2012.
14 Die Schüler wohnen auch dann in der Schule, wenn ihre Eltern in demselben Dorf leben. Da die Dörfer multiethnisch sind, sprechen die Schüler untereinander meistens Russisch. Die Kinder kehren in die Familie nur am Wochenende zurück.

keinen Zugang zur Schriftlichkeit in ihrer L1-Sprache haben. Diese Tatsache trifft nicht nur für das Nganasanische, sondern für zahlreiche in der Russischen Föderation gesprochene Minderheitensprachen zu. Wenn für Sprecher der so genannten zahlenmäßig kleineren Sprachen überhaupt Schulunterricht angeboten wird, ist es lediglich reiner Sprachunterricht. Die Sprache wird meistens so unterrichtet, als wäre sie eine Fremdsprache. Zurzeit wird Nganasanischunterricht in den Schulen in Usť-Avam und Volotschanka nicht einmal in dieser Form angeboten. Nach dem Brand der Schule in Usť-Avam wurde die Schule 2014 nicht wieder aufgebaut. Stattdessen wurden die Kinder nach Volotschanka und Dudinka geschickt. Mit dieser Maßnahme wurden die Kinder komplett aus der Familie herausgerissen.

4 Datenlage

In den folgenden Abschnitten werden die Situation der Mehrsprachigkeit, die Erinnerungen an die Kindheit und die damit verbundenen Motive behandelt. Unter den Nganasanen wurden nie Forschungen zur Sprachbiografie durchgeführt, d. h. speziell für diese Zwecke geführte Interviews liegen nicht vor. Die Feldforscher – nicht nur in früherer, sondern auch in jüngerer Zeit – konzentrierten sich primär auf das Sammeln von Sprachdaten, wie z. B. von Texten oder Wörterlisten. Hierbei legten die Forscher den Schwerpunkt immer wieder auf Folkloretexte. Deshalb gehört auch in dem Korpus[15], das ich für diese Untersuchung auswerte, die Mehrheit der Texte zu Folkloregattungen. Zurzeit befinden sich in dem Korpus 180 Texte, darunter lediglich sieben Konversationen und 55 alltägliche Erzählungen. Alle übrigen Texte gehören zu einer der Folkloregattungen; sie sind daher für eine sprachbiografische Auswertung ungeeignet.

Angesichts der Tatsache, dass Lebensgeschichten eine besondere sprachbiografische Relevanz haben können[16], eignen sich die Texte mit alltäglichen Erzählungen besser zur Auswertung. Diese Texte sind keine Interviews, sondern spontan produzierte Texte. Die Themen wurden nicht vorgegeben, sondern die Sprecher wählten selbst aus, über welche Erinnerung oder welches Ereignis sie etwas erzählen mochten. An den Aufnahmesitzungen nahmen normalerweise ein bis zwei Konsultanten und mindestens ein Forscher teil, der die Sprache beherrscht. Nach der Aufnahme wurde der Text mit Hilfe derselben Sprecher verschriftlicht. Während der Verschriftlichung wurden bestimmte sprachliche Phänomene erklärt oder Erläuterungen zum Inhalt des Textes abgegeben.

---

15 Das hierfür benutzte Korpus entsteht im Rahmen des DFG-Projektes „Korpusaufbau und korpusbasierte Studien des Nganasanischen" (DFG WA3153/2-1).
16 Hierzu siehe z. B. Franceschini 2002.

Die Länge der Texte ist sehr unterschiedlich, der kürzeste Text besteht aus 39 Sätzen, der längste ist über 400 Sätze lang. Die Themen variieren ebenfalls sehr stark. Häufig kommen Kindheitserinnerungen, Erzählungen über Reisen oder Vergleiche zwischen „früher" und „jetzt" als Thema vor. Es muss allerdings angemerkt werden, dass man nur bedingt Informationen zu den sprachlichen Lebensläufen findet. In den Texten sind einige Motive enthalten, denen man besondere Aufmerksamkeit schenken kann; so wird z. B. immer wieder erwähnt, dass die Kinder vor der Schulzeit kein Russisch gesprochen haben.

In den folgenden Abschnitten werde ich zuerst die sprachliche Situation bezüglich Mehrsprachigkeit unter den Nganasanen darlegen, anschließend werden einzelne Motive analysiert.

5 Mehrsprachigkeit unter den Nganasanen

Obwohl die Nganasanen über Jahrhunderte mit anderen Völkern zusammengelebt haben, haben sie eine strikt endogamische Heiratspraxis bevorzugt. Dies bedeutete bis zu den 1960er und 1970er Jahren, dass sie sich zwar innerhalb des eigenen Clans an exogamische Regeln gehalten haben. Außerhalb der nganasanischen Clans wurden nur Eheschließungen mit Enzen[17] erlaubt. Heirat war weder mit anderen indigenen Völkern der Region (wie z. B. Dolganen, Evenken etc.) noch mit Russen willkommen. Dagegen geschah es recht häufig, dass nganasanische Männer sich enzische Frauen nahmen oder nganasanische Frauen enzische Männer heirateten.[18] In den enzisch-nganasanischen Mischfamilien war es Usus, dass die Kinder zweisprachig aufwuchsen. Meistens lebten die Mischfamilien unter den Nganasanen, ihre Kinder wurden als Nganasanen wahrgenommen und sie hielten sich ebenfalls ungeachtet der Herkunft des Vaters[19] für nganasanisch. Dies war selbstverständlich auch der Fall, wenn die Mutter aus einer enzischen Familie stammte.

Die narrativen Texte der Datenbank wurden von 17 Sprechern produziert; davon stammen vier aus enzisch-nganasanischen Mischehen. Bei sechs Sprechern ist die Herkunft der Mutter oder des Vaters unbekannt. Das heißt, die Zahl der Sprecher mit enzischem Elternteil könnte sogar noch höher sein. Im Falle einer Mischehe mit enzischen Männern lernten die nganasanischen Frauen

---

17 Die Enzen sind sprachlich sehr nahe mit den Nganasanen verwandt, beide Sprachen gehören zu dem samojedischen Zweig der uralischen Sprachfamilie.

18 Mehr über die nganasanisch-enzische Exogamie siehe Dolgich 1962b und Lambert 2003.

19 Die Zugehörigkeit zu dem Volk bzw. zu dem Clan wurde nach dem Vater bestimmt.

normalerweise Enzisch. Das war besonders dann der Fall, wenn die enzische Familie ursprünglich nicht unter den Nganasanen gelebt hatte. So erzählte während einer Feldforschung 2008 eine Konsultantin, die aus einer nganasanischen Familie stammte, aber einen Enzen geheiratet hatte, dass sie von der Familie des Ehemanns Enzisch gelernt habe, weil die Familie kein Nganasanisch gesprochen habe.

Ab Ende des 18. Jahrhunderts begannen die Nganasanen auch mit einem nicht näher bestimmten tungusischstämmigen Clan Ehen zu schließen. Diese neue Praxis beschränkte sich allerdings auf die Frauen; nganasanische Männer nahmen sich keine tungusischstämmigen Frauen, aber nganasanische Frauen wurden mit tungusischstämmigen Männern verheiratet. In Folge dieser Heiratspraxis assimilierte sich der tungusischstämmige Clan an die Nganasanen und es bildete sich die Gruppe der Vadajev-Nganasanen heraus, die zuerst nur die nganasanische Kultur, danach auch die Sprache übernommen haben.[20] Aufgrund der Heiratspraxis entstand somit in der Regel keine Zweisprachigkeit. Darüber hinaus hatten die Dolganen Kontakte zu den Nganasanen. Aufgrund dieser eher wirtschaftlich geprägten Beziehungen erlernten die Dolganen sporadisch ein wenig Nganasanisch, andersherum war dies aber nicht der Fall. Folgendes Textfragment zeigt das sprachliche und menschliche Verhältnis zwischen Dolganen und Nganasanen.

(1) *Təndə Abamu čerə iŋəə Avamuskə tujhününtü dʼaŋuru? ńiiðə suədʼüsa tujhününtü Avamuskə adʼaküčü koniŋkəbīahi dʼaðətu. / Təə maa əmti lʲüəsʲitədʼa čəniŋi, dʼüðitəndiŋ ńindi? asʲadʼəðə?, dʼerutu? ńaadʼəðə ńasi ŋohütürkəbambu? tətə adʼaküčü.*

„Die Einwohner von Avam[21], die Avamer, wenn sie aus der Tundra kamen, die Avamer Dolganen kamen auch zu ihm[22]. Und sprechen die etwa Russisch? Die Nganasanen verstehen kein Dolganisch, die Dolganen sprechen kaum Nganasanisch." [KES_Family_080726_nar.020–021][23]

Die Tatsache, dass diese Völker die Sprache des jeweils anderen Volkes nicht erlernten, begünstigte die Einführung des Russischen als Vermittlersprache. Für kurze Zeit wurde als Vermittlersprache unter bestimmten Gruppen von indigenen

---

20 Vgl. Stern 2012, S.133–134.

21 In diesem Fall versteht man unter Avam nicht das Dorf Ust'-Avam, sondern die sogenannte Avam-Tundra. Diese erstreckt sich entlang des Flusses Avam. Ust'-Avam befindet sich am Fluss. Siehe Karte oben.

22 Gemeint ist der Vater der Erzählerin.

23 Die Sprecher sind mit Buchstaben kodiert, nach den Abkürzungen stehen das Datum der Aufnahme und der Titel sowie das Genre des Textes.

Völkern das Taimyr-Pidgin-Russisch[24] benutzt, das aber heute nicht mehr gesprochen wird.

Wie ich bereits erwähnt habe, sind die Mitglieder der Generation, die das Nganasanische noch fließend sprechen kann, schon im fortgeschrittenen Alter (alle über 70 Jahre alt). Der Dorfalltag läuft nicht in ihrer Muttersprache ab, sondern eher auf Russisch. Deshalb haben auch die Sprecher, die noch volle Sprachkompetenz haben, aufgehört, ihre Sprache im Alltag zu benutzen. Damit ist das Nganasanische aus der Gesellschaft verdrängt worden. Neben dem Sprachverlust der Gemeinschaft kann man aber auch eine Spracherosion[25] bei den einzelnen Sprechern beobachten. Diese Erosion wird deutlich, wenn man die Sprecher der zwei Dörfer Usť-Avam und Volotschanka vergleicht. In dem etwas größeren Dorf Volotschanka bilden die Nganasanen eine ganz knappe Mehrheit, in Usť-Avam sind die Dolganen in der absoluten Mehrheit. In beiden Dörfern beherrscht das Russische den Dorfalltag. Einzelne Phänomene der Spracherosion werden im Folgenden nur exemplarisch dargestellt (vgl. Kap. 8).

6 Schule und Kindheit

Ab den 1930er Jahren wurde nach und nach die Schulpflicht in der Region eingeführt. Das bedeutete für die Familien auf der Halbinsel, die damals noch nomadisierende oder halbnomadisierende Lebensformen hatten, dass ihre Kinder aus ihrer Obhut entfernt wurden und diese für ca. neun Monate im Jahr in einem Internat lebten. Dadurch waren sie die meiste Zeit nicht bei ihrer eigenen Familie.

Obwohl es damals wenige Russen in dem Gebiet gab – sie beschränkten sich auf einige Kolchosenmitarbeiter und auf das Lehrpersonal –, begann mit der Einführung der Schulbildung die Verdrängung der indigenen Sprachen. Die Kinder begannen die Schule nicht mit der ersten Klasse, sondern mit der Vorbereitungsklasse, damit nach diesem Jahr mit dem eigentlichen Unterricht begonnen werden konnte. Während des Vorbereitungsjahrs mussten sie Russisch lernen. Die Erinnerung an diese Vorbereitungsklasse wird durch das folgende Textfragment illustriert.

(2) *Mənə taharĩa hoðəʔkəbüəmə Kristəutə hoðəkəsuəm. / Təńini hoðətəbüəmu taharĩabə nulevoj klasə isʲa konidʲiəm, nulevoj klasə isʲa konidʲiəm. / Tahariabə miŋ ńaadʲəði dʲembiańi honəjsʲiəmiʔ bəńdʲikaamuʔ*

---

24 Mehr über diese Sprache siehe Stern 2012; Helimski 1996.
25 Unter Spracherosion wird hier Sprachverlust bei individuellen Sprechern verstanden.

„Als ich in die Schule ging, lernte ich in Kresty. Als ich dort gelernt habe, ging ich in die Vorbereitungsklasse. Wir haben unsere nganasanischen Kleider getragen." [PED_04_MyLife_nar.001–003]

Das folgende Fragment illustriert die Tatsache, dass die meisten Kinder das Russische erst in der Schule erlernten und zu Hause niemals nutzten.

(3) *ńeminə ďaŋumtundə, miŋ Krısteltənu kuə hirəgüətə ńiliďiəmı? / büüďüənü? təgətə Abamu koruðu? ďa suəsuəmu? / Abamu koruðəj čüübü?əmu? mənə mətŷðə hüələsuəm / ďesimə hunsə niðəmti ŋətəďüə / baďəı? čerə isʲüə ińı?a təə / təndə hüəriaı? ďesimə mənə ńakələbiəti mənə noləvuəj klasəndə hoðəkəsuəm / noləvuəj klasəndə hoðəkəbüəmə mənakü? hoðəkəriabüəmə, mənə ďarərəðı?kəďiəm … / Koðutaı? koruðu? ďa konturusʲüünə ańı?kaj lʲeküru? ďa / təə ńińı hüərə bəiməni isʲüəm tu?ďisbansərtənu / təgətənə ńaagimhiəmə konturusʲüünə Voločaŋka ńiiďa / Voločankətənu internatəndə haluďüünə, təə ńiðə hodubaðatini maðunə ďa konturusüünə Avam koruðu? ďa ŋuənəı? hoðəkəsuəm / ŋonəı? ŋontusʲüəm nolʲevouj klasətə ŋuəli əhi ďarisʲiaďəə igimüsʲa / nolʲəvok klasəndə hoðajkı?əm təətənə mənə maagəlʲitə ďerutum buəďa lʲüəsitəməni ďerutum buəďa / təmni Koðutaı? korutini ihüəmə ďatənə lʲüəsʲiðəkandu? mənə / maagəlʲčə ńigətim ďindı? / ďerusuəm lʲüəsʲitəməni buəďa / ďerusuəm ďilʲsʲtəməni buəďa*

„Nach dem Tod meiner Mutter lebten wir einige Zeit in Kresty. Danach siedelten wir nach Usť-Avam um. Als wir umgezogen sind, bin ich sechs Jahre alt geworden. Mein Vater hat eine andere Frau getroffen. Sie war eine Vadajev-Nganasanin. In dem Jahr, als mein Vater geheiratet hat, bin ich in die Vorbereitungsklasse gegangen. Kaum bin ich in die Schule gegangen, wurde ich ernsthaft krank. … Ich wurde in die Stadt Dudinka gebracht zu den großen Ärzten. Ich war dort ein ganzes Jahr im Sanatorium. Als ich gesund geworden bin, schickten sie mich nach Volotschanka. In Volotschanka steckten sie mich ins Internat, danach brachte man mich nach Usť-Avam, nach Hause. Ich lernte im Dorf. Ich begann mit der Vorbereitungsklasse, selbstverständlich, ich war ein ganzes Jahr krank. Ich begann mit der Vorbereitungsklasse und verstand das Russische nicht. Dann, als ich in Dudinka war, verstand ich gar kein Wort auf Russisch." [KES_080707_MyLife_nar.006–020]

Dieses Zitat zeigt eindeutig, dass die schulische Ausbildung von Anfang an auf Russisch durchgeführt werden sollte. Im Gegensatz zu einigen anderen Sprachen der Sowjetunion versuchte man für das Nganasanische und Enzische sowie das Dolganische nicht, eine eigene Schriftsprache zu entwickeln und Unterrichtsmaterialien zu konzipieren, d. h. ein Schrifterwerb auf Nganasanisch war nicht angedacht. Der Erwerb einer Schriftsprache sollte nur auf Russisch beschränkt werden. Der Grund dafür war die Größe des Volkes. Die sogenannten „kleineren Sprachen" sollten in den 1930er Jahren erst einmal keine Schriftsprache bekommen. Mit dem zunehmenden Einfluss Stalins und mit dem Anfang der Assimilationspolitik war der Weg zur Etablierung einer Schriftlichkeit für mehrere Jahrzehnte versperrt. Das nganasanische Alphabet wurde erst 1989 zusammengestellt, und das erste Schulbuch auf Nganasanisch wurde 2001 herausgegeben. Dies bedeutet aber in keinem Fall, dass dieses Volk heute eine Schriftlichkeit besäße. Die Etablierung erfolgte so spät, dass sie lediglich als kleine kosmetische Maßnahme betrachtet werden kann.

Die Schule als ein wichtiger Ort kommt in den Erinnerungen der Generation der 1940er und 1950er Jahre vor. Die Konsultanten, die früher geboren sind, haben die Schulinternate nicht kennengelernt, weil sie dazu bereits zu alt waren. Sie nahmen möglicherweise am Erwachsenenunterricht teil, der jedoch nicht verpflichtend war.

Die Schulzeit ist immer ein wichtiger Lebensabschnitt. Dieses Motiv kommt daher in den Texten auch relativ häufig vor. Die Eltern zahlreicher Konsultanten, von denen Narrativtexte vorliegen, gehörten zur Kalinin-Kolchose an der Avam-Tundra in der Umgebung von Usť-Avam. Die Konsultanten besuchten in der Regel das Internat in Usť-Avam. Diese Schule brannte im Februar 1957 ab. Infolgedessen wurden die Kinder teilweise in das Dorf Volotschanka geschickt und entfernten sich damit noch weiter von ihren Eltern, teilweise holten die Eltern ihre Kinder nach Hause. Die unten stehenden zwei Zitate zeigen die Erinnerungen an dieses Ereignis. Zitat (5) ist ein Text, in dem die Sprecherin das Geschehene detailliert beschreibt.

(4) *əmni skolə təisʲüə. / skolə təti kaŋkə hüətənu ja sama zabyla[26]/ Təti skoləmuʔ tahariā̃ ləŋuʔiðə. / təndə skolənuʔ ləŋuntindʲə tahariā̃ miŋ Laaŋkədʲa mütəməraʔamuʔ.*

> „Hier gab es eine Schule. Die Schule, in welchem Jahr, ich habe es selbst vergessen. Die Schule ist abgebrannt. Nachdem die Schule abgebrannt ist, wurden wir nach Volotsch-anka geschickt." [PED_04_MyLife_nar.011–014]

(5) *Təti tahariā̃iʔ Kuəʔmaʔkumə dʲütügətə mənə kəmədʲa, bələukətu dʲa mənə hojkübtaʔa./ dʲesigəjču ńilidʲiəgəj koruʔtini. /... / Tahariā̃bi? ŋamiā̃jdʲümə dʲali küðüā̃hüʔəmuʔ, kuniriā̃aðəu ińsʲüðəʔ tujsʲüəʔ. / Bəńdʲəʔ ńüəčüŋ dʲürimij huuriʔ. / Bəńdʲikaauʔ, bəńdʲikaaʔ ńüətuŋ dʲürimij huuriʔ. / Mənə tahariā̃iʔ ŋahugəlʲčəmə Sojamə • • ńintimə ŋəðüʔ. / Heliʔ ńüəʔ mütəmərudʲüütəʔ ibahu təiriətəni Boločanka dʲa. / Mənə konturusʲüünə • • dʲedʲitənə maðunuʔ dʲa.*

> „Koumaku nahm mich an die Hand und zog mich zum Balok[27] ihrer Eltern. Ihre Eltern wohnten in dem Dorf." [ChND_061023_School_nar.029–030] …

> „Am nächsten Tag, als wir aufgewacht sind, kamen die Leute auf dem Schlitten. Alle suchen Nachrichten von den Kindern. Alle, alle suchen Nachrichten über die Kinder. Ich sehe meine Schwester Soja nicht. Man erzählte, dass einige Kinder mit dem Flugzeug

---

26 Passage auf Russisch.

27 Beim Balok handelt es sich um ein kleines Häuschen auf einem Schlitten. In den 1950er bis 1960er Jahren haben die Völker der Halbinsel es als mobiles Haus benutzt.

nach Volotschanka gebracht wurden. Mich hat mein Vater nach Hause gebracht."
[ChND_061023_School_nar.036–041]

Aus den Erzählungen wird deutlich, dass die Schule und die Einschulung in jedem Fall eine wichtige und spezifische Lebenserfahrung sind. Der Schuleintritt markiert eine harte Zäsur in der sprachlichen Biografie. Vor der Einschulung waren die Sprecher in der Regel einsprachig oder sie sprachen maximal noch eine andere Minderheitensprache, aber nicht die Staatssprache Russisch. Dies ändert sich mit dem Beginn der Schulzeit.

Wie oben dargelegt wurde, lebten die meisten Konsultanten vor der Einschulung nicht in Dörfern, sondern in der Tundra. In den Erzählungen kommen immer wieder dieselben Motive vor. Ein sehr wichtiges Motiv ist die Tatsache, dass die Kinder mit der russischsprachigen Bevölkerung keinen Kontakt gehabt hatten, wie z. B. der folgende Satz aus einem Text zeigt:

(6) *təə čühəni lʲüəʔsaʔ dʼaŋgujsʲüəʔ, lʲüəʔsaʔ dʼerutumə mənə. mənə ŋəndiaiʔ mətüʔ isʲüədʼəə hüəmə, kanəbta.*"

> „Damals gab es keine Russen, ich habe sie nicht gekannt. Ich war damals sechs, oder wie
> viel." [TLN_061021_Grandmother_nar.007–008]

7 Alltag

In den Erzählungen wird immer wieder betont, dass man damals gut gelebt und Nganasanisch gesprochen habe. Eine explizite Aussage darüber, dass man heutzutage die eigentliche Muttersprache nicht mehr benutzt, gibt es nur in einem einzigen Text. Interessanterweise äußern sich die anderen Sprecher diesbezüglich gar nicht. Aus dieser Äußerung (Zitat (7)) wird ersichtlich, dass die Sprecherin die Lage ihrer Muttersprache sehr realistisch einschätzt. Es ist ihr klar, dass sie zu der letzten Generation gehört, die diese Sprache noch beherrscht.

(7) *Təʔə timiniā ńaadʼətəməni buətüənü? tanəlʲükü, ŋilʲiāni ńimbiəʔ ŋanasanəʔ isʲa čenintimiʔ. Timiniā ńüədʼəʔ sʲiədʼəəkəlʲičəmtu dʼerutuʔ, dʼilʲsʲitiküəkəbiāhüʔ. Maagüə miŋ kuniʔiā buəgumuʔ tərədʼi dʼindikəbiāhüʔ. Tahariābi əmənə ńaadʼətəməni siligüə na bonagətu kəči ńatuŋ nanu, kəči buənagətuŋ, ńigəti buəʔ siligəlʲičə. Milʲiani? buəgətumiʔ ńaadʼətədʼa, ńüənuʔ nakəlʲičənu buəgətumuʔ lʲüəʔsʲitəməni. Sitiŋ dʼerutuʔ ńaadʼətəmənu buədʼa. Kulʲüraanu tujkətuʔ siliria? hunsəiʔ məugitə, Moskobaagitə. Təndəʔ tahariābə miŋ ŋuńüŋkəndu?, ńimbiəj ŋanasanəj ŋuńüŋkəndu?, dʼatənuʔ munuŋkəndu? tərədʼi čeninjiri? kəči sʲitəbi iŋəə, kəči bəli iŋəə, miŋ maa čenintiəkuńü? təndiəkuńü? dʼebtaðagətumu?. Donəə miŋ ńerəriani? siliria ńilidʼiədʼəi? ŋanasanu?, hotədʼüədʼəə? təikəhuāðu. Ańikaʔa sʲitəbi heli igəti?, bəlij hontia?, heli igətu dʼürimiāku? tərədʼij maaküriaj miŋ dʼebtaðagətumu? tučüi? lʲüəʔsa? dʼa.*

„Nun, jetzt gibt es nur noch wenige Sprecher des Nganasanischen, es sind nur wir, die alten Menschen, die Nganasanisch sprechen können. Die Kinder kennen die Sprache nicht mehr, sie verstehen nur noch wenig. Was wir sagen, verstehen sie (noch) irgendwie. Niemand von uns spricht Nganasanisch zum Beispiel mit einem Freund von uns. Nur wir können Nganasanisch sprechen, mit unseren Kindern sprechen wir auch Russisch. Sie können kein Nganasanisch sprechen. Manchmal kommt jemand aus einem anderen Land, aus Moskau. Sie versammeln, sie versammeln die alten Menschen; sie sagen uns, dass wir ihnen sagen sollen, was wir wissen, Märchen, Lieder, und wir erzählen sie ihnen. Es gibt auch aufgeschriebene Sachen, die Menschen erzählt haben, die vor uns gelebt haben. Es sind lange Erzählungen, Erzählungen mit Liedern, Lieder, wir erzählen all diese Sachen den Russen, die herkommen." [ChND_080719_Life.035–044]

8 Sprachliche Ergebnisse des Kontakts mit den Russen

Der vergleichsweise kurze, aber umso intensivere Kontakt mit Russen hat nicht nur die Lebensweise drastisch verändert, sondern hat auch eine sprachliche Veränderung hervorgerufen. Wir können allerdings nicht von einem längeren Veränderungsprozess ausgehen. In diesem Fall wurde die Lebensweise mit der erzwungenen Sesshaftigkeit abrupt (innerhalb von ein paar Jahren) geändert. Auch die Sprache hat sich nicht kontinuierlich verändert, sondern hat nur Einflüsse des Russischen erhalten. Wie oben dargelegt (siehe z. B. Zitat (7)), gibt es eine Trennlinie zwischen den Generationen. Der vollständige Sprachverlust erfolgte innerhalb von zwei Generationen.

Wie ich bereits dargelegt habe, wird der Alltag nicht vom Nganasanischen, sondern eher vom Russischen beherrscht. Das bedeutet, dass die Nganasanen ihre Muttersprache heutzutage nicht mehr häufig verwenden. Die Sprecher, die noch Nganasanisch sprechen können und in ihrem Alltag die Sprache doch noch nutzen, müssen zu bestimmten Strategien greifen, wenn ihnen während des Sprechens einzelne Begriffe und Ausdrücke nicht einfallen. Die einfachste Strategie ist die Transferenz[28], d. h. eine spontane Entlehnung von fremdsprachigen Elementen. Diese entlehnten Elemente stammen normalerweise aus dem Russischen und werden phonetisch nicht adaptiert. Damit unterscheiden sie sich erheblich von den älteren russischen Lehnwörtern. Für Transferenz aus dem Dolganischen gibt es keine Beispiele. Diese Tatsache zeigt, dass Dolganisch unter den Nganasanen nur sehr selten gesprochen wurde, wenn sie überhaupt die Sprache erlernt haben. Dagegen ist das Russische die meist gesprochene Sprache. Die folgende Liste zeigt

---

28   Für den Begriff Transferenz existieren mehrere Definitionen. In diesem Aufsatz wird die Definition von Clyne (2003, S. 72) verwendet. In anderen Arbeiten würde dieses Phänomen als insertional code-mixing bezeichnet.

die genutzten Worttransferenzen von einigen Sprechern. In Klammern werden
sowohl die transferierten Wörter als auch die nganasanischen Entsprechungen
angegeben:

JSM (Jahrgang 1939, Wohnort: Volotschanka)
rosomaha kuhu ‚Fell des Vielfraßes' (Russ. *rosomaha* ‚Vielfraß'; Ngan. *bintisʲi*)
medvedʹi kuhu ‚Fell des Bären' (Russ. *medvedʹ* ‚Bär'; Ngan. *ŋarka*)

KeCh (Jahrgang ?; Wohnort: Volotschanka)

nu vertaljot, basa, basa dʹamaku ‚Nun, Hubschrauber, Eisen, Eisenvögel' (*vertaljot* ist
die russische Bezeichnung für Hubschrauber, der nganasanische Begriff *basa dʹamaku*
bedeutet wörtlich Eisenvogel, bezeichnet wird damit der Hubschrauber. Dies ist ein ty-
pisches Beispiel für eine Wortschöpfung.)

voobsche ərəkərə igətu ‚sie war überhaupt schön' (Russ. *voobsche* ‚überhaupt', Ngan.
maagəlʲičə)

Es fällt auf, dass es in den Textproduktionen der Einwohner des Dorfes Volotschanka viel öfter zu Transferenzen kommt als bei den Sprechern aus Ustʹ-Avam. Sie
benutzen etwas seltener Spontanentlehnungen, um individuelle, in dem Moment
des Sprechens aufgetretene Wortschatzlücken zu füllen. Bei ihnen sind eher Par-
tikel wie *nu* ‚nun' und Konjunktionen wie *i* ‚und' sowie *ilʲi* ‚oder' präsent.

(8) *nu, koročə, nʲüədəmuʔ ŋatumiʔə, nʲüəði ŋatumiʔə, nʲianturbiʔiā.*

   „Nun, kurz gesagt, ein Kind ist geboren, ein Kind ist geboren, ein Junge." [JSM_090809_
   Life_nar.268]

(9) *Potom tətirə təudʹiiðə.* „Dann flog es weg." [KECh_080214_Childhood_nar.015]

Eine andere Möglichkeit, Lücken zu schließen, ist der Kodewechsel. Unter Kodewechsel wird hier das so genannte *alternational code-switching* verstanden.
In diesem Fall werden nicht nur einzelne Wörter, sondern Phrasen in den Satz
eingebaut.[29] Dieser Typ tritt meistens im einführenden Satzteil auf, wie die folgenden Sätze zeigen.

(10) *Potom ŋədəkətañüʔ, uže oñi səŋhəlʲaŋkə iihuānduʔ mənaʔkučü ((malʲəñ...)) əligaʔku.*

   „Dann überprüfen wir sie, es gibt schon 5 Eier, ((klein)) kleine (Eier)."
   [KECh_080214_Childhood_nar.038]

In diesem Abschnitt habe ich nur exemplarisch Belege gezeigt. Eine entsprechende Auswertung des Korpus für die verschiedenen Typen des Kodewechsels ist
noch nicht erfolgt. Dies ist damit zu erklären, dass sich das Korpus derzeit noch

---

29 Zur Definition vgl. Treffers-Daller 2009.

im Aufbau befindet. Aber schon jetzt zeigt sich, dass möglicherweise Unterschiede zwischen den Sprachvarietäten der Dörfer zu finden sind. Der erste Blick in die Daten legt nahe, dass Kontaktphänomene in der Sprache der Sprecher aus Volotschanka vermehrt zu finden sind. Es ist aber noch unklar, womit diese Erscheinung zu erklären ist. Es könnte durchaus sein, dass es sich um reinen Zufall handelt und dieser Befund nur durch die Auswahl der Sprecher, die man als Forscher nicht immer beeinflussen kann, bedingt ist.

9 Zusammenfassung und Ausblick

Die hier exemplarisch angeführten Textzeugnisse zeigen die ersten Ergebnisse der Auswertung des Korpus. Die Texte belegen, dass den Sprechern durchaus bewusst ist, dass sie die Letzten sind, die die nganasanische Sprache noch sprechen. Sie äußern es zwar nicht explizit, aber in den Texten ist spürbar, dass sie die Umstellung der Lebensweise als einen der Gründe dafür identifizieren.

Die weitere Beschäftigung mit den Texten könnte noch weitere Hinweise liefern. Mit einer nach Altersklassen aufgeschlüsselten Auswertung könnte man unter Umständen zeigen, auf welche Weise das Russische das Nganasanische im Lauf der Geschichte beeinflusst und nahezu verdrängt hat.

Literatur

Clyne, Michael G.: Dynamics of language contact. English and immigrant languages. Cambridge, UK/New York 2003.

Csepregi, Márta: Finnugor kalauz. Budapest 1998.

Dolgich, Boris Ossipovich: Proizhozhdenie nganasanov. In: Trudy Ordena Družby Narodov Instituta Ètnografii Imeni 18 (1952), S. 5–87.

Dolgich, Boris Ossipovich: Rodovoj I plemennoj sostav narodov Sibiri v XVII veke. Moskau 1960.

Dolgich, Boris Ossipovich: On the Origin of the Nganasan. In: Michael, H. N. (Hrsg.): Studies in Siberian Ethnogenesis. Toronto 1962, S. 220–299 [= 1962a].

Dolgich, Boris Ossipovich: Rodovaja eksogamija u nganasanov i encev. In: Trudy Ordena Družby Narodov Instituta Ètnografii Imeni 78 (1962), S. 220–221 [= 1962b].

Dorian, Nancy C.: The problem of the semi-speakers in language death. In: International Journal of the Sociology of Language 12 (1977), S 23–32.

Grinevald, Colette/Bert, Michel: Speakers and communities. In: Austin, Peter K./ Sallbank, Julia (Hrsg.): The Cambridge Handbook of Endangered Languages. Cambridge 2011, S. 45–65.

Franceschini, Rita: Sprachbiographien: Erzählungen über Mehrsprachigkeit und deren Erkenntnisinteresse für die Spracherwerbsforschung und die Neurobiologie der Mehrsprachigkeit. In: Bulletin suisse de linguistique appliquée 76 (2002), S. 19–33.

Helimski, Eugen A.: Govorka – the pidgin Russian of the Taymyr Peninsular area. In: Wurm, Stephen/Mühlhäusler, Peter/Tryon, Darrell T. (Hrsg.): Atlas of Languages of Intercultural Communication in the Pacific, Asia and the Americas. Bd. 2, 2. Berlin [u. a.] 1996, S. 1033–1034.

Labanauskas, Kazis: Proizhozhdenie nganasanskogo naroda. Sankt Petersburg 2004.

Lambert, Jean-Luc: Sortir de la nuit. Essai sur le chamanisme nganassane (Arctique sibérien). Paris 2003.

Moseley, Christopher (Hrsg.): Atlas of the World's Languages in Danger, 3. Aufl. Paris 2010.

Riehl, Claudia Maria: Deutsch als Reliktvarietät: Der Fall des Barossa-Deutschen (Australien). In: Knipf-Komlósi, Elisabeth/Riehl, Claudia Maria (Hrsg.): Kontaktvarietäten des Deutschen synchron und diachron. Wien 2012, S. 37–49.

Stern, Dieter: Tajmyr-Pidgin-Russisch. Kolonialer Sprachkontakt in Nordsibirien. München/Berlin 2012.

Treffers-Daller, Jeanine: Code-switching and transfer. An exploration of similarities and differences. In: Bullock, Barbara E./Toribio, Almeida Jacqueline (Hrsg.): The Cambridge Handbook of Linguistic Code-switching. Cambridge 2009, S. 58–74.

Internetressourcen

URL: http://www.gorod-dudinka.ru [zuletzt aufgerufen: 3.10.2016].

URL: http://www.perepis2002.ru [zuletzt aufgerufen: 3.10.2016].

URL: http://www.perepis-2010.ru/results_of_the_census/results-inform.php [zuletzt aufgerufen: 3.10.2016].

URL: http://www.taimyr24.ru [zuletzt aufgerufen: 3.10.2016].

Klaas-Hinrich Ehlers (Berlin)

Von der Sprachbiografie zur Sprachgebrauchsgeschichte. Die Rekonstruktion des Varietätengebrauchs auf den Rostocker Werften

Abstract: My case study in the sociolinguistic history of Low German shows that language biographies can be valid sources for documenting the use of language over time, especially the heterogeneity of language behavior at a certain point of history. Drawing on biographical interviews I reconstruct that the Low German dialect was used in all domains of communication within the shipbuilding industry of Rostock from the 1950s to 1980s. The industrial labor environment is seen as a social place where dialect was frequently used and even passed on to immigrants.

1 Sprachbiografien als Quellen der Sprachhistoriografie

Der Fokus der Forschungen zu Sprachbiografien richtet sich naturgemäß erstens auf das Sprachverhalten von Individuen und zweitens auf Abläufe in der Zeit, sowohl in der gelebten und erinnerten Biografie als auch in der narrativen Strukturierung der sprachlich rekonstruierten Biografie.[1] Zentrales Thema der Sprachbiografieforschung sind demnach zunächst individuelle Verläufe von Spracherwerb, Sprachkontakten, Sprachwechsel oder Sprachverlust. Sprachbiografieforschung bleibt aber keineswegs zwangsläufig bei der individuellen Einzelfallstudie stehen. Eine überindividuelle Perspektive kann sich auf „wiederkehrende Strukturelemente" oder überindividuelle „Figuren"[2] der sprachbiografischen Narrationen, auf typische sprachliche Erwerbs- oder Verlustverläufe und deren typische soziale Bedingungsfaktoren beziehen oder aber „überindividuelle Erfahrungen" herausarbeiten, die sich in den Sprachbiografien der Individuen niederschlagen: „Erfahrungen, die für eine Generation, für ein Gebiet, für einen bestimmten geschichtlichen Moment überindividuell prägend sind."[3]

---

1   Zu den drei Konzeptualisierungen von „Sprachbiographie" vgl. den grundlegenden Text von Tophinke 2002.
2   Franceschini 2004, S. 132, 142.
3   Franceschini 2004, S. 129.

Wegen dieser Verschränkung individueller und überindividueller Erfahrungen rechnet Jiří Nekvapil die sprachbiografische Forschung ausdrücklich „zu den soziolinguistischen Methoden"[4] und hält sie für besonders geeignet, Aspekte der „Sprachsituation" ganzer Bevölkerungsgruppen historisch zu rekonstruieren. Nekvapil sieht die Aufzeichnung und Auswertung von Sprachbiografien dabei nicht nur als ein Mittel, andere Formen linguistischer Datenerhebung zu ergänzen und zu triangulieren, sondern gerade für die diachronische Forschung hätten Sprachbiografien mitunter eine genuine Funktion:

> „Sprachbiographien sind dort unverzichtbar, wo die Möglichkeit zur Datenbeschaffung wesentlich eingeschränkt ist – und das betrifft ohne Zweifel die Sprachsituation der Deutschen in der Tschechoslowakei nach 1945. Diese Forschung wurde aus verschiedenen Gründen vernachlässigt."[5]

Dafür, dass bestimmte Sprachsituationen von der jeweils zeitgenössischen Sprachwissenschaft ausgeblendet wurden und werden, kann es innerfachliche wie außerfachliche Gründe geben. Meist sind beide Faktoren miteinander verschränkt. Sprachliche Phänomene können der Forschung deshalb unzugänglich bleiben, weil sie aus technischen, sozialen oder sonstigen Gründen empirisch schwierig zu fassen sind. Im Fall der von Nekvapil genannten Sprachsituation der Deutschen in der Tschechoslowakei standen der näheren Erforschung des linguistischen Gegenstandes innerhalb der ČSSR jahrzehntelang politische Gründe entgegen – für ausländische Sprachwissenschaftler war dieser Gegenstand buchstäblich nicht zugänglich. In anderen Fällen liegen wissenschaftliche Gegenstände außerhalb des Problemhorizontes der zeitgenössischen Fachtradition. In der Bundesrepublik Deutschland ist beispielsweise eine zeitnahe Erforschung der sprachlichen Akkulturation Heimatvertriebener an ihr neues sprachliches Umfeld im Großen und Ganzen versäumt worden, weil kontaktlinguistische Fragestellungen bis in die 1970er Jahre außerhalb des traditionellen Forschungshorizontes der westdeutschen Linguistik lagen – und auch später das Themenfeld wegen seiner ‚landsmannschaftspolitischen' Besetzung für eine wissenschaftliche Auseinandersetzung ungeeignet erschien.[6]

Die Erhebung von Sprachbiografien könnte bei derartigen blinden Flecken der linguistischen Forschung für die Sprachgeschichtsschreibung etwa die Funktion übernehmen, die die *oral history* in der Geschichtsforschung hat. Sie kann dort Quellen nachträglich und aktiv produzieren, wo es keine Quellenüberlieferung

---

4   Nekvapil 2004, S. 168.
5   Nekvapil 2004, S. 149.
6   Vgl. Ehlers 2015.

gibt,[7] und sie kann mit ihrem Ausgangspunkt beim Individuum die ‚kleinen' historischen Lebenswelten in die ‚große' Geschichte der Sprache einbringen.

2 Niederdeutsch in der industriellen Arbeitswelt

In meiner Fallstudie greife ich einen Gegenstand heraus, der von der Forschung ebenfalls weitgehend vernachlässigt worden ist. An diesem Fallbeispiel soll gezeigt und zugleich kritisch diskutiert werden, welche Rolle die Erhebung und Analyse von Sprachbiografien für die Sprachgeschichtsschreibung spielen können. Es soll hier um die Verwendung von basisdialektalen Varietäten in der industriellen Arbeitswelt gehen. Da mein Fallbeispiel in Mecklenburg lokalisiert ist, wird also vor allem der Gebrauch des Niederdeutschen im industriellen Kontext im Zentrum stehen. Andere Varietäten, die in der Kommunikation auf den Werften in Rostock eine Rolle gespielt haben, werden nur am Rande mitberücksichtigt.

Die Verwendung von Dialekten in der industriellen Arbeitswelt lag für eine vorwiegend formgeschichtlich und sprachgeografisch fokussierte Dialektologie lange Zeit außerhalb des fachlichen Blickfeldes. Bis zum Aufkommen der Dialektsoziologie und Dialektpragmatik in den 1970er Jahren galten dezidiert „Angehörige des Bauernstandes mit minimalen Sozialkontakten nach außen"[8] als ideale Gewährsleute für die dialektologische Forschung. Das Sprachverhalten von Industriearbeitern wurde von der Dialektologie dabei nicht nur weitgehend ignoriert, es wurde sogar in strikten Gegensatz zur Dialektkommunikation gesetzt, deren allenthalben zu beobachtender Rückgang letztlich durch die Industrialisierung und Mobilisierung der deutschen Gesellschaft begründet wurde. Bei Hans Janssen beispielsweise heißt es 1943 mit Bezug auf das Niederdeutsche:

„Bodenverbundenheit (Bauerntum) erhält die Mundart, Trennung vom Boden, Binnenwanderung und Industrialisierung gefährdet und zerstört sie."[9]

Janssen formuliert hier noch in deutlicher NS-Tönung einen Topos, der auch in den Nachkriegsjahrzehnten den Fachdiskurs und die angrenzende Dialektpflegeszene prägte.[10] Der Dialekt hat seinen genuinen Ort demnach in marginalen ländlichen Räumen, in der agrarischen und allenfalls handwerklichen Wirtschaft

---

7 Vgl. Obertreis 2012, S. 7.
8 Mattheier 1980, S. 67.
9 Janssen 1943, S. 93. Janssen weist dabei aber auch schon darauf hin, dass die „heimischen Industriearbeiter" in den lokalen Betrieben „nach wie vor ausnahmslos pld [plattdeutsch]" sprechen (Janssen 1943, S. 126).
10 Ein Beispiel aus dem Dialektpflegediskurs: „Niederdeutsch gedeiht am besten in der Stille des Bauern- oder Heuermannshauses, der Dorfflur und der Dorfstraße. Je stärker

und wird ‚rein‘ nur tradiert in der Primärsozialisation innerhalb der bäuerlichen Familie. Birte Arendt zeigt, dass diese sozialen Verortungen des (niederdeutschen) Dialekts noch heute als „Ländlichkeitstopos" und „Kindheitstopos" unter linguistischen Laien wirkungsmächtig im Umlauf sind.[11]

In der DDR begünstigten politische Erwartungen an die Sprachwissenschaft immerhin eine eingehendere Beschäftigung mit den Sprachsituationen in modernen industrialisierten und kollektivierten Produktionsstätten.[12] Eine frühe soziolinguistische Regionalsprachenforschung hatte hier ihren produktiven Ausgangspunkt. Was die Basisdialekte anging, wurden aber auch in der DDR-Linguistik der sozialistische Ausbau der Industrie und die Kollektivierung der Landwirtschaft grundsätzlich mit einem mehr oder weniger radikalen Dialektabbau oder dem Rückzug der Mundart „zu einer Art Haussprache der älteren Generation" in Verbindung gebracht.[13] Aber es finden sich in den häufig eher empirisch fundierten als ideologischen Texten doch immer wieder einmal kurze Hinweise, dass das Niederdeutsche auch als industrielle „Berufssprache"[14] oder „Betriebssprache"[15] fungiert habe. Die detaillierteste Aussage dazu lesen wir in einem etwas entlegen publizierten Text von Hans-Joachim Gernentz aus dem Jahr 1974: Obwohl man in Rostock unter Umständen wochenlang kein niederdeutsches Wort höre, so heißt es dort, habe

„trotzdem das Nd. [Niederdeutsche] auch in der Stadt weitgehend seine Position behauptet, und zwar vor allem in den industriellen Großbetrieben (z. B. in den Rostocker Werften) […]. Es ist in zahlreichen Brigaden oder PGH [Produktionsgenossenschaften des Handwerks] üblich, dass sich ihre Mitglieder so viel wie möglich auf nd. [sic] unterhalten, dabei natürlich die hochdeutschen Fachwörter benutzen und nur in offiziellen Besprechungen zum Hochdeutschen übergehen. Dieses Nd. gilt innerhalb der Brigaden bzw. der PGHs so sehr, daß Neueintretende, z. B. Jugendliche, Niederdeutsch lernen müssen, um voll anerkannte Mitglieder dieses Kollektivs zu werden."[16]

---

der Motor von draußen hereinknattert und der Motor wiederum das Dorf mit der lauten Welt verbindet, desto mehr kommt die Sprache in Gefahr" (Kramer 1957, S. 43).

11 Vgl. Arendt 2010, S. 209–216.

12 Vgl. z. B. Rosenkranz 1974, Herrmann-Winter 1974 und andere Beiträge aus dem Sammelband von Gerhard Ising zu „aktuellen Problemen der sprachlichen Kommunikation" in der DDR (Ising 1974).

13 Rosenkranz 1974, S. 133.

14 Gundlach 1967, S. 174, für das Dieselmotorenwerk in Rostock.

15 Gernentz 1974, S. 242.

16 Gernentz 1974, S. 241.

Gernentz veranschaulicht seine leider nicht systematisierten Beobachtungen in einem Diagramm, demzufolge Werftarbeiter den Dialekt bei der Arbeit und in der „Freizeit (im Kollegenkreis)"[17] wesentlich häufiger verwendeten als in der Familie. Der Diagrammtitel legt nahe, dass dabei vor allem einpendelnde Werftarbeiter aus umliegenden Dörfern berücksichtigt wurden. Leider belässt es Gernentz bei diesen episodischen Hinweisen. Über den Sprachgebrauch auf den Werften in Rostock liegen offenbar keine zeitgenössischen Daten vor; die bemerkenswerte Funktion des Niederdeutschen als Betriebssprache in der Schwerindustrie der DDR blieb also weitgehend undokumentiert.[18]

3 Datenbasis und historischer Hintergrund der Fallstudie

Noch aber leben Zeitzeugen, die aus eigenem Erleben Auskunft über den Sprachgebrauch auf den Rostocker Werften in den ersten Jahrzehnten nach dem Zweiten Weltkrieg geben können. Grundlage der folgenden Betrachtungen ist ein Korpus von biografischen und sprachbiografischen Interviews mit 86 Personen, die in der Zeit seit 1945/46 ohne größere Unterbrechungen in einem kleinen Mecklenburger Erhebungsgebiet gewohnt haben, das die Großstadt Rostock, die etwa 25 Kilometer südlich davon gelegene Kleinstadt Schwaan und einige Dörfer westlich dieser beiden Ortschaften umgreift. Die Interviews galten dabei nicht in erster Linie den Sprachverhältnissen auf den Rostocker Werften, das zentrale Interesse der Befragung war vielmehr das soziale und sprachliche Zusammenleben der autochthonen Mecklenburger und der vielen Heimatvertriebenen aus Schlesien, Böhmen, Mähren und der Slowakei, die nach dem Krieg in dem mecklenburgischen Erhebungsgebiet angesiedelt wurden.[19] Die große wirtschaftliche Bedeutung der Rostocker

---

17 Gernentz 1974, S. 244.
18 Auch in Gernentz 1980, S. 155, werden die früheren Hinweise zu den Rostocker Werften nicht weiter ausgeführt. Angeregt durch Gernentz führte Wladimir Chudnizki in den 1970er Jahren in der Schiffswerft Rechlin sowie an 24 Orten der engeren Umgebung eine Fragebogenerhebung zum Varietätengebrauch durch, die die (zum Teil exklusive) Verwendung des Niederdeutschen am Arbeitsplatz systematisch bestätigt. Die sehr viel geringere Betriebsgröße der Rechliner Boots- und Zubehörwerft und vor allem das durchgängig dörfliche oder kleinstädtische Umfeld des Betriebs machen diese Ergebnisse allerdings nur bedingt mit den Rostocker Großwerften vergleichbar, vgl. Chudnizki 1991.
19 Die Befragungen fanden seit 2010 überwiegend im Rahmen meines DFG-geförderten Projekts „Kontaktlinguistische Untersuchungen zur sprachlichen Akkulturation Heimatvertriebener in Mecklenburg" statt. Befragt wurden etwa zu gleichen Teilen Angehörige autochthoner Mecklenburger Familien sowie Vertriebene aus den genann-

Werften für die Region und das weite Einzugsgebiet ihrer Belegschaft brachte aber mit sich, dass viele Interviewpartner auf die Arbeits- und Lebensverhältnisse von Werftarbeitern zu sprechen kamen. 18 Zeitzeugen äußerten sich mehr oder weniger ausführlich zum Sprachgebrauch unter den Werftangehörigen, sieben dieser Zeitzeugen haben selbst den größten Teil ihres Berufslebens auf den Rostocker Werften gearbeitet. Die anderen Zeitzeugen haben über Verwandte oder Bekannte, die auf den Werften tätig waren, oder über andere berufliche Kontakte zur Werft nähere Einblicke in die dortigen Sprachverhältnisse erlangt. Die Aussagen dieser 18 Gewährsleute sind die Grundlage der folgenden Betrachtungen.

Einige ganz grundsätzliche Informationen zu den beiden Rostocker Werften und zur Zusammensetzung ihrer Belegschaften müssen vorangestellt werden: Die Neptunwerft ging auf einen 1890 gegründeten Traditionsbetrieb zurück. Sie war bis in die 1930er Jahre „der größte Industriebetrieb Mecklenburgs"[20], der durch die Rüstungsaufträge der Nazizeit vor dem Konkurs gerettet wurde. Die andere Rostocker Werft hatte die ehemalige Bootswerft der Gebrüder Kröger als Vorläuferin und wurde erst nach dem Krieg am Standort Warnemünde zu einer Großschiffswerft ausgebaut: die Warnowwerft. Nach anfänglich widersprüchlicher Politik der sowjetischen Besatzungsbehörden, die zwischen kompletter Demontage und Wiederaufbau der beiden Betriebe changierte, wurden ab 1946 bzw. 1948 beide Werften auf Befehl der sowjetischen Militäradministration mit unerhörtem Mitteleinsatz zu industriellen Großbetrieben ausgebaut – und zwar zunächst ausschließlich, um Reparationsleistungen für die Sowjetunion zu erbringen.

Der forcierte Ausbau der Betriebe ging mit einem steilen Anwachsen der Belegschaften zunächst der Neptunwerft, ab 1948 auch der Warnowwerft einher. Waren Ende 1945 auf beiden Rostocker Werften zusammen nur 558 Personen angestellt, so hatten die Belegschaften im Jahr 1953 mit insgesamt 19.097 Betriebsangehörigen die mehr als 34fache Größe angenommen. Nachdem die Sowjetunion 1954 die Reparationsforderungen einstellte, gingen in den Folgejahren die

---

ten mittel- und oberdeutschen Sprachregionen und deren Nachkommen. Zeitzeugen wurden in zwei Alterskohorten gesucht: Personen, die vor 1940 geboren wurden (Vorkriegsgeneration), und Zeitzeugen, die in den Jahren zwischen 1950 und 1970 geboren wurden (Nachkriegsgeneration). Mit allen Zeitzeugen wurden ein narratives Interview zur Biografie seit 1945 sowie ein leitfadengestütztes Interview zur Sprachbiografie geführt. Kenntnis und Gebrauch basisdialektaler Varietäten waren kein Kriterium zur Aufnahme in das Sample, wurden aber in den Interviews eingehend thematisiert.

20 Seils 2012, S. 157. Zur Entwicklung der Rostocker Werften und ihrer Belegschaften vgl. S. 154–181 sowie Möller 1999.

Belegschaftsgrößen der beiden Werften allmählich auf knapp 14.000 im Jahr 1960 zurück.[21] Ein derart großer Bedarf an überwiegend männlichen Arbeitskräften ließ sich natürlich nicht aus der damals noch recht kleinen Großstadt Rostock decken. Die meisten Werftangehörigen waren daher Zugezogene, die unter erheblichen Schwierigkeiten in der Stadt mit Wohnraum versorgt werden mussten. Ein hoher Prozentsatz der Belegschaften (in der Warnowwerft mehr als 40 %) waren überdies „Tagespendler aus den umliegenden Gemeinden"[22], die über ein schnell ausgebautes Nahverkehrsnetz in die Stadt gebracht wurden. Neben alteingesessenen Mecklenburgern aus der näheren und weiteren Umgebung und Zugezogenen aus dem Süden der SBZ/DDR fand der Arbeitskräftebedarf der Werften unter den immigrierten Flüchtlingen und Vertriebenen, die sich in Mecklenburg aufhielten, eine schier unerschöpfliche Ressource. Der DDR-Ministerrat schätzte, dass im Dezember 1950 etwa 60 % der Belegschaft der Warnowwerft Vertriebene aus den verschiedensten Herkunftsgebieten waren.[23] Die Belegschaften der beiden Werften in Rostock waren ihrer regionalen – und damit sprachlich/dialektalen – Herkunft nach extrem heterogen, sie waren großenteils zu hoher Pendlermobilität gezwungen und durch die ständige Abwanderung in den Westen außerdem durch „enorm hohe […] Fluktuationsraten"[24] gekennzeichnet. All dies sind Bedingungen, die der Verwendung eines lokal verankerten Basisdialekts eigentlich strikt entgegenstehen.

4 Sprachbiografische Berichte über den Varietätengebrauch auf den Rostocker Werften

Gleichwohl berichten zwölf meiner Gewährsleute unabhängig voneinander, dass auf den Rostocker Werften und unter Betriebsangehörigen in den Jahrzehnten nach dem Krieg Niederdeutsch gesprochen wurde, und einige behaupten, dass dort „teilweise heute noch Platt gesprochen" werde (Herr 61/1934/A; Herr

---

21 Zahlen errechnet nach Seils 2012, S. 169; ein eindrucksvolles Diagramm zur Entwicklung der Belegschaftsstärke auf der Warnowwerft bringt Möller 1999, S. 349.
22 Rusche 1993, S. 144.
23 Vgl. Seils 2012, S. 171. Eine Besonderheit der Neptunwerft war, dass hier etwa 1.000 Mann eine Stammbelegschaft aus der Vorkriegszeit der Werft und den ehemaligen Flugzeugwerken Rostocks (Heinkel und Arado) bildeten. In die Belegschaft der Warnowwerft ging eine zahlenmäßig ähnlich starke Gruppe von Fachkräften der ehemaligen Vulcan-Werft aus Stettin ein, die aus Stettin vertrieben worden waren, vgl. Seils 2012, S. 160, 162.
24 Seils 2012, S. 176; die Abwanderung wurde dabei durch die „oft unzumutbaren Wohnverhältnisse und die schlechten Arbeitsbedingungen" befördert.

26/1925/V; Herr 16/1935/A).[25] Die Beobachtungen von Hans-Joachim Gernentz zur niederdeutschen Kommunikation auf den Werften werden also grundsätzlich von den meisten meiner Zeitzeugen bestätigt. Allerdings erzählt ein ehemaliger Werksangehöriger (Herr 32/1931/V) auch, er habe „nicht so mitgekriegt", dass seine Kollegen sich bei der Arbeit plattdeutsch unterhalten hätten. Eine Gewährsfrau (Frau 60/1952/V) verneint dezidiert, dass Niederdeutsch bei ihrer kaufmännischen Ausbildung auf der Werft eine Rolle gespielt habe, und eine andere Probandin berichtet, bei der Arbeit ihrer Mutter als Reinigungskraft auf der Werft „wurde ja Hochdeutsch gesprochen" (Frau 19/1923/V). Offensichtlich ist ein Großbetrieb wie eine Werft also in verschiedene Kommunikationsräume und damit auch unterschiedliche individuelle sprachliche Erfahrungswelten zu differenzieren.

Sichten wir zunächst, von welchen Personenkreisen erzählt wird, dass sie auf den Werften Niederdeutsch gesprochen hätten. Hier reicht die Spanne der Aussagen von Sätzen wie „die meisten sprachen nur Platt" (Herr 15/1921/A) bis hin zu genaueren Angaben über Gruppen von Betriebsangehörigen oder auch bis zur namentlichen Nennung einzelner Werksangehöriger. Niederdeutsch gesprochen haben demnach „die Plattdeutschen" (Herr 1/1932/V; Herr 30/1930/V), „Einheimische" (Herr 24/1926/A), „die alten Mecklenburger" (Herr 26/1925/V; Herr 9/1940/A) oder einpendelnde Kollegen aus der nahegelegenen Kleinstadt Schwaan (Herr 24/1926/A; Herr 27/1929/V). Hier wird also offenbar als Kriterium für den Niederdeutschgebrauch die Autochthonie geltend gemacht. Dass dieses einigermaßen erwartbare Kriterium offensichtlich aber nicht allein ausschlaggebend für den Dialektgebrauch war, wird deutlich, wenn die Zeitzeugen berichten, dass auch „Flüchtlinge" (Herr 15/1921/A) bzw. die sogenannten „Umsiedler" auf der Werft Niederdeutsch gesprochen hätten (Frau 47/1930/A; Herr

---

25　Wegen der insgesamt geringen Zahl der Gewährspersonen wird in der folgenden Darstellung nicht zwischen den besonderen Verhältnissen der beiden Werften differenziert. Bei Zitaten aus meinem Interviewkorpus werden die folgenden Informationen über den jeweiligen Zeitzeugen gegeben: Geschlecht, laufende Nummer der Gewährsperson, Geburtsjahr und Angabe, ob die Person aus einer autochthonen Mecklenburger Familie (= A) oder einer Familie Vertriebener stammt (= V), z. B. Herr 1/1932/V. Die Zitate sind aus Gründen der Lesbarkeit mit Ausnahme der dialektalen Passagen standardorthografisch transkribiert worden, verzichten auf die Wiedergabe von Verzögerungssignalen und paraverbalen Phänomenen, geben aber Wiederholungen oder Konstruktionsbrüche wortgetreu wieder. Konstruktionsbrüche in den Aussagen der Gewährspersonen werden mit drei Punkten markiert, Eingriffe des Autors in die Transkripte werden in eckige Klammern gefasst.

16/1935/A; Herr 1/1932/V). Auch „die Hochdeutschen" haben demnach „sich irgendwie diese Sprache doch angenommen" (Herr 15/1921/A).

Bemerkenswert ist auch, dass gerade Werftangehörige in leitenden Funktionen häufig als Niederdeutschsprecher benannt werden. Die Rangfolge der innerbetrieblichen Funktionen dieser Personen reicht hier vom „Brigadier", der „das Schleswig-Holsteiner Platt" sprach (Herr 1/1932/V), über die „Lehrausbilder" und „Lehrgesellen" (Herr 24/1926/A) und den „Betriebsratsvorsitzenden und Wohnungsverwalter" Paul K. (Herr 24/1926/A) bis hin zu „den alten Schiffbaumeistern [...], die Mecklenburger waren" (Herr 30/1930/V), oder zum „Obermeister T.", der „nur Platt gequatscht" habe (Herr 26/1925/V). Auch ein Ingenieur und ein ehemaliges Direktoriumsmitglied der Neptunwerft berichten von sich selbst, im Betrieb Niederdeutsch gesprochen zu haben (Herr 24/1926/A; Herr 30/1930/V). Viele Zeitzeugen finden besonders erwähnenswert, dass sogar der langjährige Direktor der Neptunwerft und frühere technische Direktor der Warnowwerft, Kurt Dunkelmann (1906–1983), mit seinen Mitarbeitern immer bzw. oft Niederdeutsch gesprochen habe. Den Zeitzeugenberichten zufolge hat es also auf allen Ebenen der innerbetrieblichen Hierarchie Niederdeutschsprecher gegeben.

Es werden allerdings auch einige Personen(kreise) benannt, die auf der Werft ausschließlich ein standardnahes Deutsch gesprochen hätten. Ein Zeitzeuge erzählt, die Konstrukteure der Werft „haben nur Hochdeutsch gesprochen" (Herr 25/1927/V). Auch Zugezogene werden mehrfach als Hochdeutschsprecher benannt. Drei Interviewpartner, die als Vertriebene nach Mecklenburg gekommen sind, erzählen von sich selbst, dass sie Niederdeutsch zwar verstanden, aber auf der Werft nie aktiv gesprochen hätten (Herr 25/1927/V; Herr 26/1925/V; Herr 27/1929/V). Ebenso konnte „einer unserer Werftkapitäne", der aus Berlin stammte, „gar kein Platt" (Herr 24/1926/A). Aber auch autochthone Mecklenburger verwendeten im Betrieb zum Teil nur „Hochdeutsch"[26], so z. B. ein Meister in der Lehrwerkstatt, „der durfte das [Plattsprechen] wohl nicht" (Herr 24/1926/A). Eine erzählte Szene zwischen einem Meister und einem Gesellen, der als Vertriebener aus Schlesien selbst Niederdeutsch auf der Werft sprach, macht die mögliche Inkongruenz zwischen Autochthonie und Dialektgebrauch besonders deutlich:

---

26 Die Gewährspersonen unterscheiden in der Regel nur „Niederdeutsch" bzw. „Plattdeutsch" einerseits und „Hochdeutsch" andererseits und meinen mit „Hochdeutsch" die standardnahe Umgangssprache, über deren mehr oder weniger starke regionale Prägung meist nicht näher reflektiert wird. Ich halte mich im weiteren Textverlauf an diese Eigenkategorie meiner Probanden.

„Mein Meister auf der Werft das war auch ein Warnemünder auch ein echten auch ein echten Plattdüütschen. Aber der hat nie Platt gesprochen, immer Hoch. ‚Mensch Hans‘, sech ik, ‚du bist doch en plattdüütschen Jung‘. ‚Nein‘, secht er, ‚ich ich ich mag das nicht so‘. Und mit dem haben wir auch gute gute Verbindung gehabt. […] ‚Hans, Mensch, du bist doch en Plattdüütschen, warum redst du gar nich Platt‘. Nein. Mocht hai nich.“ (Herr 1/1932/V)

Es gab den Erzählungen zufolge also sowohl Zugewanderte aus nicht niederdeutschen Dialektgebieten, die auf der Werft Niederdeutsch sprachen, als auch einheimische Mecklenburger, die nicht Niederdeutsch sprachen, obwohl sie es von Hause aus gekonnt hätten.

Was berichten die Interviewpartner über situative Aspekte des Niederdeutschgebrauchs auf den Werften? Hier ist zunächst auffällig, wie oft und wie stark von den Zeitzeugen betont wird, einige der oben bereits genannten Personen und Personengruppen hätten „nur“ oder „immer“ Plattdeutsch gesprochen: „Da hat es viele gegeben, die nur Plattdeutsch Plattdeutsch gesprochen haben“ (Herr 26/1925/V). Diese von sieben Gewährspersonen betonte Aussage bezieht sich vor allem auf die Gruppe der autochthonen Mecklenburger, zu der dann auch die Arbeitskollegen aus Schwaan gehörten („Die sprachen nur Plattdeutsch. Nur.“ Herr 27/1929/V). Mehrfach wird gerade auch vom Werftdirektor Kurt Dunkelmann ein derart situationsübergreifender Dialektgebrauch behauptet, der „immer Platt gesprochen [habe] mit allen“ (Herr 25/1927/V; Herr 27/1929/V):

„Und Kurt Dunkelmann hat nur Plattdeutsch gesprochen. Mit den Arbeitern. Und wenn Kurt Dunkelmann seine Beratung hatte mit seinen Ingenieuren und so weiter, hat er Platt gesprochen.“ (Herr 16/1935/A)

Es ist im Nachhinein kaum zu entscheiden, inwieweit in derartigen Aussagen ein ‚Ur-mecklenburger Sprachverhalten‘ narrativ konstruiert (bzw. im Falle Dunkelmanns eine sprachliche Selbststilisierung reproduziert) wird oder inwieweit sie tatsächliche Gehörseindrücke vom Arbeitsalltag auf der Werft fassen, die gerade auch den zugewanderten Zeitzeugen auffallend erscheinen mussten. Es ist nach vielen anderen Aussagen aus meinem Gesamtkorpus für die 1950er und 1960er Jahre immerhin sehr wahrscheinlich, dass vor allem ältere Personen aus Mecklenburg damals noch besser und lieber Niederdeutsch sprachen als Hochdeutsch, das sehr viele erst in der Schule als Fremdsprache gelernt hatten. So berichtet ein Zeitzeuge noch für die 1960er Jahre über den Betriebsratsvorsitzenden Paul K.:

„Also ich habe den nur Plattdeutsch sprechen hören. Ob er Hochdeutsch konnte, wusste ich nicht. Also der hat nur Plattdeutsch gesprochen.“ (Herr 24/1926/A)

Demnach wäre der Dialekt zumindest von einigen Personen situationsübergreifend verwendet worden.

Andere Aussagen spezifizieren typische Adressaten und Gesprächssituationen niederdeutscher Kommunikation, so die wiederholt getroffene Feststellung, „Plattdeutsche haben Plattdeutsch gesprochen un… untereinander" (Herr 30/1930/V), „die Plattdeutschen unter sich, wenn … die haben natürlich Platt gesprochen klar ne" (Herr 1/1932/V). Dass das Niederdeutsche aber nicht nur als Binnenkommunikation der „Einheimischen" „unter uns" (Herr 24/1926/A) fungierte, wird deutlich in den Interviews von vier verschiedenen Gewährspersonen, die über asymmetrisch niederdeutsch-hochdeutsche Kommunikationsdyaden auf der Werft berichten. Ein aus der Neumark zugewanderter Zeitzeuge erzählt, dass er in Gesprächen mit „Plattdeutschen" auf der Werft „dann eben, so gut ich konnte, Plattdeutsch oder meistens aber Hochdeutsch geantwortet" (Herr 30/1930/V) habe. Ähnlich wie zwei weitere Heimatvertriebene schildert auch Herr 26 den asymmetrischen Sprachgebrauch als „normale[n] Alltag" auf der Werft:

> „Wenn ich kein Hoch… kein Platt sprechen kann, ne, spreche ich Hochdeutsch. Ich meine, die haben das ja auch verstanden, wenn man Hochdeutsch … aber die die wollten nicht nicht Hochdeutsch sprechen ne. Da sind sie stur in der Beziehung die Mecklenburger." (Herr 26/1925/V)

Wie die Berichte über ‚Nur-Plattsprecher' deuten auch die Erzählungen von asymmetrisch hochdeutsch-niederdeutschen Kommunikationen darauf hin, dass das Niederdeutsche auf der Werft nicht ausschließlich als *ingroup*-Varietät fungierte, sondern zum Teil auch adressatenunabhängig dominantes Kommunikationsmittel war.

Eine auffallende Präsenz scheint das Niederdeutsche vor allem in Brigaden der „Produktionsstätten" (Herr 61/1934/A), bei der gemeinsamen handwerklichen Arbeit (mehrere Belege), in den Lehrwerkstätten der Werft (Herr 24/1926/A) (nicht in der kaufmännischen Ausbildung und in der Berufsschule, Herr 30/1930/V; Frau 60/1952/V), während der Mittagspausen (Herr 27/1929/V), unter Werftarbeitern in den Pendlerzügen und S-Bahnen (Herr 9/1940/A, Frau 51/1954/A) und wenn Arbeitskollegen außerhalb des Betriebs „privat also wir familiär zusammen[kamen]" (Herr 24/1926/A), gehabt zu haben. Im Bereich der handwerklichen Tätigkeiten auf der Werft ist der Gebrauch des Dialekts nach den Zeitzeugenberichten offenbar nicht auf untergeordnete Positionen der betrieblichen Hierarchie begrenzt gewesen. Wie bereits aus einigen oben gebrachten Zitaten ersichtlich wurde, wird wiederholt von Meistern erzählt, die mit ihren Gesellen und Lehrlingen Niederdeutsch gesprochen hätten. Von mehreren Zeitzeugen wird aber ebenfalls berichtet, dass das Niederdeutsche auch in der Kommunikation des Führungspersonals oberhalb der Ebene der Meister mit betrieblich Untergebenen verwendet wurde. Während ein Ingenieur erzählt, die Ingenieure hätten bei der Instruktion der „Arbeiter" nur Hochdeutsch verwendet („Wurden ja Zeichnungen gemacht, die wir dann da im Betrieb ... unten verwirklicht werden mussten. Da haben wir alles nur Hochdeutsch gesprochen", Herr 25/1927/V), sagt ein ehemaliges Direktionsmitglied von sich selbst, er habe „viel" Niederdeutsch eingesetzt, um Aufträge zu erteilen (Herr 24/1926/A). Auch Herr 30, der anfangs kaum Plattdeutsch sprach, begann „in späteren Jahren, als ich in leitenden Funktionen war", in Gesprächen mit Mitarbeitern Niederdeutsches „einzustreuen" (Herr 30/1930/V). Auch „Kurt Dunkelmann hat dort [Neptunwerft] Plattdeutsch mit den Arbeitern gesprochen" (Herr 16/1935/A).

Eine andere Erzählung akzentuiert diesen besonderen Gebrauch des Niederdeutschen ‚von oben nach unten' bei Dunkelmann wie folgt:

> „Während wir sonst ja wenn wir da in am am Direktionstisch saßen, das waren ja alles hochqualifizierte Leute, alles Ingenieure oder so so was Ähnliches jetzt. Ja da wurde immer Hochdeutsch gesprochen natürlich. Aber wenn er [Dunkelmann] dann zu den Arbeitern runterging in den Betrieb, dann hat er Plattdeutsch gesprochen." (Herr 25/1927/V)

Gerade im Zusammenhang mit dem Niederdeutschgebrauch ‚von oben' reflektieren einige Zeitzeugen sehr aufschlussreich über die Pragmatik der Varietätenwahl auf der Werft. Ein Ingenieur bestätigt auf Nachfrage, er habe gegenüber „plattdeutschen" Mitarbeitern das Niederdeutsche bewusst eingesetzt: „Und dann hat man das Gefühl bekommen, dass man da ... das ist einer von uns" (Herr 30/1930/V). Auch ein langjähriges Mitglied der Direktion der Neptunwerft, das selbst aus Mecklenburg stammte, hat sich diesen solidarisierenden Effekt des Niederdeutschgebrauchs in seiner Führungsposition zunutze gemacht:

> „Ich wusste auch genau, wo man das am besten einsetzte. Nun kannte ich die nun kannte ich hier ja alle. Ich kannte die ganze Werftliste. [...] Und wenn ich noch irgendetwas Besonderes wollte, dann wusste ich genau, dann musst du Plattdeutsch sprechen. Dann kommst du besser an. [...] Das hat funktioniert oh ja. Und das haben sie gerne gemocht. Viele haben es gerne gemocht, wenn ich mit ihnen Plattdeutsch sprach. [...] Also nicht bloß wenn ich was Besonderes wollte oder etwas Besonderes durchsetzen wollte, überhaupt im Gespräch ne." (Herr 24/1926/A)

Die Wahl des Dialekts erleichterte demnach einerseits die imageschonende Ausführung direktiver Sprechhandlungen und sorgte andererseits für ein insgesamt entspanntes Kommunikationsklima. An anderer Stelle des Interviews beschreibt der Zeitzeuge die niederdeutsche Sprache als „nicht so aggressiv": „Und man kann im Plattdeutschen manches ... Dinge manche Dinge sagen, die im Hochdeutschen wahrscheinlich beleidigend wirken würden", und misst der Varietät damit den Charakter einer Nähesprache bei, die „eine besondere innere Beziehung der Leute zueinander" stifte (Herr 24/1926/A). Auf Nachfrage bestätigt er, dass ihm diese Qualität des Niederdeutschen geholfen habe, im Betrieb Konflikte mit Mitarbeitern zu lösen, indem er Niederdeutsch sprach.

Ganz ähnliche pragmatische Mechanismen erkennen andere Interviewpartner im Niederdeutschgebrauch von Werftdirektor Dunkelmann:

> „Aber der hat wirklich … der Kurt Dunkelmann die Leute, mit denen auf der Werft, die hat er angequatscht mit Du und Plattdüütsch. Und deswegen war der auch so beliebt bei der Belegschaft. Ist doch klar, wenn einer meine Sprache spricht oder die Sprache der des Volkes sozusagen." (Herr 16/1935/A)

Dunkelmann hat Zeitzeugenbeobachtungen zufolge das Niederdeutsche aber ebenfalls innerhalb der Werksleitung verwendet, besonders auch um Kritik zu äußern:

> „Jeden Morgen hat er eine Arbeitsbesprechung gehabt mit seinen Abteilungsleitern Bereichsleitern Abteilungsleitern. Teilweise wurden die Meister dazu geholt. […] Da hat er dann die Leute zusammengestaucht so so und dann halt alles in Mundart. Alles Platt. Ob sie es verstanden haben oder nicht." (Herr 27/1929/V)

Der Zeitzeuge, ein Ingenieur, erinnert sich an dieser Stelle des Interviews, dass Dunkelmann auch ihn selbst einmal auf Plattdeutsch „zusammengestaucht [habe], weil was nicht hinhaute" (Herr 27/1929/V). Die pragmatische Bedeutung der Varietätenwahl wird von einer anderen Gewährsperson bestätigt, die ebenfalls über Konfliktsituationen bei Arbeitsbesprechungen berichtet:

> „Und wenn Kurt Dunkelmann seine Beratung hatte mit seinen Ingenieuren und so weiter, hat er Platt gesprochen. Und wenn irgendwas schiefging, dass ihm einer da was unterjubeln wollte, dann wurde Hochdeutsch gesprochen. Dann war es gefährlich. Dann war es gefährlich. Also dann war mit ihm nicht gut Kirschen essen." (Herr 16/1935/A)

Verschiedene Zeitzeugen reflektieren hier sehr detailliert, dass in Situationen, in denen das Niederdeutsche nicht das einzige mögliche Kommunikationsmittel war, sondern in Konkurrenz zum Hochdeutschen trat, die (erwartungswidrige) Wahl des Niederdeutschen in der betrieblichen Kommunikation pragmatische Effekte erzielte, die dessen Charakter einer nähesprachlichen *low prestige variety* zur Geltung brachten.[27] Dieser Effekt kam unter Umständen auch gegenüber

---

27 Diese „Funktion des Niederdeutschen als Harmonisierungsfaktor im Betrieb" sprechen bereits Diercks/Goltz (1991, S. 41) in ihrem Resümee der Ergebnisse des Arbeitskreises „Niederdeutsch in der Arbeitswelt" kurz an. In ihrem Text werden auch einzelne

Adressaten zur Wirkung, die selbst das Niederdeutsche nicht verwendeten („Ob sie es verstanden haben oder nicht"). Der kommunikative Wechsel vom Niederdeutschen zum Hochdeutschen konnte entsprechend auf der Beziehungsebene eine imagebedrohende Entsolidarisierung und Distanzierung markieren.

Eine außenstehende gebürtige Rostockerin, deren Verwandte und Bekannte auf den Rostocker Werften arbeiteten, bezieht den solidarisierenden Effekt des Niederdeutschen auch auf die Werftzugehörigkeit insgesamt:

> „Was bei den Werften ja so ein bisschen auch war … die haben ja Platt gesprochen. Und ich … das war so ein bisschen, ja ich weiß nicht, also so eine Art Abgrenzung beziehungsweise, wer dazugehören wollte, musste eben auch mit Platt sprechen." (Frau 51/1954/A)

Im Plattdeutschgebrauch unter den Werftarbeitern habe sich demnach deren „Selbstbewusstsein" ausgedrückt.

Für Zugewanderte – hier werden neben Flüchtlingen und Vertriebenen auch Binnenmigranten aus dem Süden der DDR genannt – stellte das Niederdeutsche vielfach eine hohe Sprachbarriere dar. Wenn ein Vertriebener aus Nordböhmen sagt, jetzt, nachdem er Plattdeutsch gelernt habe, „kann mich niemand betrügen […] zuerst da habe ich ja die Ohren gespitzt" (Herr 26/1925/V), deutet das darauf hin, dass er das Niederdeutsche der Werftkollegen zunächst als ausgrenzend erfahren hat. Es sei ihm im Einzelfall von Kollegen zwar etwas „auf Hochdeutsch erklärt" worden, in der täglichen Zusammenarbeit hätten seine Kollegen aber „stur" am Niederdeutschen festgehalten: „Die haben sich gedacht … haben, da lern du mal ne" (Herr 26/1925/V). Das habe ihn aber „nicht gestört": „Man hatte dann alles mitgekriegt ne. Später dann. Zuerst haben wir ja nicht gewusst, was das ist" (Herr 26/1925/V). Auf die Nachfrage, wie er gelernt habe, das Niederdeutsche zu verstehen, antwortet er: „Auf der Werft. […] Nur am Arbeitsplatz. Und dann viel von meinem Schwager." Ein anderer Vertriebener erzählt, er habe von seinen gleichaltrigen Niederdeutsch sprechenden Kollegen „viel gelernt" und dann aus Interesse auch begonnen, niederdeutsche Bücher von Rudolf Tarnow zu lesen (Herr 27/1929/V). Auch ein alteingesessener Zeitzeuge berichtet, die „Flüchtlinge" hätten

> „ja auf den Werften Arbeit gefunden und da wurde ja Platt gesprochen. Überwiegend Platt. Und da haben die dann auch mit Platt gelernt." (Herr 15/1921/A)

Eine Rostockerin erzählt von der Neptunwerft, hier hätten die Zuwanderer im Niederdeutschen „zumindestens Vieles" gelernt: „Die mussten sich umstellen,

---

Hinweise auf den Gebrauch und den Erwerb des Niederdeutschen in industriellen Großbetrieben gegeben.

die sprachen Platt" (Frau 47/1930/A). Die oben zitierte Beobachtung von Gernentz, dass „Neueintretende, z. B. Jugendliche", in den Brigaden der Rostocker Werften das Niederdeutsche erst gelernt hätten (siehe oben), wird von einigen meiner Zeitzeugen also explizit bestätigt. Hier wie in sehr vielen anderen Aussagen meines Gesamtkorpus kommt die kollegiale Arbeitswelt als sozialer Ort der Dialekttradition in den Blick. Eine jüngere Zeitzeugin berichtet beispielsweise noch aus den 1970er Jahren über ihren aus Sachsen stammenden Ehemann, der das Niederdeutsche ebenfalls erst in einem Großbetrieb des Rostocker Hafens gelernt habe:

> „Un hai künn kain Wuurt Platt verstån. Un denn is er anfungen in Seehafen Rostock inne Discheri un die Språk dor wir Platt. Dörchweg. Un hai müsst dat liiren. Un näbenbi müsst dat gån ne." (Frau 85/1954/A)

Die starke Verankerung des Niederdeutschen in der mecklenburgischen Arbeitswelt führte dazu, dass rezeptive, aber auch produktive Kompetenzen im Dialekt zum Teil außerfamiliär und selbst in industriellen und großstädtischen Kontexten weitergegeben worden sind. In aller Regel erfolgte der Spracherwerb hier ungesteuert bzw. „unfokussiert"[28] während der gemeinsamen Arbeit. In Einzelfällen haben Niederdeutschlerner wie Herr 27 (1929/V) ihre Annäherung an das Niederdeutsche auch über die Lektüre niederdeutscher Literatur unterstützt.

Was wird in den Interviews zur zeitlichen Dimension des Niederdeutschgebrauchs gesagt? Hier ist zunächst hervorzuheben, dass die meisten der in der vorangehenden Darstellung zitierten Aussagen von Personen stammen, die in den 1920er und 1930er Jahren geboren wurden. Diese Personen oder ihre Angehörigen bzw. Bekannten nahmen meist gegen Ende der 1940er Jahre in den Werften die Arbeit auf und gingen am Ende der 1980er oder am Anfang der 1990er Jahre in den Ruhestand. Das erinnerte Arbeitsleben dieser Zeitzeugen deckt sich also weitgehend mit dem Bestehen der beiden Rostocker Großwerften von deren forciertem Ausbau seit 1946/1948 bis zu den einschneidenden Veränderungen durch die Privatisierung und Umstrukturierungen am Beginn der 1990er Jahre, als in der ostdeutschen Werftindustrie über 40.000 Arbeitsplätze abgebaut wurden.[29] Die zitierten oder paraphrasierten Aussagen zum Niederdeutschgebrauch auf den Werften beziehen sich also auf Sprachverhältnisse der 1950er bis 1980er Jahre, besonders häufig wird über den Zeitraum der 1950er und 1960er Jahre berichtet.

---

28 Mit dem Begriff des „unfokussierten Spracherwerbs" bezeichnet Franceschini 2004, S. 133, „einen überwiegend spontan zustande gekommenen Spracherwerb, der nicht die volle Aufmerksamkeit der ‚Lerner' genoss."

29 Vgl. Landeskundlich-historisches Lexikon 2007, S. 722.

Alle Zeitzeugen, die selbst auf den Werften arbeiteten, traten als junge Menschen am Anfang ihres Berufslebens in die Werften ein. Auf den Werften trafen sie zum einen auf ältere, schon qualifizierte Kollegen („die alten Schiffbaumeister", „die alten Plattdeutschen"), die im Betrieb Niederdeutsch sprachen. Zum anderen wird von jüngeren Kollegen berichtet, die „damals in meinem Alter … ich war damals, was war ich da, zweiundzwanzig dreiundzwanzig. Die in meinem Alter waren und die haben Plattdeutsch gesprochen" (Herr 27/1929/V). Auch die Aussagen anderer, damals junger Werftangehöriger bestätigen, dass das Niederdeutsche am Beginn der 1950er Jahre auch von der jüngeren Altersgruppe gesprochen wurde.

Für diejenigen Betriebsangehörigen, die erst auf den Werften in engeren Kontakt mit dem Niederdeutschen kamen, begann mit dem Eintritt in den Betrieb zum Teil ein längerer Spracherwerbsprozess. Herr 26 (1925/V), der 1949 auf der Werft zunächst als ungelernter Arbeiter begann, ist dort sofort mit dem Niederdeutschen konfrontiert worden und „das hat paar Jahre gedauert, bis ich dahintergekommen bin". Seinem Unverständnis „zuerst" folgte „später" eine Zeit, in der er das Niederdeutsch seiner Kollegen problemlos verstand. Bei Herrn 30, der ebenfalls in den späten 1940er Jahren in die Neptunwerft eintrat, verschob sich der intensive Kontakt mit dem Niederdeutschen um die Zeit seiner Umschulung: „Die erste Zeit auf der Werft war ich ja in einer Umschulung, da war dann … wurde nur Hochdeutsch gesprochen. […] Und nachher ja da war schon Platt." (Herr 30/1930/V) „In späteren Jahren", als er als Ingenieur in leitende Funktionen aufgestiegen war, habe er begonnen, selbst aktiv Niederdeutsch zu verwenden. Nach dem spätestens gegen Ende der 1950er Jahre erreichten Stand scheint sich das Sprachverhalten der hier hauptsächlich befragten Alterskohorte von Zeitzeugen zunächst wenig geändert zu haben. Auf die Nachfrage, ob er sich an Veränderungen im Niederdeutschgebrauch der Werftangehörigen in den 1950er und 1960er Jahren erinnere, antwortet Herr 26 (1925/V): „Nein da hat sich nichts geändert nein nein da hat sich nichts geändert. Nein nein. Das ist so geblieben. Ich glaube, das ist auch jetzt noch so." Auch Kurt Dunkelmann hat dem Vernehmen nach während seiner gesamten Dienstzeit auf der Neptunwerft daran festgehalten, Niederdeutsch zu verwenden: „Und immerhin war der von 1956 bis 73 auf der Werft" (Herr 16/1935/A). Herr 24 (1926/A) erzählt von sich selbst, er habe bis zu seiner Pensionierung 1990 Niederdeutsch auf der Werft gesprochen, schränkt seine Aussage dabei aber auch teilweise ein: „Und ich habe immer immer eigentlich mit denen, die das konnten und die das auch gerne sprachen, bis zum Schluss immer Plattdeutsch gesprochen. Ja. Bloß das wurde ja immer weniger ne." Über dieses „Weniger-Werden" des Niederdeutschgebrauchs, das wohl auf die 1970er und 1980er Jahre datiert werden kann, geben die von mir

befragten Zeitzeugen keine weitere Auskunft. Hier müsste gezielt eine Altersgruppe nach ihren Spracherfahrungen auf der Werft befragt werden, die erst in
den letzten beiden Jahrzehnten der Großwerften in die Betriebe aufgenommen
wurde. Der Sprachgebrauch dieser Altersgruppe könnte sich bereits stark vom
Sprachgebrauch derjenigen unterscheiden, die schon seit Jahrzehnten dort in
gewohnten Kommunikationszusammenhängen arbeiteten. Immerhin gehen drei
meiner Zeitzeugen davon aus, dass auch auf den extrem verkleinerten Werften um
das Jahr 2010 zumindest „teilweise" immer noch Niederdeutsch kommuniziert
werde (Herr 61/1934/A; Herr 26/1925/V; Herr 16/1935/A).

Bei der extrem heterogenen Zusammensetzung der Belegschaften ist vorauszu-
setzen, dass auf den beiden Rostocker Werften eine Fülle von Kompetenzen in den
verschiedensten Herkunftsdialekten vertreten war, die die Betriebsangehörigen
vor ihrem Zuzug nach Mecklenburg gesprochen hatten. Dennoch wird in den
Interviews sehr selten davon berichtet, dass auf den Werften andere Basisdialekte
als das Niederdeutsche gesprochen worden seien. Nur ein Vertriebener aus der
Hauerländer Sprachinsel in der Mittelslowakei, der von „drei oder vier Kumpels"
aus seinem Herkunftsort ermuntert worden war, sich ebenfalls auf der Werft zu
bewerben, erzählt, dass sie in dieser Gruppe – „mit unseren" (Herr 32/1931/V) –
untereinander ihren Herkunftsdialekt gesprochen hätten. Dagegen verneint ein
Vertriebener aus Böhmen, dass er seinen Herkunftsdialekt auf der Werft je gesprochen habe, er habe „auch gar nicht mit irgendwelchen Sudetendeutschen
gesprochen auf der Werft" (Herr 25/1927/V). Eine andere Zeitzeugin führt die
allmähliche Abkehr ihrer Mutter von ihrem böhmischen Heimatdialekt im Fami-
lienkreis sogar darauf zurück, dass diese bei ihrer Arbeit als Reinigungskraft auf
der Werft ausschließlich Hochdeutsch gesprochen habe (Frau 19/1923/V). Ein
mecklenburgischer Werftangehöriger hat es im Arbeitsalltag „nicht so wahrgenommen" (Herr 24/1926/A), dass die sogenannten Umsiedler sich untereinander
in ihrem Herkunftsdialekt unterhalten hätten. Auffällig ist nach Aussagen einer
alteingesessenen Rostockerin, deren Mann auf der Werft arbeitete, auf der Werft
allenfalls das Sächsische gewesen:

> „Weil die auf der Werft auch dann kamen ne. Und die waren ja auch manchmal nicht zu
> verstehen. Und und und dann so auf der Werft nur noch … also ich glaube, da haben die
> Werftler mehr mit zu tun gehabt als mit den Flüchtlingen." (Frau 47/1930/A)

Ob die besondere Auffälligkeit des Sächsischen (Basisdialekts oder Regiolekts?)
auf der offenbar zeittypischen Aversion[30] speziell gegen die Zuwanderer aus dieser

---

30 Über verbreitete Aversionen gegen sächsische Zuwanderer und ihre Sprachform in
    Mecklenburg und Vorpommern berichtet schon Herrmann-Winter 1979, S. 140.

Region beruhte oder tatsächlich aus einer starken Gruppenpräsenz auf der Werft
resultierte, lässt sich auf der Grundlage dieser einen Zeitzeugenaussage nicht
entscheiden. Generell dürfte die Durchmischung der einzelnen Zuwanderer auf
den Werften die Bildung von größeren Gruppen gleicher Herkunft verhindert
haben. So erinnert sich ein in Böhmen geborener Werftarbeiter:

> „Ich bin angekommen, da da wurden … waren schon Brigaden, ne. Da wurden die Bri-
> gaden aufgeteilt, war ein Brigadier, ne und der hat die ganze Truppe geleitet, ne. Und da
> war Mischvolk, ne. […] Da war man und und Schlesier und und, ne, und alles gemischt."
> (Herr 26/1925/V)

Auch zwischen Mecklenburgern und Zuwanderern „wurde nicht getrennt, da
wurde gemischt". In diesem „Mischvolk" der Belegschaft blieb der Zeitzeuge mit
seinem lokalen Herkunftsdialekt denn auch weitgehend isoliert: „Naja Sudetendeutsche waren an und für sich wenige wenig… also aus meiner Ecke da, ne. Ich
bin der Einzige hier aus aus den Kreis Dux." (Herr 26/1925/V)

5 Fazit

Ich möchte mit einem resümierenden Rückblick auf die Aussagen meiner Zeitzeugen zum Sprachgebrauch auf den Werften schließen und diesen Rückblick auf
meine spezielle Fallstudie in einige allgemeine Überlegungen zum Quellenwert
der Sprachbiografien für die Sprachgebrauchsgeschichte überführen.

Die Erzählungen meiner Zeitzeugen bestätigen in beachtlicher Übereinstimmung frühere Einzelbeobachtungen, dass das Niederdeutsche in der DDR in
den 1950er bis 1980er Jahren zum Teil als industrielle Berufs- oder Betriebssprache fungiert hat, und sie bieten detailreiche Einblicke in die Soziolinguistik
und Pragmatik des Sprachgebrauchs auf den verschiedenen Ebenen der innerbetrieblichen Hierarchien der Rostocker Werften. Andere Basisdialekte, die auf
den Werften wohl präsent waren, blieben im Gebrauch offenbar allenfalls auf
kleinste Gruppenzusammenhänge begrenzt und haben nie die Funktion einer
Betriebssprache der Werftangehörigen übernommen. In der Zusammenschau der
verschiedenen Einzelaussagen lässt sich feststellen, dass die Zeitzeugen das Niederdeutsche gewissermaßen in einer Übergangsphase verorten, in der es einerseits
zum Teil noch als dominantes Kommunikationsmedium situationsübergreifende Verwendung fand, andererseits aber in der Konkurrenz zum Hochdeutschen
und wohl auch zu den Herkunftsvarietäten der Zuwanderer bereits pragmatische

---

Abwertende Äußerungen über die nach Mecklenburg zugewanderten „Sachsen" sind
im Gesamtkorpus der Interviews sehr häufig anzutreffen.

und sozialsymbolische Funktionen zugewiesen bekam. Die partielle Dominanz ebenso wie der sozialsymbolische Wert des Niederdeutschen in den Arbeitszusammenhängen motivierten auch die zugewanderten Werftmitarbeiter, rezeptive und mitunter auch gute produktive Niederdeutschkompetenzen zu erwerben. Die industrielle Arbeitswelt schloss demnach Dialektkommunikation nicht nur nicht aus, sondern sie war in gewissem Umfang sogar sozialer Ort sekundären Dialekterwerbs. An meinem Fallbeispiel konnte also gezeigt werden, dass Sprachbiografien tatsächlich aufschlussreiche Quellen für die historische Rekonstruktion ansonsten nicht dokumentierter Sprachsituationen bieten können.

Zugleich haben meine Auswertungen immer wieder ein Spezifikum sprachbiografischer Quellen deutlich hervortreten lassen, das für die Rekonstruktion vergangenen Sprachgebrauchs besonders fruchtbar ist: Sie verweisen auf die fundamentale Heterogenität mündlichen Sprachverhaltens.[31] Schon die individuelle Sprachbiografie schließt sich nicht zu einer homogenen kommunikativen Monade. Sie durchquert vielmehr buchstäblich verschiedene sprachliche Domänen, Situationen, soziale Rollen und Gruppenzugehörigkeiten und lokalisiert diese kommunikativen Grenzübertritte außerdem in verschiedenen Lebensphasen. Schon die einzelne Sprachbiografie eröffnet einen differenzierten Blick auf die Heterogenität des Sprachalltags.

Der Blick vom Individuum aus bringt immer wieder auch den Eigensinn persönlichen Verhaltens zur Geltung, statt von vornherein den Fokus auf die Konformität sozialer Gruppen zu legen (vgl. das erwartungswidrige Sprachverhalten Kurt Dunkelmanns oder des Meisters „Hans" von Herrn 1/1932/V). Die partiellen Inkongruenzen bzw. Widersprüche zwischen den Berichten einzelner Werftangehöriger verdeutlichen, dass die sprachlichen Erfahrungswelten selbst innerhalb von lokal und institutionell engst begrenzten Kommunikationsräumen durchaus unterschiedlich sein können. Soziolinguistisch scheinbar klar abgrenzbare Kommunikationssituationen (z. B. Dienstbesprechung in der Werftdirektion) werden durch die anwesenden Gesprächsteilnehmer je mitbedingt und daher gegebenenfalls unterschiedlich wahrgenommen. Die zum Teil disparaten Schilderungen des Sprachgebrauchs an einem sozialen Ort bringen auch die Ungleichzeitigkeiten der sprachlichen Entwicklung im selben Zeitraum in den Blick (z. B. situationsübergreifende Dominanz des Niederdeutschen neben dessen situationsspezifischer Pragmatisierung).

---

31 Nach Schröder 2015, S. 207, geht es bei der Rekonstruktion gesprochener Sprache historischer Sprachstufen vor allem um die „Rekonstruktion der sprachlichen Heterogenität".

Sprachbiografien liefern nicht nur differenzierte Beschreibungen der Sprachsituationen in der kommunikativen Umgebung des Erzählers, sondern die geschilderten sprachlichen Verhältnisse werden meist auch einstellungsmäßig bewertet und alltagstheoretisch reflektiert. Veränderungen im Sprachverhalten von Individuen oder Gruppen werden häufig narrativ motiviert. Gerade die Interpretationen von Pragmatik und Sozialsymbolik des Niederdeutschgebrauchs wurden in den Berichten meiner Zeitzeugen detailreich entwickelt. Sprachbiografien sind also nicht nur aussagekräftige Quellen der Sprachgebrauchsgeschichte, sondern auch der „Sprachbewusstseinsgeschichte", die nach Klaus Mattheier ebenfalls eine tragende Säule der Sprachgeschichte formiert.[32]

Die fundamentale Heterogenität sprachbiografischer Quellen konstituiert einerseits ihren besonderen empirischen Reichtum, wirft aber andererseits das Problem der Generalisierbarkeit auf. Wie kann die diachronische Sprachforschung von den disparaten Mikrogeschichten der Sprachbiografien zur Makrogeschichte des Sprachgebrauchs gelangen? Grundsätzlich kann dies durch hohe Fallzahlen und die Repräsentanz möglichst unterschiedlicher Gesellschaftsgruppen im Untersuchungssample gelingen. Das hier rekonstruierte Bild vom Varietätengebrauch auf den Rostocker Werften hätte durch die gezielte Befragung weiterer und vor allem auch jüngerer Gewährsleute erheblich verdichtet und zeitlich klarer konturiert werden können. Dabei sind Sprachbiografien selbstverständlich kein Mittel quantifizierender Datenerhebung. Sie bleiben der Perspektive des Einzelnen verpflichtet und generieren ihre Daten in der Kooperation mit dem Interviewer. Wenn aber mehrere Gewährsleute zum selben Themenbereich übereinstimmende Aussagen machen, dann bietet dies einen Ansatzpunkt für die Abstraktion vom Einzelnen und der konkreten Interviewsituation. Auch eine größere Zahl übereinstimmender Aussagen garantiert freilich nicht deren Sachadäquatheit. Wenn eine Reihe von Zeitzeugen ausführt, auf den Werften sei ‚immer' und ‚überall' Niederdeutsch gesprochen worden, so sind diese Aussagen zunächst nur Belege für eine im Untersuchungszeitraum verbreitete Konzeptualisierung der Sprachwirklichkeit. Die Kontrastierung mit abweichenden oder widersprechenden Aussagen anderer Zeitzeugen belegt, dass es sich um die Spracherfahrung einer Gruppe handelt, die neben den oder gegen die Erfahrungen anderer Zeitzeugen steht. Hier wie dort bleiben die Sprachbiografien bei den erzählten und interpretierten Sprachwirklichkeiten – diese aber können das individuelle Sprachverhalten und damit in größerer Summierung den Gang der Sprachgebrauchsgeschichte bedingen.

---

32 Mattheier 1995, S. 16–17.

Literatur

Arendt, Birte: Niederdeutschdiskurse. Spracheinstellungen im Kontext von Laien, Printmedien und Politik. Berlin 2010.

Chudnizki, Wladimir S.: Zur kommunikativen Funktion der sprachlichen Existenzformen in Mecklenburg. Soziolinguistische Untersuchung in der Schiffswerft Rechlin und ihrer engeren Umgebung. In: Beiträge zur Erforschung der deutschen Sprache 10 (1991), S. 223–239.

Diercks, Willy/Goltz, Reinhard: Niederdeutsch in der Arbeitswelt. Ergebnisse des Arbeitskreises. In: Speckmann, Rolf (Hrsg.): Niederdeutsch morgen. Perspektiven in Europa. Beiträge zum Kongreß des Instituts für niederdeutsche Sprache, Lüneburg, 19.–21.10.1990. Leer 1991, S. 37–44.

Ehlers, Klaas-Hinrich: Vertriebenen-Linguistik. Geschichte und Profil der germanistischen Forschung zu den sprachlichen Folgen der Vertreibung nach dem Zweiten Weltkrieg. In: Hassler, Gerda (Hrsg.): Metasprachliche Reflexion und Diskontinuität. Wendepunkte – Krisenzeiten – Umbrüche. Münster 2015, S. 208–221.

Franceschini, Rita: Sprachbiographien: das Basel-Prag-Projekt (BPP) und einige mögliche Generalisierungen bezüglich Emotionen und Spracherwerb. In: Franceschini, Rita/Miecznikowski, Johanna (Hrsg.): Leben mit mehreren Sprachen. Vivre avec plusieurs langues. Sprachbiographien. Biographies langagières. Bern [u. a.] 2004, S. 121–145.

Gernentz, Hans-Joachim: Die kommunikative Funktion der niederdeutschen Mundart und hochdeutschen Umgangssprache im Norden der Deutschen Demokratischen Republik, unter besonderer Berücksichtigung der Interferenz und der Alternanz zwischen diesen beiden Existenzformen. In: Studia Germanica Gandensia 15 (1974), S. 209–244.

Gernentz, Hans-Joachim: Niederdeutsch gestern und heute. Beiträge zur Sprachsituation in den Nordbezirken der Deutschen Demokratischen Republik in Geschichte und Gegenwart. Rostock 1980.

Gundlach, Jürgen: Plattdeutsch in Mecklenburg heute. Bericht über die Tonaufnahmen der mecklenburgischen Mundart 1962/63. In: Rostocker Beiträge. Regionalgeschichtliches Jahrbuch der mecklenburgischen Seestädte 1 (1967), S. 173–194.

Herrmann-Winter, Renate: Auswirkungen der sozialistischen Produktionsweise in der Landwirtschaft auf die sprachliche Kommunikation in den Nordbezirken der Deutschen Demokratischen Republik. In: Ising, Gerhard (Hrsg.): Aktuelle Probleme der sprachlichen Kommunikation. Soziolinguistische Studien zur sprachlichen Situation in der Deutschen Demokratischen Republik. Berlin 1974, S. 135–190.

Herrmann-Winter, Renate: Studien zur gesprochenen Sprache im Norden der DDR. Soziolinguistische Untersuchungen im Kreis Greifswald. Berlin 1979.

Ising, Gerhard (Hrsg.): Aktuelle Probleme der sprachlichen Kommunikation. Soziolinguistische Studien zur sprachlichen Situation in der Deutschen Demokratischen Republik. Berlin 1974.

Janssen, Hans: Leben und Macht der Mundart in Niedersachsen (Gau Weser-Ems, Gau Osthannover, Gau Südhannover-Braunschweig). Oldenburg 1943.

Kramer, Franz: Jugend und Mundart. In: Mehlem, Richard/Seedorf, Wilhelm (Hrsg.): Niederdeutsch. Ein Handbuch zur Pflege der Heimatsprache. Hannover 1957, S. 43–47.

Landeskundlich-historisches Lexikon Mecklenburg-Vorpommern. Herausgegeben von der Geschichtswerkstatt Rostock e.V. und dem Landesheimatverband Mecklenburg-Vorpommern e.V. Rostock 2007.

Mattheier, Klaus J.: Pragmatik und Soziologie der Dialekte. Einführung in die kommunikative Dialektologie des Deutschen. Heidelberg 1980.

Mattheier, Klaus J.: Sprachgeschichte des Deutschen: Desiderate und Perspektiven. In: Gardt, Andreas/Mattheier, Klaus J./Reichmann, Oskar (Hrsg.): Sprachgeschichte des Neuhochdeutschen. Gegenstände, Methoden, Theorien. Tübingen 1995, S. 1–18.

Möller, Kathrin: Industrialisierung in Mecklenburg-Vorpommern. Zur Entstehung der ostdeutschen Werftindustrie von 1945 bis 1953. In: Melis, Damian van (Hrsg.): Sozialismus auf dem platten Land. Mecklenburg-Vorpommern 1945–1952. Schwerin 1999, S. 343–356.

Nekvapil, Jiří: Sprachbiographien und Analyse der Sprachsituationen: zur Situation der Deutschen in der Tschechischen Republik. In: Franceschini, Rita/Miecznikowski, Johanna (Hrsg.): Leben mit mehreren Sprachen. Vivre avec plusieurs langues. Sprachbiographien. Biographies langagières. Bern [u. a.] 2004, S. 147–172.

Obertreis, Julia: Oral history – Geschichte und Konzeptionen. In: Dies. (Hrsg.): Oral History. Stuttgart 2012, S. 7–28.

Rosenkranz, Heinz: Veränderungen der sprachlichen Kommunikation im Bereich der industriellen Produktion und ihre Folgen für die Sprachentwicklung in der Deutschen Demokratischen Republik. In: Ising, Gerhard (Hrsg.): Aktuelle Probleme der sprachlichen Kommunikation. Soziolinguistische Studien zur sprachlichen Situation in der Deutschen Demokratischen Republik. Berlin 1974, S. 75–134.

Rusche, Michael: Die Eingliederung der Vertriebenen in Mecklenburg-Vorpommern, dargestellt unter besonderer Berücksichtigung der Wohnraumproblematik. In: Wille, Manfred/Hoffmann, Johannes/Meinicke, Wolfgang (Hrsg.):

Sie hatten alles verloren. Flüchtlinge und Vertriebene in der sowjetischen Be-satzungszone Deutschlands. Wiesbaden 1993, S. 133–147.

Schröder, Ingrid: Rekonstruktion gesprochener Sprache. Norddeutsche Varie-täten in der Frühen Neuzeit. In: Hundt, Markus/Lasch, Alexander (Hrsg.): Deutsch im Norden = Jahrbuch für Germanistische Sprachgeschichte 6 (2015), S. 207–224.

Seils, Mirjam: Die fremde Hälfte. Aufnahme und Integration der Flüchtlinge und Vertriebenen in Mecklenburg nach 1945. Schwerin 2012.

Tophinke, Doris: Lebensgeschichte und Sprache. Zum Konzept der Sprachbio-grafie aus linguistischer Sicht. In: Bulletin suisse de linguistique appliquée 76 (2002), S. 1–14.

Anne Betten (Salzburg)

Plädoyer für Themen- und Textsortenvariation in sprachbiographischen Interviews. Am Beispiel von Aufnahmen mit deutschsprachigen Emigranten in Israel

Abstract: Based on narrative autobiographical interviews with German-Jewish immigrants in Israel (1st and 2nd generation), which might also be regarded as "language biographies" as they focus on language change, life with several languages, language attitudes and the reasons for language maintenance and loss, the paper aims to link these issues with the elicitation of stories about crucial and highly emotional experiences of the interviewees' biographies. This background knowledge allows a better interpretation of the data in relation to the identity construction of the interviewees and to their cultural orientation, providing at the same time insights into both their communicative and text-type competence.

Vorbemerkungen zu Themenstellung und Methode

Die Auswahl der Materialien für diesen Beitrag war bereits bei dem vorangehenden Workshop[1] von der Absicht geleitet nachzuweisen, dass es für sprachbiographische Interviews, die nicht nur Daten erheben, sondern auch die Gründe und Hintergründe von Sprachvariation und Mehrsprachigkeit erklären wollen, von Vorteil ist, die Probanden möglichst frei erzählen zu lassen und die Themenwahl eher unmerklich, jedenfalls nicht nach einem festen Fragenkatalog, zu steuern. Wie auch von Franceschini und anderen festgestellt wurde,[2] sind Fragen nach Erlebnissen und Gefühlen, die für die Interviewten mit der Verwendung einer bestimmten Sprache verbunden sind, besonders geeignet, um über die dadurch zum Ausdruck kommende Spracheinstellung Aufschlüsse über die jeweilige Sprachkompetenz zu gewinnen. Anhand eines umfangreichen Korpus von Interviews mit deutschsprachigen EmigrantInnen in Israel, die zunächst v. a. die Gründe für die Sprachbewahrung des Deutschen und sein Verhältnis zu den im Einwanderungsland hinzugekommenen Sprachen (v. a. Hebräisch und Englisch) erheben sollten, wurde über diesen sprachbezogenen Ansatz hinaus dafür

---

1 Workshop „Sprachbiographie", Hamburg, 31.10.–01.11.2014.
2 Siehe z. B. Franceschini/Miecznikowski 2004 sowie Franceschini 2010 (dazu bes. auch ihre Einleitung S. 7–9).

plädiert, auch andere biographische Erzählungen, die mit Emotionen verbunden und für die Identitätsbestimmung der Interviewten aufschlussreich sind, nicht nur zuzulassen, sondern möglichst zu elizitieren, nicht zuletzt weil sich aus ihnen oft indirekt wichtige Hinweise auf Sprachverwendung und -einstellung ableiten lassen. Franceschini setzt dieses „Interesse für lebensgeschichtliche Bezüge" in einen „noch breiteren, erkenntnistheoretischen Rahmen [...], den man als ‚subjective turn' in der (Sozio-)Linguistik (und Philosophie) bezeichnen kann"; damit sind besonders Ansätze gemeint, die „von der gestaltenden Kraft von Einstellungen ausgehen und die sozial zur Wirkung gelangenden Konstruktionen ins Blickfeld nehmen".[3]

Die Vorzüge eines breiteren Themen- und Textsortenspektrums in derartigen freien narrativen autobiographischen Interviews[4] stehen auch bei den folgenden Ausführungen im Zentrum. Auf diese Weise lässt sich nicht nur die Sprach- und Textsortenkompetenz der SprecherInnen studieren, sondern die Inhalte und die Art der Darstellung des Berichteten selbst liefern Informationen, die den Analysierenden Hintergrundwissen für die konkrete Sprachverwendung und das eng mit Identitätsfragen verbundene Sprachverhalten an die Hand geben, das aus den Selbstaussagen zur Sprache nicht direkt hervorgeht.

In einem ersten Teil werden die Korpora und die anfänglichen Projektziele genauer vorgestellt und danach im zweiten (Haupt-)Teil am Beispiel zweier Interviews mit der ersten und zweiten Emigrantengeneration die Vorteile einer über die Sprachthematik hinaus auf die äußeren Lebensumstände und ihre psychologische Verarbeitung angelegten Gesprächsführung herausgearbeitet.

---

3   Franceschini 2010, S. 7–8.

4   Zur Erörterung, ob und inwieweit die Interviews der hier vorgestellten Korpora den von Lucius-Hoene/Deppermann 2002 ihren Analysen zugrunde gelegten Interviews entsprechen, vgl. unten Abschnitt 3 mit Anm. 47. Der Textsortenbegriff wird in diesem Beitrag wie bei Lucius-Hoene/Deppermann (S. 141–175) verwendet, d. h. die „autobiographische Gesamterzählung" kann durch die drei Textsorten Erzählen (im weiteren Sinne), Beschreiben, Argumentieren realisiert werden, bei denen nochmals verschiedene „Unterformen" zu unterscheiden sind (so beim Erzählen die dramatisch-episodische Erzählung, die berichtende und die chronikartige Darstellung).

1 Die Korpora ‚Emigrantendeutsch in Israel' (erste und zweite Generation)

1.1 Die Israel-Projekte

Zwischen 1989 und 1994[5], nochmals ergänzt 1998[6] und 2010/2011[7], wurden in Israel ca. 200 ungesteuerte, narrative Interviews mit deutschsprachigen EmigrantInnen aufgezeichnet (Dauer: 60–200 Min.), die aufgrund der nationalsozialistischen Verfolgung größtenteils zwischen 1933 und 1940 aus Deutschland, Österreich und der Tschechoslowakei nach Erez Israel eingewandert sind.[8] Die anfängliche Zielsetzung war, das schriftorientierte Bildungsbürgerdeutsch, das sich bei vielen jüdischen EmigrantInnen in Israel erhalten hat, zu dokumentieren, zu beschreiben und die Gründe für die Sprachbewahrung zu analysieren. Daher überwogen im Anschluss an die ersten Textpublikationen[9] zunächst Untersuchungen zu Syntax und Stil sowie soziolinguistische Fragestellungen[10]. In den Folgejahren dominierten dialoglinguistische Analysen, Untersuchungen zu Erzählformen, Textsorten, Metaphorik, Emotionsausdruck, dem Verhältnis von Identität und Sprache, der Beziehung zwischen Spracheinstellung und Sprachkompetenz u. a. m.[11] Besonders die letzten Themen stehen auch im Zentrum eines Folgeprojekts mit der zweiten Generation: Zwischen 1999 und 2006 wurden zusätzlich 62 Personen interviewt,

---

5   DFG-Projekt von Anne Betten unter Mitarbeit von Kristine Hecker (Bologna), später Miryam Du-nour (Jerusalem). Die vollständigen Tonaufnahmen mit vielen (dokumentarischen) Zusatzmaterialien sind zugänglich über das Institut für Deutsche Sprache (IDS) Mannheim, Datenbank für Gesprochenes Deutsch (DGD), URL: http://dgd. ids-mannheim.de [zuletzt aufgerufen: 12.10.2016], Korpus IS.

6   22 Interviews mit ehemaligen ÖsterreicherInnen in Jerusalem, aufgenommen von den TeilnehmerInnen einer Exkursion der Salzburger Germanistik; zugänglich über DGD (wie Anm. 5), URL: http://dgd.ids-mannheim.de [zuletzt aufgerufen: 12.10.2016], Korpus ISW.

7   Zusatzaufnahmen von Michaela Metz und Johannes Schwitalla, eingereiht unter die Korpora IS und ISW (siehe Anm. 5 und 6).

8   Mit genaueren Angaben siehe Du-nour 2000a sowie die Einleitungen zu Betten 1995 und Betten/Du-nour 2004 [1995].

9   Vgl. Betten 1995; Betten/Du-nour 2004 [1995].

10 Vgl. Betten/Du-nour 2000.

11 Das heutige breite Spektrum von Analyseinteressen und -methoden ist besonders auch der Mitarbeit einer Gruppe interessierter KollegInnen aus Italien, Paris und Deutschland zu verdanken, die ihre Forschungsfragen an das Korpus herantragen (vgl. die ständig aktualisierte Publikationsliste, Link über DGD, URL: http://dgd.ids-mannheim.de, Korpusbeschreibungen zu IS, ISW, ISZ).

meist Kinder der früheren Interviewpartner, die größtenteils schon in Palästina/ Israel geboren sind.[12]

Die erste Generation sprach fast durchwegs ein sehr korrektes, schriftorientiertes Deutsch, das ich als Bildungsbürgerdeutsch der Vorkriegszeit oder auch (wie einige der Interviewten selbst) als „Weimarer Deutsch" bezeichnet habe.[13] Ihre Sprache weist in der Regel nur wenige Merkmale auf, die offenbaren, dass die SprecherInnen seit langem nicht mehr an der lebendigen Entwicklung ihrer Muttersprache teilhatten.[14] Die Sprachbeherrschung der InterviewpartnerInnen der zweiten Generation ist hingegen sehr unterschiedlich. Vor allem das erste Kind hatte zumindest in den ersten Jahren Deutsch oft noch als Familiensprache und lernte Hebräisch erst beim Besuch des Kindergartens oder gar beim Schuleintritt. In diesen Fällen wurde das Deutsche meist bewahrt, allerdings in einer Varianzbreite von (mündlich) fast perfekt bis bruchstückhaft; einige der Interviews wurden, trotz gewisser Reste von Hörverstehen, größtenteils oder auch ganz auf Englisch geführt.[15]

1.2 Sprachverhältnisse der ersten Generation von der Einwanderungs- bis zur Interviewzeit, exemplifiziert an einigen Statistiken

Für das umfangreichste Korpus der ersten Generation (IS, Aufnahmen 1989–1994, 166 Probanden) hat Du-nour 2000a eine Vielzahl soziolinguistisch interessanter Statistiken zusammengestellt. Interessant ist u. a., in welchem Zusammenspiel mit Hebräisch und Englisch (der Sprache der britischen Mandatsregierung bis 1948) das Deutsche in den verschiedenen Lebensperioden der Immigranten stand, wobei das Alter und die Herkunftsmilieus bei der Einwanderung eine ebenso große Rolle spielen wie das spätere soziale Umfeld.[16] In diese Erhebungen sei im Folgenden ein kleiner Einblick gegeben:[17]

---

12 Siehe DGD, URL: http://dgd.ids-mannheim.de [zuletzt aufgerufen: 12.10.2016], Korpus ISZ; dort werden 65 Interviews gezählt, da drei Personen zweimal interviewt wurden; 64 wurden von Anne Betten geführt, ein weiteres (nochmals mit dem hier in den Beispielen 2a–d vorgestellten Tom Lewy) von Michaela Metz.

13 Vgl. Betten 2000.

14 Zu Erscheinungen von Interferenz, Vorkommen von Code-switching u. a. m. vgl. Du-nour 2000b und Betten/Mauser 2002.

15 Vgl. etwa Betten 2010, 2011b, 2013a.

16 Vgl. dazu viele Primärtexte in Betten/Du-nour 2000, S. 1–153, und die statistische Aufbereitung in Du-nour 2000a.

17 Die folgenden Angaben stammen aus Du-nour 2000a, S. 189, 195, 201, 204, 206, 208.

Alter zum Zeitpunkt der Immigration: 20,5 % der Interviewten wurden vor 1906 geboren, was bedeutet, dass sie zum Zeitpunkt der Interviews (1989–1994) älter als 80 Jahre waren; 54,2 % wurden in den Jahren zwischen 1907 und 1917 geboren, 25,3 % nach 1918.

Tabelle 1: Erwerb des Hebräischen nach der Immigration (in Prozent)

institutionalisiert	im Sprach-kurs	autodidaktisch	im Alltags-leben	bei der Arbeit	Gesamt (n = 137)
21,9	17,5	19,0	34,3	7,3	100,0

Tabelle 2: Kreuztabulierung „Alter zum Zeitpunkt der Immigration" und „Sprachbeherr-schung des Hebräischen im Sprechen, Lesen und Schreiben" (in Prozent)

Alter	gut in allen drei Fertigkeiten	mittelmäßig im Lesen u. Schreiben	schwach im Lesen und Schreiben
< 15	100,0	0,0	0,0
15–18	58,0	42,0	0,0
19–24	28,0	72,0	0,5
> 24	37,0	38,0	24,0

Es zeigt sich, dass all jene, die jünger als 15 Jahre waren, das Hebräische perfekt beherrschen.

Tabelle 3: Sprache(n) mit dem (Ehe-)Partner (in Prozent)

Deutsch	Deutsch u. Hebräisch	Hebräisch	andere
59,3	15,3	20,0	5,3

Tabelle 4: Sprache(n) mit den Kindern (in Prozent)

Deutsch	Deutsch u. Hebräisch	Hebräisch	andere
23,6	28,5	42,4	5,6

Tabelle 5: Bevorzugte Sprachen beim Sprechen, Lesen und Schreiben (in Prozent)

	Sprechen	Lesen	Schreiben
Deutsch	20,0	23,1	34,6
Hebräisch	21,9	5,6	12,2
Englisch	0,6	8,8	3,2

	Sprechen	Lesen	Schreiben
Deutsch und Hebräisch	28,1	11,9	16,0
Englisch und Hebräisch	14,4	9,4	10,9
Deutsch und Englisch	4,4	19,4	10,9
Deutsch, Englisch und Hebräisch	10,0	19,4	11,5
andere	0,6	2,4	0,6

Obwohl nahezu 85 % unserer Interviewten gut Hebräisch sprechen, ziehen nur 22 %
es vor, Hebräisch in allen Gesprächssituationen zu verwenden. Beinahe ebenso viele
sprechen jedoch lieber Deutsch: Das ist mehr als der Prozentsatz derer, die nicht gut
Hebräisch sprechen. Wenngleich nur 18 % angaben, dass ihre Fähigkeiten im Lesen
des Hebräischen schwach seien, lesen doch 33,5 % fast kein Hebräisch, außer wenn
es dringend nötig ist. Beim Sprechen ziehen nur 0,6 % das Englische vor, und 29 %
sprechen es als Zweitsprache, aber 57 % lesen Englisch (alleinig bzw. zusammen mit
Deutsch oder Hebräisch). Nur 43,3 % lesen Hebräisch gerne.

2 Beispielanalysen zu zwei Interviews mit der ersten und der zweiten Generation

Bei den folgenden Beispielen sind Erzählungen und Berichte ausgewählt, die
an unterschiedlichen Stellen der Interviews elizitiert wurden. Sie beziehen sich
überwiegend nicht direkt auf die Sprachsituation der Emigranten, obwohl diese
die Ausgangsfrage für die Interviews bildete: „Wie kommt es, dass Sie 60 Jahre
nach Ihrer Emigration aus Deutschland [bzw. Österreich und anderen mittel-
europäischen Ländern] und nach allem, was Ihnen dort angetan wurde, immer
noch ein so gutes Deutsch sprechen?" Im Kontext dieser Frage kam es meist
(auch bewusst durch die Interviewerinnen initiiert) zu einem Durchgang durch
die ganze Biographie oder zumindest alle Phasen, die als Hintergrund für die
Einstellung zur deutschen und hebräischen Sprache wichtig waren: das Milieu der
Elternhäuser,[18] antisemitische Erlebnisse, der konkrete Auslöser der Emigration,
die Emigrationserlebnisse selbst und dann die ökonomische, sprachliche und
kulturelle Einordnung im neuen Land, die Erziehung der Kinder, die Weitergabe

---

18 Vgl. Du-nour 2000a, S. 191.

des Erlebten (Sprechen über den Holocaust) und auch der eigenen deutschen Sprache und Kultur an Kinder und evtl. noch Enkel etc.[19]

Die eingelagerten Erzählungen der ersten Generation sind häufig formal abgerundet und weisen z. T. das klassische Strukturmuster von Labov/Waletzky (Abstrakt, Orientierung, Komplikation, Evaluation, Resultat, Coda) oder modifizierte Versionen davon auf.[20] Sie illustrieren Schlüsselerlebnisse der Interviewten vor bzw. kurz nach der Emigration, die für ihr Lebensgefühl und ihre Identitätsbestimmung relevant waren.

Bei der zweiten Generation finden sich viel seltener ausführliche Erzählungen, und wenn, dann meist als Belegerzählungen, oft mit Rechtfertigungsfunktion.[21] Dieses Muster wurde durch die Ausgangsfrage der Interviews „Wie war es für Sie/Dich, in Israel als Kind von ‚Jeckes'[22] aufzuwachsen?" gefördert. Der geringere Detaillierungsgrad des Erzählten hing aber v. a. mit der oft nicht ausreichenden Sprachkompetenz zusammen, die – im Gegensatz zum Sprechbedürfnis der die Sprache noch hervorragend beherrschenden ersten Generation – lange monologische Partien verhinderte, so dass dialogische Interaktion mit häufigen stimulierenden Fragen der Interviewerin überwog.[23] Doch auch in diesen Interviews werden oft Schlüsselerlebnisse thematisiert, wenngleich meist in stark reduzierter Form.

Im Folgenden sind aus je einem Interview der ersten und der zweiten Generation Passagen ausgesucht, die den Wechsel von Erzählung (im engeren und weiteren Sinn), Argumentation, Dialog und anderen Darstellungsweisen (wie Beschreiben)[24] in diesen „Interviews"[25] belegen und die Interdependenz von

---

19 Eine Reihe der immer wiederkehrenden Themen behandelt Majer 2012 vergleichend von zehn Interviewten.

20 Vgl. Labov/Waletzky 1973 [1967]. Mit einem komprimierten Überblick über die (neuere) Forschungsliteratur vgl. etwa Dannerer 2012, Kap. 2 (bes. S. 5–7) und Kap. 6.; direkt in Hinblick auf das Korpus IS siehe Majer 2012, Kap. 2 und 5 (vgl. auch unten Abschnitt 3 zu den von ihr analysierten Reduktions- und Modifikationsformen des „klassischen" Erzählmusters).

21 Vgl. mit Beispielen Betten 2007.

22 Zu der zunächst eher negativen, spöttischen Bezeichnung *Jeckes* für die deutschen und später alle deutschsprachigen Juden vgl. Diner 2005.

23 Viele derartige Beispiele finden sich in Betten 2014.

24 Von den zahlreichen Klassifikationsvorschlägen für die verschiedenen Erzähltypen schließe ich mich hier v. a. Lucius-Hoene/Deppermann 2002, S. 145–153, an; vgl. bereits oben Anm. 4.

25 Zur adäquaten Bezeichnung dieser Dialogsorte vgl. unten Abschnitt 3.

(Schlüssel-)Erzählungen, Spracheinstellung und gegebenenfalls auch Sprachkompetenz erweisen sollen.

2.1 Beispieltexte aus den Interviews mit der ersten Generation

Interview von Anne Betten mit Paul und Betti Alsberg, Interview, Jerusalem 1994[26]

Dr. Paul Avraham Alsberg (*1919 in Elberfeld), Abitur, 1937/38 Studium am Jüd.-Theolog. Seminar in Breslau, emigriert 1939 mit Studentenzertifikat, mit Unterbrechungen Geschichtsstudium in Jerusalem, Archivar, später Professor, zuletzt Leiter des Staatsarchivs.

Betti Alsberg (geb. Keschner, *1920 in Hattingen), Lyzeum abgebrochen, 1937/38 Studium am Jüd.-Theolog. Seminar in Breslau, emigriert 1939 mit Touristenvisum, Lehrerseminar und Schwesternschule in Jerusalem, Krankenschwester, Volontärarbeiten.

Aus dem Interview mit Ehepaar Alsberg habe ich schon mehrfach Passagen über ihr Verhältnis zur deutschen und hebräischen Sprache und Kultur zitiert und analysiert, da es trotz des erfolgreichen Berufswegs von Paul Alsberg in einem hebräischsprachigen, zionistischen Arbeitsumfeld sehr charakteristische Aussagen über die Schwierigkeiten der „Jeckes" enthält, den kulturellen Bruch durch die Emigration zu überwinden. Am Beispiel eines auf den ersten Blick bestens integrierten Ehepaars, das – im Gegensatz zu manch anderen, oft nur wenige Jahre älteren Immigranten, die nie mehr das soziale Niveau ihres Lebens vor der Emigration erreichen konnten – im öffentlichen Leben Israels präsent war, zeigte sich im Verlauf des Interviews doch, dass die hebräische Sprache eine Barriere darstellte, die ein über das Berufs- und Alltagsleben hinausgehendes Eindringen in kulturelle Bereiche, die ein tieferes Verständnis der zentralen Texte der jüdischen Tradition erforderten,[27] nur in den seltensten Fällen ermöglichte.[28]

Da Prof. Alsberg in wichtigen staatlichen israelischen Institutionen tätig war, sich aber auch an prominenter Stelle für „jeckische" Organisationen engagierte – so für den „Verein der Einwanderer aus Mitteleuropa" („Irgun Olej Merkas Europa") mit seinem damals immer noch deutschsprachigen „Mitteilungsblatt"

---

26 DGD (siehe Anm. 5): IS_E_00003.

27 Vgl. dazu in Betten 2013a, S. 154–170, die Ausführungen des Historikers Prof. Yehoshua Arieli sowie exemplarische Primärtexte in Betten/Du-nour 2004 [1995], Kap. „Das Sprachenproblem", S. 299–341.

28 Man vgl. die Interviewausschnitte von Alsbergs in Betten/Du-nour 2004 [1995] („Mit allem, was Hebräisch ist, sind wir an der Oberfläche geblieben", S. 326, u. a. m.) sowie die Beispielanalysen in Betten 2013a, S. 157, 166–167. Eine eingehende Diskussion des Problems am Beispiel einiger SchriftstellerInnen findet sich auch in Betten 2013b.

sowie als Verwalter des literarischen Nachlasses von Else Lasker-Schüler in Jerusalem und Förderer der Else-Lasker-Schüler-Gesellschaft in Wuppertal –, erhoffte sich die Interviewerin von ihm besonders interessante Aufschlüsse über das Leben in mehreren Sprachen und die damit verbundene kulturelle Identität. Das Interview begann, wie in den meisten Fällen, mit Fragen nach dem Elternhaus, den sozialen Verhältnissen, der kulturellen und religiösen Ausrichtung, der Einstellung zu Deutschland sowie prägenden Erfahrungen in Schule und Jugendorganisationen. Ursprünglich war dieser Teil wohl kürzer geplant, denn nach über einem Drittel der Aufnahmezeit macht die Interviewerin eine Anmerkung, dass sie die „biographischen Sachen" eigentlich nur kurz fragen möchte, da sie noch zu „Thematischem" kommen wolle. Sie lässt sich jedoch auf Alsbergs ausführlichere Berichte stets ein und stößt durch Nachfragen selbst detailliertere Antworten an, da Alsbergs Darstellung von Anfang an auf seinen Identitätswandel fokussiert ist, den die Interviewerin als wichtige Voraussetzung für ihr spezielles Thema betrachtet. Alsberg schildert seinen Lebensweg in Deutschland von einem aus bürgerlichem, weitgehend assimiliertem, nicht mehr religiösem Haus stammenden Kind zu einem durch die zunehmenden Anfeindungen des nationalsozialistischen Umfelds verunsicherten Jugendlichen, der über jüdische Jugendbewegungen (von denen ihn nicht alle ansprachen) schließlich als junger Erwachsener, schon in Hinblick auf die geplante Emigration, durch das Studium an einem Rabbinerseminar eine neue, jüdische Identität gesucht hat. In diesem Teil wechselt längeres berichtendes Erzählen Alsbergs ab mit dialogischen Partien, in denen er Rückfragen der Interviewerin beantwortet. Als diese biographischen Ausführungen den Punkt des Abbruchs des Lebens in Deutschland und die Emigration erreichen, kommt es zu einer Veränderung der bisherigen Textsortenmuster:

Beispiel 1a[29]

```
 1  PA:  [...] und darauf gingen * meine frau und ich zusammen nach
          breslau↓ * und * wir sind dann * äh * äh ** dann bin ich
          neunzehnhundertsiebenunddrei/äh achtunddreißig am zehnten
          november↑ ** bin ich zusammen mit einem freund * auf der straße
 5        verhaftet worden↑ ** betti schickte man * nach hause↑ * und äh
          * dann war ich knappe zwei monate in buchenwald↑ ** in der
          zwischenzeit * bekam ich dann↑ weil mein bruder * zwei monate *
          früher * nach hier gekommen war↑ * erledigte er * alle
          formalitäten hier und ich bekam eine einreise nach hier als
10        student↑ ** und äh dann sind * meine frau und ich↑ * sie auf
          einem touristenvisum * ich mit einem studenten/* einreise/*
          zertifikat * sind wir am zweiten februar neununddreißig in
          haifa gelandet↓ *
    AB:   darf ich * f/frau alsberg darf ich sie (...) dazwischen etwas *
15        fragen↑ einfach mal so mit einbeziehen↓ * wie * waren diese
          zwei monate für sie↓ was ham * ich frag sie besser nicht *
          genau↓ * was ham sie in der zeit unternommen und sich gedacht↓
    BA:   BA:            (...)
    AB:   * hatten sie noch hoffnungen↓ w/* wie wie ist das gelaufen↓ was
20        ham sie **
    BA:   äh wir s/* er ist verhaftet worden↑ von meiner seite↑ und * in
          derselben nacht↓ hat man die * männer alle nach buchenwald
          gebracht↓ * und dann fing * mein äh kampf an↓ nicht↑ * mit der
          gestapo↓
    K:    [Auslassung von 2 min 17 s]
25  AB:   (...) in der zeit irgendwelche nachrichten gehabt↑ wie es ihrem
          mann geht↑ (...)
    BA:   nein nein↓ wir wussten nur↑ * wir wussten nur von leuten die
          aus buchenwald kamen↑ * äh die zurückkamen↑ von den * f/*
          fürchterlichen verhältnissen dort↑ * und wir wussten auch
30        bereits dass ein freund von uns * vom seminar gestorben war↑ *
          und äh * ja wir hatten↓ * außerdem * wir hatten (wir n/hatten)
          keine ahnung↓ wir wis/wir wussten nur man muss raus↓ * man muss
          raus↑ man muss raus↑ **
    AB:   ich weiß nur von herrn orni ganz kurz↓ dass sie (glaub ich)
35        dort sehr↓ * erkrankt sind↓ und dass das (...) (ein) glück war↓
          dass sie rausgekommen sind↓
    PA:   ja↓ ich hab äh in der * in der * sogenannten krankenbaracke↑ *
          in * und gott sei dank nur eine nacht verbracht↑ * und dann kam
          ich * weil man * diphtherie↓ * diagnostizierte↑ * kam ich dann
40        in das richtige lagerlazarett↑ ** und äh * man hat mir * serum
          geholt aus weimar↑ * weil wahrscheinlich die * SS angst hatte
```

---

29 Transkription wie in Betten 1995 und Betten/Du-nour 2000; zu den Transkriptions-
    konventionen s. Betten 1995, S. 25, und Betten/Du-nour 2000, S. XIII.

```
            vor einer * epidemie↑ * die ausbrechen könnte mit diphtherie↑ *
            und ich wurde isoliert↑ und die kommunistische zelle des
            lagers↑ * hat mich mit geriebenen äpfeln * ernährt↑ *
45          unbegreiflich wie↓ ** und dann bin ich äh * aus dem aus dem
            lazarett zurückgekommen↑ * und wie ich zurückkam↑ * am
            achtundzwanzigsten dezember↓ aus dem lazarett↑ * hat der *
            einer meiner * freunde aus breslau↓ * gesagt aber du bist doch
            zur entlassung aufgerufen vor ein paar tagen↓ * hab ich gesagt
50          weiß ich nichts von↓ * und darauf ist er * zu dem SS-posten
            hingegangen mit mir↑ * und hat↓ * gemeldet so wie sich das
            gehörte * hat gesagt * ich wäre aus dem lazarett gekommen↑ und
            ich wäre * zur entlassung aufgerufen↓ * vor einigen tagen↑ *
            und da * sah mich der SS-mann von oben bis unten an↑ * und
55          sagte dann↓ * wie alt bist du denn junge ** ich sah so jung
            aus↓ ** und * mit dem geschorenen kopf * und äh * äh * nach der
            krankheit * ich war überhaupt sehr jung aussehend↑ * und dann *
    BA:     (...) jung↓
    PA:     und dann äh *3* ging er↓ * zu dieser * zu seiner * meldestube
60          und kam zurück↑ * und hat mich geholt↑ und hat gesagt also↓ *
            trotz der sperre↓ * wirst du entlassen↓ *
    BA:     (...) es war in der zwischenzeit weihnachten↓ *
    PA:     ja↓
    BA:     (worden)↑ * und zwischen weihnachten und *
65  PA:     neujahr↓ ** (mic wird gedreht)
    BA:     das hat die sache noch verlängert↓ *
    PA:     ja↓
    AB:     ja↓
    PA:     aber das ist äh↓
70  AB:     also * äh das ist natürlich ein ein * in ihrem leben↓ ein ein
            ein ganz * gravierender und ungeheurer punkt↓ aber ich ich *
    PA:     nein nein↓ das ist * das ist auch nicht mehr so
    AB:                 (...)
    PA:     der * der gravierende punkt↓ nein↓
```

Alsberg, der vorher meist weiter ausgeholt hatte, präsentiert die Umstände seiner Emigration als geraffte, chronikartige Erzählung (Z. 2–13). Die überraschte Interviewerin, die aus anderen Interviews gewohnt war, dass die Emigrationsphase selbst meist ausgiebig, emotional und mit vielen Details wiedergegeben wurde, und die über Alsbergs Inhaftierung in Buchenwald bereits vorher von einem seiner Bekannten etwas erfahren hatte, möchte an dieser Stelle nach Möglichkeit Genaueres hören, zumal sie annimmt, dass diese Erfahrungen Auswirkungen auf Alsbergs weitere Lebenseinstellungen und -entscheidungen hatten. Da sie aus der Darstellungsweise jedoch folgert, dass Alsberg darüber nicht reden möchte, wendet sie sich an dieser Stelle erstmals an die bisher nur stumm mit anwesende Ehefrau (Z. 14–16), etwas vorsichtig formulierend, da sie noch nicht weiß, ob diese willens ist, mehr als ihr Mann über diese dramatische Zeit zu berichten (*ich frag sie besser nicht * genau*, Z. 16–17). Sie weist aber dennoch darauf hin, dass sie nicht nur an den äußeren Ereignissen, sondern auch an deren emotionaler Verarbeitung interessiert ist (*was ham sie in der zeit unternommen und sich gedacht↓ * hatten sie noch hoffnungen↓*, Z. 17, 19). Frau Alsberg (BA) scheint, im Gegensatz zu ihrem Mann, nur allzu bereit zu sein, sowohl über Details des damaligen Geschehens (*dann fing * mein äh kampf an↓*, Z. 23) als auch über die damit verbundenen Gefühle zu sprechen (u. a.: *wir wussten nur man muss raus↓ * man muss raus↑ man muss raus↑*, Z. 32–33). Die dreimalige Wiederholung unterstreicht die damalige Verzweiflung rhetorisch nachdrücklich (die Fortsetzung ist hier ausgelassen).

Nach dieser sehr persönlichen Schilderung der lebensbedrohlichen damaligen Situation aus der Perspektive der betroffenen Angehörigen, die aber selbst nichts Genaues über das Geschehen im Lager wussten (Textsorte: Erzählbericht, doch mit kurzen re-inszenierenden Passagen und emotionalen Kommentaren), versucht die Interviewerin durch den Hinweis, dass sie von einem Freund der Familie schon Andeutungen über die besonders bedrohlichen Umstände erhalten habe, dass sich nämlich Herr Alsberg (PA) damals in Lebensgefahr befand (Z. 34–36), diesen nun doch zu einem persönlicheren und detaillierteren Bericht zu bewegen, was auch gelingt (Z. 37–57).

Alsbergs Erzählung hat zwei Teile, die ineinander übergehen: Zunächst (Z. 37–45) berichtet er, dass er eine Diphtherie-Erkrankung nur durch mehrere Wunder überlebt hat (Überführung in das Lagerlazarett mit fachgerechter Behandlung und zusätzlich aufopfernder Pflege durch die kommunistische Zelle des Lagers). Dies wird im Berichtstil wiedergegeben, doch (ähnlich wie in der vorangehenden Erzählung seiner Frau) angereichert durch evaluierende Kommentare wie *gott sei dank* (Z. 38), *unbegreiflich wie* (Z. 45) und auch Erklärungsversuche (*weil wahrscheinlich die * SS angst hatte vor einer * epidemie↑*, Z. 41–42). Zusätzlich erhält der Bericht durch die zunehmend expressivere Intonation Alsbergs, der bislang sehr verhalten gesprochen hatte, einen ganz persönlichen Ton. Die Dramatik steigert sich sodann noch durch ein weiteres „Wunder": Alle Rettungsmaßnahmen wären beinahe vergeblich gewesen, denn er hatte im Lazarett seinen Aufruf zur Entlassung (um die seine Angehörigen so gekämpft hatten) nicht mitbekommen. Zur Darstellung des dramatischen Höhepunkts wechselt Alsberg den Erzählstil: Alles bisher Berichtete wird nun zum Abstract für die folgende Komplikation. Das Gespräch mit dem Freund, der ihn auf den Entlassungsaufruf aufmerksam macht (Z. 48–50), und die entscheidenden Äußerungen aus dem Gespräch mit dem SS-Mann (*wie alt bist du denn junge*, Z. 55, und *trotz der sperre↓ * wirst du entlassen↓*, Z. 61) werden als wörtliche Reden re-inszenierend wiedergegeben. Durch verschiedene sprachliche und parasprachliche Mittel stellt Alsberg seinen erbarmungswürdigen Zustand dar, der sogar den SS-Mann rührte: Er beschreibt sich sozusagen durch die Augen des SS-Mannes (*und da * sah mich der SS-mann von oben bis unten an*↑, Z. 54), der ihn *mit dem geschorenen Kopf* und *nach der Krankheit* und *überhaupt sehr jung aussehend* (Z. 56–57) eher für einen Jugendlichen hielt und Mitleid bekam.[30] Alsberg beendet seine Erzählung hier abrupt mit dem über sein Leben entscheidenden Zitat (Z. 61); seine Frau fügt noch einige weitere Komplikationen hinzu. Da ein abschließender evaluativer Kommentar von Alsberg auszubleiben scheint, versucht die Interviewerin selbst, das Gehörte in Hinblick auf seine Relevanz für Alsbergs Lebensgeschichte zu bewerten. Sie interpretiert es als *in ihrem leben↓ ein ein ein ganz * gravierender und ungeheurer punkt↓* (Z. 70–71) – wohl auch in der Annahme, dass die Buchenwald-Erfahrungen für alles, was im weiteren Interview ausgeführt wird, zu berücksichtigen seien. Zu ihrem Erstaunen verneint Alsberg dies energisch mit dreifachem *nein* (Z. 72, 74), allerdings ein modifizierendes *nicht mehr* (Z. 72) hinzufügend. Er nimmt damit einen wichtigen Positionierungsakt[31] in Hinblick auf seine kognitive und emotionale Bewertung der erzählten Fakten zu unterschiedlichen Zeitpunkten seiner Biographie vor: „nicht mehr" verweist darauf, dass es einmal doch „gravierend" war, dezidiert aber zum Sprechzeitpunkt nicht mehr ist – oder zumindest nicht mehr sein soll.

Explizit wird im weiteren Verlauf des Interviews auf diese „Geschichte" nicht mehr zurückgegriffen.[32] Umso bedenkenswerter bleibt sie aber als Hintergrund für Alsbergs Entwicklung nach der Emigration.

In der zweiten Hälfte des Interviews rücken, nach einem Abriss über Studium, Berufslaufbahn und familiäre Situation im neuen Land, die Fragen nach der Sprachsituation, v. a. der Verwendung des Hebräischen und Deutschen, mehr und mehr ins Zentrum:

---

30 Mit einer detaillierteren Analyse dieser Erzählung, doch in anderem Kontext über die Darstellbarkeit des Traumas, vgl. Betten 2016b.

31 Mit Hinweisen zur Positionierung vgl. unten Bsp. 2a von Tom Lewy mit Anm. 42.

32 In Betten 2016b wird diese zunächst nur widerstrebend beigesteuerte Erzählung in Zusammenhang mit einem fünf Jahre später geführten Interview mit Alsbergs Tochter behandelt, das noch einmal einen neuen Blick auf die hier mitgeteilte Geschichte eröffnete: Alsberg hatte sie seinen eigenen Kindern nie erzählt, erst dem Enkel gelang es, mehr darüber zu erfahren. Eine Aufnahme in hebräischer Sprache für Yad Vashem hatte ihn so erschüttert, dass die Tochter daraus folgerte, dass es instinktiv richtig war, ihn auch nie danach gefragt zu haben. Die Interpretation in Betten 2016b steht in Zusammenhang mit dem Phänomen des Schweigens der Opfer, aber auch den Umständen der (meist späten) Durchbrechung dieses Schweigens – eine Dimension, die die Interviewerin zum Zeitpunkt ihres Interviews mit Paul Alsberg so nicht bewusst war.

Beispiel 1b[33]

```
 1  AB:                                                 hm↑
    BA:  [...] ich hab sehr sehr gerne gelesen↓ und * mir hat es
         sehr gefehlt daß ich in hebräisch eigentlich * überhaupt *
    AB:                                       hm↓ **
 5  BA:  #überhaupt# nich gelesen habe↓         hebräisch:: * he-
    K    #BETONT   #
    BA:  bräische bücher hab ich nicht gelesen↓ *
    PA:                                          ja das ist die
    AB:         hmhm↑           hm
10  PA:  frage die   sie eben anschnitten↓ da fehlt betti die asso-
    AB:  hm↑      hm↑
    PA:  ziation↓     also ä: der * der ä: * obwohl sie↑ * grade *
         viel mehr hebräische kulturs/ * ä: * -güter get/ getrieben
    AB:                                       hmhm↑
15  PA:  hat gelesen hat bekommen hat↑   im bet hakerem als ich↓ *
    BA:  na sicher↓ aber (ds:=is:)
    PA:            aber * aber die assoziationen haben da viel
    AB:       ja↓
    PA:  mehr gefehlt↓ * also * da würd ich sagen ** ä: * ins he-
20       bräische sind wir nicht hineingewachsen↑ * wir sprechen↑ **
         ich sprech sicher besser hebräisch als betti↑ * ä: ** für
         mich is=es keine schwierichkeit * einen hebräischen vor-
    AB:                              hmhm↑
    PA:  trach frei zu halten oder einen deutschen vortrach frei zu
25  AB:                                                  das gibt
    PA:  halten↓ * beides * kann ich genauso * machen↓ *
    AB:  ja dann sicher auch für die:=sehr intellektuellen unter
         ihnen * aus der * deutschen alija doch immer noch wieder
         die rückbindung an diesen kreis↓ die man sonst viel¬leicht
30       gar nich in diesem maße suchen würde↑ * ä das is natürlich
         hier im lande nichts ganz (so) ausgefallenes↑ es werden
         die ganzen sprach¬gruppen untereinander * a ä: im alter ä
         engere kontakte noch haben↓ ja↑ **
    PA:                         HOLT LUFT ja↓ das is
35       erstens beruht=s auf der sprache↓ * zweitens beruhen die
    AB:                                        hm
    PA:  dinge * auf * einem gemeinsamen erleben↓   ** all das
         bindet↓ *5* sie fragten mich eben * ä: * die nach der=ä:
         nach dem:=ä: * organisation der mitteleuropäischen ein
40       wanderer↓  sicher↓ * das wird sich a/ * das l/ wird aus-
         laufen↓ ** a a obwohl ich annehme↑ * daß in irgendeiner
         form↑ * es sich * in hebräisch fortsetzen wird↓ * verstehen
         sie mich recht↓ * unsere tochter↑ * HOLT LUFT die intellek-
         tuell viel mehr zu diesem kreis von uns gehört↑ * aber
         selbstver¬ständlich hebräisch spricht↓ * die lebt im he-
45  AB:                                           hm
    PA:  bräischen kulturkreis↓ ** obwohl sie sehr gut deutsch
         spricht↓ *
```

---

33 Transkription übernommen aus Betten/Du-nour 2000, S. 109–110.

Paul Alsbergs erwähnt hier eher indirekt seine flüssige Beherrschung des Hebräischen im beruflichen Umfeld (Z. 21–26). Zu Hause mit seiner Frau und den nachgekommenen Schwiegereltern sprach er jedoch (wie in den meisten Familien) weiterhin die Muttersprache, mit seinen beiden Kindern allerdings Hebräisch. (Da diese mit den Großeltern und der Mutter Deutsch sprachen, beherrscht die Tochter bis heute das Deutsche hervorragend.[34]) Alsberg selbst bemerkt im Interview, dass die Tochter „intellektuell" mehr in ihren (d. h. den deutsch-jüdischen) Kulturkreis gehöre, aber selbstverständlich Hebräisch spreche und im hebräischen Kulturkreis lebe (Z. 43–47).

Zu Beginn dieser Gesprächspassage äußern sich beide Eheleute zu ihrem Leseverhalten: Frau Alsberg bedauert, dass ihre Freude am Lesen durch die hebräische Sprache stark beeinträchtigt wurde: *mir hat es sehr gefehlt daß ich in hebräisch eigentlich * überhaupt überhaupt nich gelesen habe↓* (Z. 2–5). Herr Alsberg ergänzt, dass seiner Frau auf Hebräisch die „Assoziationen" gefehlt hätten (Z. 10–19) – ein Ausdruck, der auch von anderen Interviewpartnern gebraucht wurde, um anzudeuten, dass der Hintergrund der religiösen und historisch wichtigen Schriften des Judentums auf Hebräisch gefehlt hat.[35] Beim Resümee bezieht er sich allerdings mit ein: *also * da würd ich sagen ** ä: * ins hebräische sind wir nicht hineingewachsen↑* (Z. 19–20). Zunächst einmal leiten diese „Bekenntnisse" über zu Überlegungen der Interviewerin hinsichtlich der „Repräsentativität" dieser Statements (Z. 27–33) für die gesamte deutsche Einwanderung (*alija*), auch als Grund des weiteren Zusammenhaltens dieser Gruppe. Herr Alsberg bestätigt dies: *erstens beruht=s auf der sprache↓ * zweitens beruhen die dinge * auf * einem gemeinsamen erleben↓ ** all das bindet↓* (Z. 35–37). Diese Aussage steht in Zusammenhang mit vorangegangenen Ausführungen, wo er mehrfach betont, dass er sich beruflich „überhaupt nicht" mit deutsch-jüdischer Geschichte beschäftige, aber „selbstverständlich [...] eine innere Bindung und Sympathie" zum Leo Baeck Institut habe (hier nicht transkribiert). Das heißt, er verortet seine wissenschaftlichen Interessen bewusst in der politischen Geschichte Israels und des Zionismus, seine Beziehung zur deutsch-jüdischen Vergangenheit möchte er nur mehr als eine ganz persönliche sehen, und die „jeckischen" Organisationen in Israel (für die er sich an prominenter Stelle engagiert) sieht er als auslaufendes Modell (s. Z. 38–40).

Alsberg versucht also, eine klare Grenze zu ziehen zwischen seiner beruflichen Identität als Israeli (der Identität, der auch die Zukunft im Land gehört) und seiner privaten Identität als ehemaliger deutscher Jude, der dem deutschsprachigen

---

34 Vgl. zu ihrem Interview DGD (siehe Anm. 5): ISZ_E_00039.

35 Vgl. dazu u. a. die Juristin Dr. Hilde Rudberg: „Die ganzen Assoziationen, die Bibelstudenten haben oder Jeschiwa-Studenten, und aus der religiösen Literatur, das fehlt" (zit. nach Betten/Du-nour 2000, S. 109).

Kulturkreis verhaftet geblieben ist (einer aussterbenden Spezies). Im Schlussteil
des Gesprächs tritt jedoch – z. T. durch Nachfragen und Überlegungen der Interviewerin, wie sich die verschiedenen Lebenswelten Alsbergs zueinander verhalten – die private Situation wieder (wie schon zu Beginn des Gesprächs bei der
Schilderung der Herkunftskultur) in den Vordergrund. In einer Art Bilanz wird
deutlich, dass nun, im Alter, nach Beendigung der Berufstätigkeit, die kulturelle
Ursprungsidentität wieder dominiert: „Hören Sie zu. Mit allem, was Hebräisch ist,
sind wir an der Oberfläche geblieben".[36] Paul Alsberg bekennt, auch er lese „außer dem Fachlichen" kaum hebräisch, „bis heute keine Belletristik", denn „wenn
ich ein Buch zum Genuß lese und sprachlichen Genuß habe, ist es deutsch, bis
heute".[37] Andererseits will er die erzwungene Doppelidentität durch die kulturell
nicht voll gelungene Integration in die israelisch-hebräische Kultur auch nicht nur
als Defizit stehen lassen: Als die Interviewerin ihn fragt, ob er dieses Endergebnis
bedaure, formuliert er doch eine Synthese für sich und seine Generation, die ihm
über den schwierigen Spagat zwischen hebräischer Alltagswelt und kulturellem
deutschen Erbe hinweghilft:

> „Gott, hören Sie zu. Ich empfinde das manchmal als großen Nachteil. Auf der anderen
> Seite sind wir viel reicher an [...] kulturellen Gütern. Das, was uns trotzdem irgendwie
> Schule, Elternhaus in Deutschland, Literatur, die wir lesen, bringt, ist ein absolutes Ge-
> gengewicht, bis heute. Ich seh' es keineswegs nur als Verlust an."[38]

Besonders betont ist „trotzdem" – und dieses bezieht sich überwiegend auf den
ersten Teil, die antisemitischen Erfahrungen der so in der deutschen Kultur Ver-
wurzelten, die Verfolgung und als „Höhepunkt" die persönliche Lebensbedro-
hung im Konzentrationslager. Wären diese Erlebnisse nicht erzählt worden, bliebe
das Resümee über die sprachlich-kulturelle heutige Situation der Emigranten an
der Oberfläche einer statistischen Erhebung stecken.

---

36 Vgl. schon Anm. 28. Wegen seiner Repräsentativität für den Großteil der deutsch-jü-
    dischen Einwanderung habe ich diesen Satz einmal als Aufsatz-Titel gewählt (Betten
    1996).
37 Zitiert nach Betten/Du-nour 2004 [1995], S. 326, in größerem Kontext besprochen
    u.a. in Betten 2011a, S. 216–217.
38 Zitiert nach der leicht überarbeiteten Version in Betten/Du-nour 1995/2004, S. 296.
    Zu einer gründlichen Interpretation der gesamten Textstelle, in Vergleich zu den
    kulturellen Selbstverortungen von anderen wie Alsberg äußerlich sehr gut integriert
    erscheinenden Jeckes vgl. Betten 2013a, S. 166–167.

2.2 Beispieltexte aus den Interviews mit der zweiten Generation

Interview von Anne Betten mit Tom Levy, Tel Aviv 2006[39]

Dr. Tom Lewy (ursprünglich Thomas Lewy, *1935 in Berlin), mit den Eltern 1938 nach Tel Aviv emigriert; Vater Mitglied des *Palestine Orchestra* (Hubermann), Schauspielstudium, mehrjährige Studienaufenthalte in Yale und New York (PhD), von 1971 bis zur Emeritierung 2004 an der Universität Tel Aviv, zuletzt Lehrstuhl für Theaterwissenschaften; daneben auch Regiearbeiten am Theater.

Tom Lewy gehört zu den besten Sprechern meiner Aufnahmen mit der zweiten Generation, sowohl hinsichtlich Grammatik, Wortschatz als auch Phonetik.[40] Die eingangs erwähnten Einschränkungen, dass selbstständige längere Ausführungen aufgrund mangelnder Sprachkompetenz selten seien, treffen auf ihn nicht zu. Er hat vielmehr das Gespräch, ungeachtet seines hohen Spontaneitätsgrades, wie ein Regisseur stets im Griff, worauf öfters wiederkehrende metakommunikative Anmerkungen zu seiner Strukturierung hinweisen, so z. B. nach der Gesprächseröffnung mit einer detaillierten Biographie (vgl. Bsp. 2a, Z. 37–72) die Bemerkung, dies sei die Ouvertüre gewesen: „jetzt fangen wir erst an" (er bezieht sich dabei auf einen kurzen Mailwechsel über die gewünschten Themenschwerpunkte vor dem Interview) oder später, nach einem Exkurs: Er komme wieder auf den ersten „Akt" zurück (beide Stellen hier nicht transkribiert, auf das zweite Zitat folgt unser Bsp. 2d). Es ist daher auch nicht besonders erstaunlich, dass er als Professor und Theaterregisseur seine Thesen oft durch als solche angekündigte Beispiele (vgl. Bsp. 2a, Z. 56) illustriert und virtuos die Textsorten von chronischem, berichtendem und szenischem Erzählen, Beschreiben, Argumentieren und dialogischen Passagen wechselt.

---

39 DGD (siehe Anm. 12): ISZ_E_00027. Eine vollständige (korrigierte) Transkription des Interviews liegt noch nicht vor. Einige Stellen wurden in anderem Zusammenhang schon publiziert und analysiert. Die Transkription der Beispiele 2a–d folgt dem Erstabdruck in Betten 2010, S. 36–37 (2a), S. 37–38 (2b), S. 40 (2c), S. 42 (2d), jeweils mit Erweiterungen und Kürzungen. Es wurde eine literarische Umschrift mit Normalinterpunktion gewählt, in die jedoch folgende Zeichen integriert wurden: […] für Auslassungen; (…) für Unverständliches bzw. vermuteten Wortlaut; [ ] zwei untereinander stehende Klammerausdrücke für simultan Gesprochenes; (LACHT) für Wiedergaben nicht verbalisierter Äußerungen; / für Wort- und Satzabbrüche; * pro 1 Sekunde Pause; = für Wortkontraktionen. Auf Apostrophe für umgangssprachliche Elisionen (z. B. „hab") wurde verzichtet.

40 In Betten 2010, S. 34–43, steht der Zusammenhang zwischen Sprachbeherrschung und Identitätsbestimmung im Mittelpunkt, in Betten 2011b, S. 60–61, der Einfluss der Akzeptanz des Elternhauses auf die Sprachbewahrung.

Tom Lewy hat mit seinen Eltern immer Deutsch gesprochen, so mit der Mutter bis zuletzt, wenige Jahre vor unserem Interview. Nach Deutschland zurückgekommen ist er allerdings erst 1999 im Rahmen eines gemeinsamen Projekts der Universitäten Tel Aviv und Konstanz, wo er mit den Kollegen zunächst hauptsächlich auf Englisch kommunizierte, dann aber auch auf Deutsch unterrichtet hat. Er glaubt, dass sich sein Deutsch dadurch wieder verbessert habe und flüssiger geworden sei, zumal er seitdem jährlich seine Geburtsstadt Berlin besucht. Erst Jahre nach unserem Interview wurde mir in einem Gespräch darüber, dass mit ganz wenigen Ausnahmen fast alle Angehörigen der zweiten Generation meine deutschen E-Mails auf Englisch beantworten, klar, dass auch er, wie die meisten, nie gelernt hat, auf Deutsch zu schreiben. Allerdings hat er – im Gegensatz zu den anderen – spätestens als Jugendlicher begonnen, selbst zu lesen (vgl. Bsp. 2b, Z. 27–29); als Kind wurde ihm, wie so vielen, auf Deutsch vorgelesen, und ein paar Jahre später begann er auch, aus dem Deutschen ins Hebräische zu übersetzen (s. Bsp. 2a, Z. 63–66). Dies steht in engem Zusammenhang mit seiner Leidenschaft für das Theater; dass diese aber gerade auch dem deutschsprachigen Theater galt, wirft die Frage nach seinem Elternhaus und seiner Einstellung zu diesem ganz selbstverständlich auf und wirkt sich daher von Beginn an auf seine selbst gewählte Verschränkung von Biographie, Sprache, Kultur und Identität aus. Die Interviewerin, die zu diesem Zeitpunkt schon die meisten ihrer Interviews mit der zweiten Generation geführt hatte, streut öfters Vergleiche zu anderen InterviewpartnerInnen ein, die Lewys Ausführungen teilweise bestätigen, ihnen aber auch gelegentlich widersprechen; er reagiert darauf stets mit Interesse, da er seine eigenen Thesen über das Exemplarische wie auch ganz Individuelle seiner Biographie hat. Die Interviewerin erwähnt gegen Ende des Gesprächs, dass beide schon vor der Aufnahme übereinstimmend festgestellt hätten, dass „die Bewahrung der Sprache sehr viel mit psychologischen Faktoren zu tun hat" (nicht transkribiert). Aus diesem Grund bedurfte es keiner weiteren Argumentation, dass und warum Lewy diese Faktoren von Anfang an verknüpft. Obwohl es daher eigentlich nicht verwunderlich ist, hat es die Interviewerin unter dem Eindruck der weitgehenden Selbstanalyse Lewys im Gespräch doch erstaunt, dass er später äußerte, durch dieses Gespräch viele Zusammenhänge in seinem Leben erstmals erkannt zu haben.

Die folgenden Beispiele wurden ausgewählt, weil sie (wie eigentlich das gesamte Interview) mein Postulat einer über reine Sprachdaten hinausgehenden, psychologisch fundierten sprachbiographischen Erhebungsweise in exemplarischer Form vor Augen führen.

Das erste Beispiel widmet sich der Frage, ab wann dem Kind die Zweisprachigkeit seiner Umgebung bewusst wurde und eine (Be-)Wertung der beiden

Sprachen einsetzte (Frage nach der Spracheinstellung und ihren Auswirkungen auf Spracherlernen und späteres -bewahren):

Beispiel 2a

```
     AB:   Die ersten Jahre hier waren dir dann/ äh hättst du
           sozusagen angenommen äh Deutsch is was ganz Natürliches
           (...)?
     TL:   Ja.
5    AB:   [Das andere läuft so nebenbei.]
     TL:   [Ja, ja, ja, ja.]              Also das Problem * fing
           an, * als ich äh viereinhalb war, so ungefähr. Und da
           kam ich in einen hebräisch-sprechenden * Kindergarten.
           Äh
     K:    [Auslassung von 0 min 25 s]
10   TL:   da fing es an, * nämlich die Eltern haben Deutsch
           gesprochen und die w/waren komisch und lächerlich * in
           den Augen **
     AB:   der andern
     TL:   der andern Kinder * und * mein Name war ne Katastrophe.
15         Ein/ * Thomas ist * kein hebräischer Name, * is ein
           jeckischer Name * und ja und da/* und außerdem * hatten
           wir auch kein Geld, * also ein großer Teil von meiner
           Kleidung von der Unterwäsche bis zu=n Blusen hat meine
           Mutter selbst * genäht von * von ihren Kleidern und von
20         ich weiß nich was, Bettwäsche und Gott-weiß-was. Und da
           sah ich auch komisch aus und * also alles zusammen war
           ne reine Katastrophe. Und bei uns ** und das erzählte
           mir, glaube ich, auch Michael Shilo, dass das bei ihm
           auch war. * Wir hatten ein Abkommen, wenn wir * draußen
25         sind auf der Straße, sind wir nie zusammen. * Also im
           Autobus, die sitzen hinten und ich vorne oder ich sitze
           hinten und sie sitzen vorne. Und auf der Straße laufe
           ich etwas * voran und so weiter, dass man * überhaupt
           nur nicht merkt, dass die meine Eltern [sind.]
30   AB:                                     [Das] war ein
           Abkommen mit deinen Eltern?
     TL:   Ja ja ja.
     AB:   Oder mit andern Kindern?
     TL:   Nein, mit meinen Eltern.
35   AB:   Die haben das akzeptiert?
     TL:   (Huch) ja, ja, ja.
     AB:   (LACHT) Das is ja ganz nett.
     TL:   Ja. ** Und wie ge/ Ach jetz, aber * andererseits und
           diese Sache von dem/* von den zwei Kulturen, die Sache
```

```
40        mit den zwei Kulturen is hochinteressant, nämlich
          heutzutage, ich habs vergessen, äh äh vorher als ich
          meine Biografie erzählt hab. Erst in den letzten zwei,
          drei Jahren. * Es fing total zufällig an, aber in den
          letzten zwei, drei Jahren, das ha/ das hab ich dir ja
45        schon be/* per E-Mail erzählt, beschäftigte ich mich mit
          den Jeckes und mit dem * Kulturkampf von den Jeckes in
          in Palästina und hauptsächlich Jeckes im Theater und so
          weiter. * Also mir war dieser * Kulturkampf als Kind
          einerseits klar. Nämlich ich wusste, es gibt die
50        jeckische Welt und die hebräische Welt und die jeckische
          Welt ist total unakzeptabel * und lächerlich in den
          Augen von der hebräischen Welt ** und die Jeckes
          kapieren überhaupt nichts von der hebräischen Welt und
          die hebräisch-russische Welt, das ist das „Mhm", das
55        Schöne, Gute, Fantastische und unsere ist die
          lächerliche. Als Beispiel, ich war so glücklich, als ich
          bei meinen Schulfreunden * bei den Eltern in der Küche
          setzn/ sitzen konnte und in der Küche quatschen und und
          sogar etwas essen. Bei den Jeckes, die Kinder haben
60        nichts in der Küche zu suchen, geschweige denn sich in
          der Küche zu unterhalten * und so weiter. Also, aber da
          der Paradox, und deswegen hab ich mein Deutsch nicht
          vergessen und sogar mich ab äh ich weiß nicht, als ich
          zwanzig, einundzwanzig war, angefangen mit den mit den
65        Übersetzungen aus dem Deutschen. * Hauptsächlich fürs
          Theater natürlich. * Als ich in der deutschen Kultur,
          Kultur ist vielleicht übertrieben, äh äh äh gelebt habe.
          Es war hochinteressant, nämlich mein Vater war Musiker,
          also Musik war bei uns. Ja, er hat auch Schallplatten
70        aus Deutschland gebracht, die ich * hochgern mir
          angehört habe inklusive Kurt Weill und und und äh und
          und Songs äh Chansons * und er hat sehr viel von seiner
          Arbeit in Deutschland erzählt […]
```

Tom Lewy (TL) beantwortet die Sprachfrage (Z. 1–2) sofort mit einem psychologischen Argument: Die Deutsch sprechenden Eltern waren in den Augen der anderen Kinder ebenso *lächerlich* wie sein Vorname Thomas und seine von der Mutter geschneiderten Kleider (Z. 10–22). Die zweimalige Verwendung des Wortes *Katastrophe* (Z. 14, 22) unterstreicht die Auswirkungen der Zugehörigkeit zu einer für die Umgebungsgesellschaft fremden Welt auf die Befindlichkeit der Kinder, die sich daraufhin von den Eltern in der Öffentlichkeit zu distanzieren suchten (der Verweis auf eine ähnliche Erzählung eines Freundes Z. 22–24 generalisiert diese persönlich schmerzhaften Erfahrungen). Von diesen Beispielen ausgehend, entwickelt TL nun seine Theorie über die zwei speziellen Kulturen von Ost- und Westjuden (speziell „Jeckes"), die hier in der Emigration aufeinanderprallten (Z. 38–56) und über die er neuerdings auch wissenschaftlich arbeitet (Z. 43–48).[41] Er projiziert dabei seine heutigen Erkenntnisse auf seinen Bewusstseinsstand als Kind (Z. 48–61) und kehrt somit schließlich zur Ausgangsfrage von AB (Z. 1–2) zurück. Betrachtet man ausschließlich die Selbstpositionierung TLs (die Fremdpositionierung gegenüber der Interviewerin und eventuellen weiteren Rezipienten sei hier außer Acht gelassen, da es nicht primär um die Herstellung von Identität geht),[42] so geschieht dies in einem raffinierten Hin- und Hergleiten zwischen den Ebenen des erzählenden und des erzählten Ich – einer (Selbst)Darstellungsweise, die für weite Teile von TLs Ausführungen charakteristisch ist: Mit argumentativ-kommentierender Einleitung aus der Hier-und-Jetzt-Perspektive (*also*, Z. 48; *mir war [...] als Kind einerseits klar*, Z. 48–49; *Nämlich ich wusste*, Z. 49) versetzt TL sich und die Zuhörerin zunächst in die Welt des Kindes und re-inszeniert im Anschluss seine damaligen (wenngleich zwangsläufig doch nur vermuteten/erinnerten) Ansichten mit den Evaluationen des Kindes (*die jeckische Welt ist total unakzeptabel * und lächerlich*, Z. 50–51, *und die hebräisch-russische Welt, das ist das „Mhm", das Schöne, Gute, Fantastische und unsere ist die lächerliche*, Z. 53–56). Während hier die Gedanken des erzählten Ich sozusagen im Original, „ungefiltert", wiedergegeben werden (grammatisch durch den Wechsel in den Indikativ Präsens bewirkt), ist die folgende Beispielerzählung eher ein Rückblick aus der Perspektive der Erzählzeit (wieder im Imperfekt: *ich war so glücklich, als*, Z. 56). Mit *und so weiter. Also, aber da der Paradox* (Z. 61–62) positioniert sich TL evaluierend und argumentierend sodann wieder ganz in der Erzählzeit. Bevor er erklärt, dass er später (aber, wie er an anderer Stelle ausführt, auch schon als Kind) von der kulturellen Welt seiner Eltern paradoxerweise gleichzeitig fasziniert war (*hochgern*, Z. 70) und in ihr lebte, stellt er den Zusammenhang zum Interviewthema her: *und deswegen hab ich mein Deutsch nicht vergessen* (Z. 62–63). Das heißt, um zu erklären, wieso er trotz widriger Umstände und zwiespältigster Gefühle die deutsche Sprache dennoch bewahrt und sogar weiter gepflegt und über

---

41 Jetzt ausgearbeitet zu einem Buch, das Lewy auf Hebräisch geschrieben hat und ins Deutsche hat übersetzen lassen (Lewy 2016).

42 Zu diesen Unterscheidungen vgl. das Kap. über „Positionierung im autobiographischen Erzählen" bei Lucius-Hoene/Deppermann 2002, S. 202–212, sowie die aktualisierte Weiterführung (v. a. in Auseinandersetzung mit Michael Bambergs Arbeiten) in Deppermann 2013, bes. S. 5–9.

eine reine Familiensprache[43] hinaus ausgebaut hat, bedarf es des Einblicks in diese äußerst komplexen Zusammenhänge.

Im folgenden Beispiel 2b aus einer etwas späteren Stelle des Interviews werden diese Zusammenhänge bzw. das hier herausgearbeitete Paradoxon noch detaillierter erläutert:

Beispiel 2b

```
 1   TL:   [...] und natürlich Kinder sind * sind äh miese, wie
           sagt man, cruel äh/
     AB:   Grausam. (
     TL:   Grausame, * die können grausam sein und die machen
 5         einen * lächerlich und und äh * es war schwer. Es
           war/* es war sehr sehr * schwer und natürlich * wie
           bei je/ allen Kindern eines Tages hab ich erklärt,
           dass ich von zuhause weg bin, nämlich ich will nicht
           mehr meine Eltern haben und so weiter und ich weiß,
10         meine Mutter ist in Tränen ausgebrochen und es war so
           ein/
     AB:   Wie alt warst du?
     TL:   ** Vielleicht sieben, acht. * Weiß [ich nicht.]
     AB:                                     [Aha (wollt ich)
15         grad vorschlagen]
     TL:   Aber ** dieses/** Und was ich betonen muss, was sehr
           wichtig is, * nämlich ich kenne es von andern Jeckes
           und ich weiß nicht, ob Du das in deinen Interviews
           gehört hast. Jeckes, also zweite Generation, die
20         alles, * wenn es ** nur (mög)lich wa/ möglich war,
           einfach ihre jeckische Seite * annulliert haben.**
     AB:   Ja. [Von den meisten.]
     TL:       [Und das war dann] ganz einfach. Ich hab meine
           jeckische Seite * nie annulliert, ich habe einerseits
25         gelitten * darunter und andererseits mit mit
           Vergnügen meine deutschen Schallplatten mir angehört
           und und * und später äh äh war ich imstande Brecht zu
           lesen und und und äh * et cetera, et cetera, et
           cetera. Also/
```

---

43 Zu der These, dass die deutsche Sprache für die zweiten Generation sowohl von ihrem sprachlichen Repertoire als auch besonders von der gefühlsmäßigen Einstellung her in der Regel nur „Familiensprache" ist, vgl. v. a. Betten 2010, 2011a und 2014.

```
30  AB:   Also ich hab, darf ich?
    TL:   Ja, selbstverständlich.
    AB:   Ganz wenige Leute, die nicht gelitten haben, ja? Es
          gibt so ein paar, äh. Eine Frage, was hattest du für
          ein persönliches Verhältnis zu deinen Eltern? Ich hab
35        ja immer wieder gehört, das scheint so aus dem
          Hebräischen zu kommen, ein warmes Haus und ein kaltes
          Haus. Die Jeckeskinder/
    TL:   Warmes, warmes, warmes.
```

TL betont hier einerseits das Leiden an der Grausamkeit der anderen Kinder (illustriert durch das Beispiel Z. 7–10), andererseits das *Vergnügen* an *meine[n] deutschen Schallplatten* (Z. 26) und die Fähigkeit zur Brecht-Lektüre im Original. Er generalisiert, dass er deswegen, im Gegensatz zu den meisten anderen Angehörigen der zweiten Generation, die dieselben Leidenserfahrungen hatten wie er, seine *jeckische Seite * nie annulliert* (Z. 21) habe – und sich somit seine Kompetenz der deutschen Sprache mit dem für ihn wichtigen Zugang zu ihren kulturellen Gütern erhalten habe. AB möchte diese Motivation noch durch eine umfassendere (psychologische) Erklärung erweitert wissen, nämlich zum *persönlichen Verhältnis* zu seinen Eltern (Z. 33–34), da ihr aus ihren bisherigen Interviewerfahrungen dieser Faktor eine wichtige Voraussetzung für die Akzeptanz der Kultur des Elternhauses zu sein scheint. TL bejaht das sehr positive Verhältnis nachdrücklich, mit dreifacher Wiederholung (Z. 38). Dies dürfte der eigentliche Grund sein, warum er die kulturellen Praktiken des Elternhauses (so die Treffen mit anderen intellektuellen „Jeckes" am Shabbat mit deutscher Literatur, deutschen Opern, deutscher Musik) schon als Kind nicht nur über sich hat ergehen lassen (wie die meisten anderen „Jeckes"-Kinder)[44], sondern genossen hat und daher später stolz war, sie auch eigenständig weiter pflegen zu können.

Große Teile des Interviews beschäftigen sich mit den Identitätsproblemen, die aus dem Leben in (oft auch zwischen) zwei Kulturen sowohl für das Kind und den Jugendlichen Thomas Lewy als auch – trotz aller Rationalisierungen der „Paradoxa" – für den Erwachsenen Tom (und heute z. T. wieder Thomas) entstanden sind. In Bsp. 2c (das im Interview 2b vorangeht) erklärt TL bereits, dass er sich mit allen Ländern, in denen er gelebt hat, nicht identifizieren kann: mit seinem Geburtsland Deutschland *auf keinen Fall* (Z. 2–3), obwohl er heute immer häufiger wieder dorthin fährt und auch öfter auf Deutsch denkt;

---

44 Vgl. dazu etwa die Erzählungen von Nurit Lieber-Leffmann oder Rina Biran in Betten 2016a.

in Amerika, wo er lange studiert hat, fühlte er sich als Israeli und mochte die
Mentalität nicht; mit Israel hingegen will er sich v. a. aus Gründen der Politik
überhaupt nicht (Z. 6) identifizieren, bezeichnet es allerdings, trotz der Behauptung, *ich gehöre eigentlich * nirgends * hin* (Z. 3–4), als „mein Staat" (Z. 5), für
den er sich oft schäme (Z. 7–8):

Beispiel 2c

```
1  TL:  Wenn ich heute ** mich * versuche mich zu klassif/
        klassifizieren. ** Ich bin kein Israeli, * ich bin auf
        keinen Fall ein Deutscher. Ich bin kein Amerikaner, * ich
        gehöre eigentlich * nirgends * (dahin). Ich * verstehe
5       die Probleme meines Staates, ich identifiziere mich
        überhaupt nicht. In der * Politik stehe ich ziemlich äh
        links * orientiert, äh * wenn ich im Ausland bin, schäm
        ich mich oft * mit dem was hier losgeht. [...]
```

Nachdem das Interview diese Problematik in vielen Varianten und mit weiteren
Beispielen umkreist hat, stellt TL an späterer Stelle (Bsp. 2d) nochmals einen
analytischen Zusammenhang zwischen Sprache, Kultur und mentalen Prozessen
(Z. 4) her:

Beispiel 2d

```
1   TL:  [...] der Grund ist ganz klar, hundertprozentig, *
         dass von Anfang an * ich nicht * ein Zuhause hatte.
         ** Kein Zuhause * kein Zuhause, * volles Zuhause.
         Sprachlich, * kulturell, mentalisch, äh ** nämlich es
5        ist was ganz anderes, wenn man erst mal ein Zuhause
         hat und dann, ** weil man emigriert, * weil man, aus
         * Gott weiß welchem Grund, kommt dann was dazu, aber
         es ist ne Ba/ Meine Eltern ** hatten eine Basis, dass
         diese Basis nicht akzeptabel war hier und für sie
10       problematisch war (...). Aber es war ganz klar. ** Sie
         waren erstmal deutsche Juden und * und sie hatten ein
         full command in einer Sprache und * es/ und und * es
         war ganz klar, was sind ihre Lieblingsspeisen und und
         und * und ich weiß nicht was und die Zeitung und/***
15       (Teile) bei mir waren die die von Anfang an die
         Geschichten meiner Mutter (auch) besonders die ersten
         zweieinhalb Jahre. Und und natürlich ich ich kann
         mich nicht erinnern, aber ich hab die die Fotos
         und/** If von, wenn man von/* Und noch etwas, ** man
```

```
20          sagt immer heutzutage, * es ist sehr gut, * ein Kind,
            wenn nicht weiß, wenn die Eltern ne zweite Sprache
            kennen und so weiter, ein Kind in zwei Sprachen
            aufwachsen zu lassen. * Englisch, Hebräisch und so
            weiter. Das Problem waren nicht zwei Sprachen, das
25          Problem waren zwei total ** gegenübergesetzte äh äh äh
            Mentalitäten, wo * zwischen/ unter den Jeckes die
            hebräische Mentalität ** anders, schwer, schwer sich
            damit zu identifizieren. Sogar manchmal mit negativen
            äh äh ähm kritisiert negativ, benimm dich doch nicht
30          so wie! Man/ So benimmt man sich nicht oder sowas
            sagt man nicht! So denkt man nicht! […]
```

TL vergleicht hier seine Situation mit der seiner Eltern, die noch eine feste kulturelle Verankerung, *eine Basis* (Z. 8) durch ihre Verwurzelung in der deutschen Kultur hatten und v. a. eine Sprache vollständig beherrschten (*full command*, Z. 12). Wichtig ist, dass TL dies auch mit der Alltagskultur (*Lieblingsspeisen und und und * und ich weiß nicht was und die Zeitung und/****, Z. 13–14) in Verbindung setzt. Auch wenn *diese Basis nicht akzeptabel war hier und für sie problematisch war* (Z. 9–10), hatten sie deswegen seiner Meinung nach ihm und seiner Generation gegenüber einen großen Vorteil, da eine eindeutige Identität. (Dass dem nicht ganz so ist, sollten hier stellvertretend die Einblicke in Alsbergs' kulturelle Identitätsprobleme zeigen.) TL (und seine Generation?) hingegen hatte(n) dieses *volle[.] Zuhause* (Z. 3) nicht (man beachte die fünfmalige Verwendung des Wortes *Zuhause* in Z. 2–5 und die bedeutungsvollen Pausen, die TL jeweils davor setzt, wodurch in diesem Fall die Wortwahl besonders hervorgehoben wird). Gemeint ist die kulturelle Basis, nicht das konkrete Elternhaus, zu dem er ja eine ganz positive, „warme" Beziehung hatte, auch wenn er als 7- oder 8-Jähriger wegen dieser für ein Kind enormen Spannung einmal von zu Hause weggehen wollte (siehe Bsp. 2b, Z. 7–10). TL ist sich der Richtigkeit seiner Analyse *hundertprozentig* (Z. 1) sicher. Und er führt aus, dass nicht die Zweisprachigkeit als solche diese Probleme verursacht hat (Z. 19–24), sondern die damit verbundenen *zwei total ** gegenübergesetzte[n] äh äh äh Mentalitäten* (Z. 25–26): Für die in einem anderen Kulturkreis aufwachsenden Kinder waren dies z. B. bestimmte mitteleuropäische Verhaltensregeln (Z. 28–31), die über die Anstandsregeln hinaus die gesamte Lebensführung und Charakterbildung, das Wertesystem betrafen (*So denkt man nicht!*, Z. 31), aber fest mit den sprachlichen Ausdrücken gekoppelt zu sein schienen (d. h. genauso in der hebräischen Alltagssprache der Umwelt gar nicht vorkamen).[45] Deutlicher kann die Verflechtung von Sprache, Kultur (inklusive Alltagskultur), Mentalität und Identität nicht illustriert werden.

3 Resümee

Das Beispiel 1a von Ehepaar Alsberg setzt ein, wo von den anfangs mehr berichtenden Erzählungen Paul Alsbergs über seine Sozialisierung in Elternhaus und Schule und einer eher chronisch gerafften Zusammenfassung der Ereignisse der Reichspogromnacht übergegangen wird zu dem durch Emotionsbeschreibungen und kurzen direkten Redewiedergaben dramatischer gestalteten Erzählbericht Betti Alsbergs über die Zuspitzung ihrer damaligen Situation und mündet schließlich, auf Nachfragen, in der voll ausgebauten re-inszenierenden episodischen Erzählung Paul Alsbergs über seine lebensbedrohenden Erlebnisse im KZ. In Hinblick auf die weitere Entwicklung seines sprachlichen und kulturellen Zugehörigkeitsgefühls sind diese biographischen Informationen wichtig, da diese Erfahrungen bei ihm nicht, wie bei anderen Mitgliedern dieser Emigrantengruppe, zur bewussten Aufgabe oder zumindest starken Reduzierung der Verwendung der Muttersprache geführt haben. Zur Erklärung sind daher auch weitere Informationen über seine späteren Lebensumstände, Erfahrungen und Lebenseinstellungen von Bedeutung. Beispiel 1b gab einen Einblick, in welcher diskursiv-argumentativen Weise in diesem Interview zur Sprache kam, wie sich die Emigration auf die heutige Sprachsituation der Eheleute sowie anderer Mitglieder ihrer Emigrantengeneration auswirkte; es liefert damit authentische, das Verständnis fördernde Belege für die vorangegangene statistische Darstellung.

In den Beispielen 2a–d stellt ein von Berufs wegen analytisch denkender und an Sprache orientierter Intellektueller die Bezüge zwischen seiner Biographie und seinem Sprachverhalten durch weitgehend argumentative, mit kleinen Beispielerzählungen angereicherte Ausführungen gleich selbst her, so dass vonseiten der Interviewerin eher Nachfragen als themeninitiierende Fragen gestellt sowie gemeinsam Thesen entwickelt und diskutiert werden. Die Beherrschung der Interviewsprache Deutsch (als Erst- und Zweitsprache) dokumentiert sich durch das Sprechen ganz von selbst, und zwar im ganzen Spektrum freier Rede, sowohl als Verstehenskompetenz bei Fragebeantwortungen als auch als grammatische,

---

45 Man vergleiche dazu den Erfolg der Sammlung typisch jeckischer „Sprüche"/*idioms* durch Angehörige der zweiten Generation im „Lexikon der Ben-Jehuda-Straße", das 2012 überraschend sofort zu einem Bestseller wurde, da alle „Jeckeskinder" darin die Besonderheiten ihrer Elternhäuser wiedererkannten, über die sie sich heute, im Gegensatz zu früher, meist nostalgisch amüsieren.

stilistische und kommunikative Kompetenz für selbstständige sprachliche Darstellungen in unterschiedlichen Textsorten. Beim Anhören der Audio-Beispiele ist zudem die individuell ganz verschiedene parasprachliche Gestaltung interessant: So besteht zwischen der fast immer verhaltenen, ruhigen Redeweise von (Staatsarchivar) Paul Alsberg und der dramatisierenden Aussprache und manchmal exzentrischen Intonation des (Theatermannes) Tom Lewy ein größtmöglicher Kontrast.

Da es sich bei den Erzählungen meist um Schlüsselerlebnisse handelt, spielen die gewählte Textsorte und Darstellungsweise, der Ausdruck von Emotion, aber auch Positionierungsstrategien sowie *Agency-* und andere linguistische Konzepte eine wichtige Rolle für die Analyse. Letztere wurden hier nur punktuell angedeutet, da sie für unser Ausgangspostulat nach Themen- und Textsortenvariation nicht direkt relevant sind. Inwiefern das Textsortenspektrum, das Lucius-Hoene/Deppermann für die von ihnen untersuchten Typen autobiographischer Interviews zur therapeutischen Analyse von Traumata ansetzen (nämlich verschiedene Arten des Erzählens sowie Beschreiben und Argumentieren),[46] auch die wichtigsten Textsorten unserer Interviews abdeckt, ist schon mehrfach diskutiert worden. Ich habe andernorts[47] einmal vorgeschlagen, sie nicht, wie Lucius-Hoene/Deppermann, als „autobiographische Gesamterzählungen", sondern eher als „Gesamtargumentationen" bzw. „argumentativ-narrative autobiographische Interviews" zu bezeichnen, da die übergeordnete Intention der Interviewten ja ist, Zeugnis abzulegen, damit die Hörer- und LeserInnen aus diesen Gesprächen und „Geschichten" und damit aus der Geschichte lernen.

Majer ist anhand von zehn ausführlichen Interviewanalysen aus dem Korpus der ersten Generation (IS) u. a. der Frage nachgegangen, welche (auch außersprachlichen, psychologischen und soziologischen) Faktoren „auf die Textsortenwahl und das spezifische kommunikative Verhalten Einfluss nehmen", so z. B., ob bestimmte Themenbereiche bevorzugt als „stark elaborierte Erzählungen" realisiert werden oder welche Rückschlüsse daraus gezogen werden können, „wenn dasselbe Thema von verschiedenen Interviewten unterschiedlich elaboriert und in unterschiedlichen Textsorten dargestellt wird".[48] Letztere ist eine besonders spannende Frage, die u. a. vom Charakter der (jeweils unterschiedlichen) Interaktion zwischen Interviewerin und Interviewten, aber auch von vielen individuellen Eigenschaften und Vorlieben der SprecherInnen abhängt, was Majer

---

46 Lucius-Hoene/Deppermann 2002, Kap. 7, S. 141–175: vgl. nochmals Anm. 4 und 48.
47 Siehe Betten 2009, S. 242, und Betten 2007, S. 106–107.
48 Alle Zitate aus Majer 2012, S. 3. (z. T. in Rückgriff auf die Ausführungen von Lucius-Hoene/Deppermann 2002, S. 171–174 zu „Beziehungen zwischen den Textsorten").

mit „Sprecherprofilen" und „Erzählertypen" zusammenzufassen sucht. Wie bei Klassifikationsversuchen größerer Texte meist festzustellen ist, sind die Textsorten oft nicht klar voneinander abgrenzbar und „ineinander verwoben".[49] Besondere Bedeutung kommt nach Majers Analysen der Textsorte Beschreiben in unseren Interviews zu. Lucius-Hoene/Deppermann halten sie zwar für wichtig, da sie „Welt- und Selbsterfahrung quasi in geronnener Form" wiedergibt, aber für „wenig auffällig" und daher „erst durch die gezielte Textsortenanalyse als eigenständiges Darstellungsverfahren" herauszuarbeiten.[50] Majer betont besonders, wie wichtig Beschreibungen „für die Identitätsdarstellung" und -einordnung seien, und desweiteren, „um Gegenstände oder Sachthemen", aber auch die eigenen Gefühle „aus der Distanz darzustellen". „Thematisch und inhaltlich" seien dem Einsatz dieser Textsorte somit „keine Grenzen gesetzt".[51]

Paul Alsbergs Schilderung seiner Jugendzeit dürfte häufig ebenso unter diese „Beschreibungskategorie" fallen wie die Identitätsbeschreibungen Tom Lewys, besonders auch im Rückblick auf seine Jugendzeit. Derartige Beschreibungen oder Erzählberichte sind bei ihm fast immer in größere Argumentationsstrukturen eingebettet und durch (Ansätze von) Beispielerzählungen veranschaulicht: ein Strukturmuster, das seinen Stil durchgehend charakterisiert. Bei Lewy finden sich auch besonders oft Reduktionsformen szenisch-episodischen Erzählens, die Majer für ein Charakteristikum vieler Interviews hält.[52] Alsberg hingegen bevorzugt bei seiner biographischen Darstellung den Wechsel von Berichten, Beschreiben und kleineren episodischen Erzählungen, bis er auf das Drängen der Interviewerin zu einer voll ausgebauten dramatisch-episodischen Erzählung ausholt; der sprachthematische zweite Teil hingegen ist mehr durch Frage-Antwort-Dialoge und Erläuterungen geprägt.

In der Einleitung wurde bereits angesprochen, dass es in der linguistischen Lebenslauf- und Sprachbiographieforschung[53] inzwischen eine Selbstverständlichkeit ist, kohärente Sinnzusammenhänge zwischen Lebenslauf und v. a. Lebenserfahrungen eines Individuums und seiner Sprachbiographie, d. h. dem Erwerb (und u. U. auch Verlust) verschiedener Sprachen und Sprachvarietäten, verbunden mit den entsprechenden Sprachbewertungen herzustellen. Entsprechend adaptierte,

---

49 Lucius-Hoene/Deppermann 2002, S. 172. So auch die Ergebnisse von Majer 2012, z. B. S. 53.
50 Lucius-Hoene/Deppermann 2002, S. 160–161.
51 Majer 2012, S. 275.
52 Siehe Majer 2012, S. 276–277.
53 Vgl. zu den Unterscheidungen und mit weiteren Literaturangaben u. a. den Beitrag von Bieberstedt in diesem Band.

dem individuellen Forschungsinteresse angepasste narrative autobiographische Interviews stellen daher den idealen Rahmen für eine sozialwissenschaftlich und psychologisch fundierte Untersuchung der Sprachrepertoires und -kompetenzen von Individuen und Gesellschaften dar, was hier an zwei Beispielen einer Emigrationsgesellschaft illustriert werden sollte.

Literatur

Betten, Anne (Hrsg.) unter Mitarbeit von Sigrid Graßl: Sprachbewahrung nach der Emigration – Das Deutsch der 20er Jahre in Israel. Teil I: Transkripte und Tondokumente (mit CD). Tübingen 1995.

Betten, Anne: „Mit allem, was Hebräisch ist, sind wir an der Oberfläche geblieben". Zur kulturellen Identität der letzten Generation deutsch-jüdischer Emigranten der 30er Jahre in Israel. In: DIG Magazin 1 (1996), S. 6–10.

Betten, Anne: „Vielleicht sind wir wirklich die einzigen Erben der Weimarer Kultur". Einleitende Bemerkungen zur Forschungshypothese „Bildungsbürgerdeutsch in Israel" und zu den Beiträgen dieses Bandes. In: Betten, Anne/ Du-nour, Miryam (Hrsg.) unter Mitarbeit von Monika Dannerer: Sprachbewahrung nach der Emigration – Das Deutsch der 20er Jahre in Israel. Teil II: Analysen und Dokumente (mit CD). Tübingen 2000, S. 157–181.

Betten, Anne: Rechtfertigungsdiskurse. Zur argumentativen Funktion von Belegerzählungen in narrativen Interviews. In: Redder, Angelika (Hrsg.): Diskurse und Texte. Festschrift für Konrad Ehlich zum 65. Geburtstag. Tübingen 2007, S. 105–116.

Betten, Anne: Berichten – Erzählen – Argumentieren revisited: Wie multifunktional sind die Textsorten im autobiographischen Interview? In: Taterka, Thomas/Lele-Rozentāle, Dzintra/Pavīdis, Silvija (Hrsg.): Am Rande im Zentrum. Beiträge des VII. Nordischen Germanistentreffens, Riga, 7.–11. Juni 2006. Berlin 2009, S. 227–243.

Betten, Anne: Sprachbiographien der 2. Generation deutschsprachiger Emigranten in Israel. Zur Auswirkung individueller Erfahrungen und Emotionen auf die Sprachkompetenz. In: Franceschini, Rita (Hrsg.): Sprache und Biographie = LiLi. Zeitschrift für Literaturwissenschaft und Linguistik 160 (2010), S. 29–57.

Betten, Anne: Sprachheimat vs. Familiensprache. Die Transformation der Sprache von der 1. zur 2. Generation der Jeckes. In: Kohlross, Christian/Mittelmann, Hanni (Hrsg.): Auf den Spuren der Schrift. Israelische Perspektiven einer internationalen Germanistik. Berlin/Boston 2011, S. 205–228 [= 2011a].

Betten, Anne: Zusammenhänge von Sprachkompetenz, Spracheinstellung und kultureller Identität – am Beispiel der 2. Generation deutschsprachiger

Migranten in Israel. In: Thüne, Eva-Maria/Betten, Anne (Hrsg.): Sprache und Migration. Linguistische Fallstudien. Rom 2011, S. 53–87 [= 2011b].

Betten, Anne: Sprachbiographien deutscher Emigranten. Die „Jeckes" in Israel zwischen Verlust und Rekonstruktion ihrer kulturellen Identität. In: Deppermann, Arnulf (Hrsg.): Das Deutsch der Migranten. Berlin 2013, S. 145–191 [= 2013a].

Betten, Anne: „Aber die Schwierigkeit hier war nun eben das Schreiben" – Die Sprache als Barriere zwischen erwählter und ersehnter Identität. In: Horch, Hans Otto/Mittelmann, Hanni/Neuburger, Karin (Hrsg.): Exilerfahrung und Konstruktionen von Identität 1933 bis 1945. Berlin/Boston 2013, S. 31–63 [= 2013b].

Betten, Anne: Interkulturelle Verständigungs- und Beziehungsarbeit in deutsch-israelischen Dialogen. In: Meier, Simon/Rellstab, Daniel-H./Schiewer, Gesine L. (Hrsg.): Dialog und (Inter-)Kulturalität. Theorien, Konzepte, empirische Befunde. Tübingen 2014, S. 157–174.

Betten, Anne: „Zu meiner Schande muss ich gestehen ..." – Sprachsituation und Akkulturation der Einwanderer der 1930er Jahre in Haifa. In: Siegemund, Anja (Hrsg.): Deutsche und zentraleuropäische Juden in Palästina und Israel. Kulturtransfers, Lebenswelten, Identitäten – Beispiele aus Haifa. Berlin 2016, S. 213–241 [= 2016a].

Betten, Anne: Familiales Gedächtnis und individuelle Erinnerung. Zum Umgang mit traumatischen Erfahrungen in der 1. und 2. Generation deutsch-jüdischer Migranten in Israel. In: Leonardi, Simona/Thüne, Eva-Maria/Betten, Anne (Hrsg.): Emotionsausdruck und Erzählstrategien in narrativen Interviews. Analysen zu Gesprächsaufnahmen mit jüdischen Emigranten. Würzburg 2016, S. 85–121 [= 2016b].

Betten, Anne/Du-nour, Miryam (Hrsg.) unter Mitarbeit von Monika Dannerer: Sprachbewahrung nach der Emigration – Das Deutsch der 20er Jahre in Israel. Teil II: Analysen und Dokumente (mit CD). Tübingen 2000.

Betten, Anne/Du-nour, Miryam: Wir sind die Letzten. Fragt uns aus. Gespräche mit den Emigranten der dreißiger Jahre in Israel. Neuaufl. Gießen 2004 (1. Aufl. Gerlingen 1995).

Betten, Anne/Mauser, Peter: Deutsche Wörter im Exil. In: Ágel, Vilmos/Gardt, Andreas/Haß-Zumkehr, Ulrike/Roelcke, Thorsten (Hrsg.): Das Wort. Seine strukturelle und kulturelle Dimension. Festschrift für Oskar Reichmann zum 65. Geburtstag. Tübingen 2002, S. 183–200.

Dannerer, Monika: Narrative Fähigkeiten und Individualität. Mündlicher und schriftlicher Erzählerwerb im Längsschnitt von der 5. bis zur 12. Schulstufe. Tübingen 2012.

Deppermann, Arnulf: Positioning in narrative interaction (Editorial). In: Narrative Inquiry 23/1 (2013), S. 1–15.

Diner, Dan: Jeckes – Ursprung und Wandel einer Zuschreibung. In: Zimmermann, Moshe/Hotam, Yotam (Hrsg.): Zweimal Heimat. Die Jeckes zwischen Mitteleuropa und Nahost. Frankfurt a. M. 2005, S. 100–103.

Du-nour, Miryam: Sprachbewahrung und Sprachwandel unter den deutschsprachigen Palästina-Emigranten der 30er Jahre. In: Betten, Anne/Du-nour, Miryam (Hrsg.) unter Mitarbeit von Monika Dannerer: Sprachbewahrung nach der Emigration – Das Deutsch der 20er Jahre in Israel. Teil II: Analysen und Dokumente (mit CD). Tübingen 2000, S. 182–216 [= 2000a].

Du-nour, Miryam: Sprachenmischung, Code-Switching, Entlehnung und Sprachinterferenz. Einflüsse des Hebräischen und Englischen auf das Deutsch der fünften Alija. In: Betten, Anne/Du-nour, Miryam (Hrsg.) unter Mitarbeit von Monika Dannerer: Sprachbewahrung nach der Emigration – Das Deutsch der 20er Jahre in Israel. Teil II: Analysen und Dokumente (mit CD). Tübingen 2000, S. 445–477 [= 2000b].

Franceschini, Rita (Hrsg.): Sprache und Biographie = LiLi. Zeitschrift für Literaturwissenschaft und Linguistik 160 (2010).

Franceschini, Rita/Miecznikowski, Johanna (Hrsg.): Leben mit mehreren Sprachen/Vivre avec plusieurs langues: Sprachbiographien/Biographies langagières, Bern [u. a.] 2004.

Labov, William/Waletzky, Joshua: Erzählanalyse: Mündliche Versionen persönlicher Erfahrung. In: Ihwe, Jens (Hrsg.): Literaturwissenschaft und Linguistik. Bd. 2. Frankfurt a. M. 1973, S. 78–126 [engl. Original 1967].

Lewy, Thomas: Zwischen allen Bühnen. Die Jeckes und das hebräische Theater 1933–1948. Aus dem Hebräischen von Sebastian Schirrmeister. Berlin 2016.

Lexikon der Ben-Jehuda-Straße – ein Wörterbuch des gesprochenen Jeckisch in Israel. Hrsg. von der Vereinigung der Israelis mitteleuropäischer Herkunft. Tel Aviv 2012.

Lucius-Hoene, Gabriele/Deppermann, Arnulf: Rekonstruktion narrativer Identität. Ein Arbeitsbuch zur Analyse narrativer Interviews. Opladen 2002.

Majer, Martina: Stimmen gegen das Vergessen. Interviews mit jüdischen Emigranten. Tübingen 2012.

Internetressourcen

URL: http://dgd.ids-mannheim.de [zuletzt aufgerufen: 12.10.2016]

Katharina König (Münster)

Das sprachbiographische Interview als Interaktion. Eine gesprächsanalytische Perspektive auf ein Forschungsinstrument

Abstract: Based on a corpus of 45 interviews with migration-induced multilinguals in Germany, the paper discusses methodological challenges in the analysis of language biographical interviews. The author argues that problems in dealing with the spoken modality, a social desirability bias or contradictions in the interviewees' reconstruction of their language biographies can be resolved if the interviews are not treated as merely content-generating research instruments but as social interactions.

1 Ansätze sprachbiographischer Forschungsarbeiten

Variation im Spracherwerb oder Sprachgebrauch lässt sich über verschiedene methodische Zugänge erfassen: Neben objektiven Daten spielen subjektive Sprachdaten[1] in variationslinguistischen Arbeiten eine zunehmend wichtige Rolle; individuelle SprecherInnen und ihre sprachbezogenen Erfahrungen und Einstellungen stehen dabei im Fokus des Interesses.[2] Im Rahmen der linguistischen Sprachbiographieforschung wird spezifisch die sprecherbezogene Reflexion des Zusammenhangs von Sprache und lebensgeschichtlicher Entwicklung in den Blick genommen.[3] Der Gegenstand der Sprachbiographie kann dabei verschiedentlich konzeptualisiert werden:[4] Als *erlebte Geschichte* stellt sie den tatsächlichen lebensgeschichtlichen Verlauf von Spracherwerb und Sprachgebrauch dar, wie ihn eine Sprecherin/ein Sprecher durchlaufen hat. Der Zugriff auf diese „objektive" Ebene ist dem Individuum jedoch nicht ohne Weiteres möglich; eine

---

1   Vgl. Mattheier 1994.
2   Vgl. etwa die Arbeiten zur Wahrnehmungsdialektologie oder Laiendialektologie (Anders 2010; Niedzielski/Preston 2000; Hundt/Anders/Lasch 2010; Wirrer 2014).
3   Zahlreiche sprachbiographische Arbeiten stehen im Kontext von Mehrsprachigkeit und Interkulturalität bzw. Identität (Franceschini 2002; Franceschini/Miecznikowski 2004; Werlen 1986; Betten 2010; Meng 2001; Thüne 2011; Treichel 2004); aber auch im Bereich der Dialektologie bedienen sich viele Arbeiten eines sprachbiographischen Zugangs (Fix/Barth 2000; Jürgens 2015; Macha 1991; Riehl 2000; Tophinke/Ziegler 2006).
4   Vgl. Tophinke 2002.

Sprachbiographie ist kognitiv lediglich als Erinnerung repräsentiert; als solche kann sie fragmentarisch oder sogar widersprüchlich sein. SprecherInnen ist die eigene Sprachbiographie also lediglich als *erinnerte Geschichte* zugänglich. Soll diese erinnerte Sprachbiographie zum Gegenstand einer linguistischen Analyse gemacht werden, so ist dies einzig über sprachlich-erzählerische Rekonstruktionen, also als *erzählte Geschichte* möglich. Dabei stellt nicht nur die Tatsache, dass fragmentarische Erinnerungen kohärent versprachlicht werden müssen, eine Einflussgröße dar, sondern auch die jeweilige Erhebungssituation. Die Erzählung über die eigene sprachliche Entwicklung wird für ein spezifisches Gegenüber in einer bestimmten kommunikativen Konstellation hervorgebracht. Dies gilt es sowohl bei der Aufbereitung des Materials als auch bei den anschließenden Analysen zu reflektieren.

In einer weiten Definition werden Sprachbiographien als „systematisch gesammelte Dokumente, in denen sich Personen in freier narrativer Form über ihr Verhältnis zu Sprachen äußern"[5], gefasst. Als Datengrundlage können verschiedene Dokumenttypen dienen: In sprachbiographischen Untersuchungen werden sowohl schriftliche (z. B. Tagebuchaufzeichnungen, Romane)[6] als auch mündliche (z. B. spontane sprachbiographische Äußerungen im Gespräch),[7] mithin sogar bildliche Verarbeitungen[8] einer Sprachbiographie untersucht. Auch wenn also verschiedenste Datentypen als Grundlage sprachbiographischer Untersuchungen dienen können, so stellt doch das qualitative Interview, bei dem i. d. R. ein Explorator/eine Exploratorin eine interessierende Person zur möglichst freien Erzählung über ihren Spracherwerb sowie Änderungen und Entwicklung des Sprachgebrauchs anhält, die am weitesten verbreitete Erhebungsmethode in diesem Forschungsfeld dar. Im Folgenden sollen zentrale Problemfelder skizziert werden, die sich bei der Analyse sprachbiographischer Interviewinteraktionen ergeben.

---

5 Franceschini 2001, S. 112–113.
6 Vgl. etwa Pavlenko 2001; 2007.
7 Vgl. Androutsopoulos 2001.
8 Siehe Busch 2012 und Krumm/Jenkins 2001 zu sogenannten Sprachenporträts.

2 Probleme bei der Auswertung sprachbiographischer Interviews

Um das Interview als Instrument der Datengewinnung möglichst freizuhalten von einer Beeinflussung durch die ExploratorInnen, gilt für diese das „Prinzip der Zurückhaltung":[9]

> „Er [der Interviewer] gibt keine Stellungnahmen und Äußerungen ab und hält sich mit Kritik an den Ausführungen des Befragten zurück. Er stellt im Wesentlichen nur Fragen bzw. macht Bemerkungen, die dem Befragten zeigen, dass seine Antworten verstanden wurden und dass Interesse an den Äußerungen des Befragten besteht."[10]

Primäres Ziel der interviewenden Person ist es also, den Erzählfluss aufrechtzuerhalten bzw. den Rahmen für weitere Erzählungen herzustellen. Diese methodische Grundannahme führt jedoch häufig dazu, dass die Bedeutung der interviewenden Person unterschätzt wird, was sich u. a. darin widerspiegelt, dass Redebeiträge der ExploratorInnen nur teils oder auch gar nicht in den Transkriptionen repräsentiert werden.[11] Wenn also Ausschnitte aus sprachbiographischen Interviews in transkribierter Form wiedergegeben werden, erfolgt dies meist in einer „monologischen" Repräsentation. Zudem wird das Gesagte meist orthographisch oder zumindest orthographienah transkribiert.[12] Eine solche „typische" Aufbereitung sprachbiographischer Erzähldaten soll anhand des folgenden Ausschnitts aus einem sprachbiographischen Interview mit der aus China stammenden 49-jährigen Lien Zhang[13] exemplifiziert werden:

Ausschnitt 1: Lehrkorpus #03 [0:06:45–0:07:45] Lien Zhang

```
Und daraufhin hab ich dann die Möglichkeit gehabt (-), mit einer
deutschen Professorin Deutsch zu lernen. Und so haben wir uns ge-
genseitig - also ich hab ihr bisschen Chinesisch beigebracht und
```

---

9   Schütze 1984, S. 79.

10 Lamnek 2005, S. 399.

11 Siehe auch König i.V.

12 Vgl. etwa Mayring 2010, S. 55, für ein solches Transkriptionsverfahren für qualitative Interviews. Dort heißt es etwa: „‚[Ä]h' und Ähnliches kann weggelassen werden; Dialektfärbungen werden eingedeutscht [...]."

13 Der Ausschnitt stammt aus dem Lehrkorpus Sprachbiographien, das 2014–2015 am Germanistischen Institut der WWU Münster erhoben wurde (weiterführende Informationen unter: URL: http://www.uni-muenster.de/Germanistik/Lehrende/koenig_k/Lehrkorpus_Sprachbiographien.html [zuletzt aufgerufen: 03.10.2016]). Siehe Kap. 2 für eine Korpusbeschreibung.

```
sie mir bisschen Deutsch. Aber wirklich nur ein bisschen, weil das
meiste unserer Unterrichtszeit ham wa auf Englisch gesprochen, weil
das einfacher ist. Man schlägt dann automatisch auf die Sprache
zurück, also greift die Sprache zurück, die man kann. Auch beim
Sprachenlernen ist das so. Ja und so war mein Deutsch nach vier
Jahren immer noch auf einem Level geblieben, das - also bei den zwei
Sätzen, die würd ich bis heute nicht vergessen: Das heißt „Ich leg
das Buch auf den Tisch." und „Das Buch liegt auf dem Tisch." Es ging
um Akkusativ, Dativ, Akkusativ und dass man das unterscheiden - und
danach hab ich gesagt „Heute ist der Unterricht beendet." „Hast du
noch nen leckeren Wein?" (lachen) So kann man dann natürlich auch
Sprachen lernen. Weil ich auch nicht wusste und auch nicht geplant
hatte, später die Sprache, also Deutsch (-), sag ich mal, als meine
quasi zweite Muttersprache zu zu benutzen.
```

Auch wenn sich die Transkription dieses Ausschnitts grundlegend an ortho-
graphischen Normen orientiert (Groß- und Kleinschreibung; Interpunktion),
so ist doch auch klar zu erkennen, dass sie Spuren der Mündlichkeit trägt.
Neben der Verschriftlichung von Reduktionsformen (*habe* → *hab; wir* → *wa*)
fallen auch parenthetische Einschübe („später die Sprache, also Deutsch, sag
ich mal") und Neuansätze sowie Reparaturen des Gesagten („Und so haben
wir uns gegenseitig – also ich hab ihr bisschen Chinesisch beigebracht") auf,
die nicht normiert wurden. Ebenso finden sich Ansätze der Notation von Pausen und paraverbalen Merkmalen (hier: Lachen). Aber auch wenn erkennbar
markiert wird, dass es sich um mündliche Äußerungen einer Gewährsperson
handelt, erfolgt die anschließende Analyse häufig nicht unter interaktionalen,
sondern allein unter inhaltsanalytischen Gesichtspunkten;[14] Phänomene der
Mündlichkeit wie die Formulierungsdynamik eines Gesprächsbeitrags sowie
prosodische Besonderheiten werden nicht systematisch ausgewertet. Merkmale
der Interaktion mit der interviewenden Person werden meist gänzlich ausgeblendet. In dem oben angeführten Ausschnitt werden etwa Rückmeldesignale
oder Zwischenkommentare der interviewenden Person genauso wenig wiedergegeben wie der vorhergehende Gesprächskontext, auf den die interviewte
Person in ihrem Beitrag Bezug nimmt. Die Interaktion mit einem Gesprächs-
partner/einer Gesprächspartnerin ist jedoch eine grundlegende Bedingung für
die Konstitution von Gesprächen und den darin enthaltenen Erzählformaten.
Bereits das Anzeigen und Herstellen von Verstehen (oder auch Nicht-Ver-
stehen) einer Erzählaufforderung ist als gemeinsame Hervorbringung von

---

14 Zu einer Kritik inhaltsanalytischer Ansätze in der Sprachbiographieforschung siehe
    Pavlenko 2007.

interviewender und interviewter Person zu konzeptualisieren.[15] Wie Arbeiten der Konversations- und Gesprächsanalyse gezeigt haben,[16] sind darüber hinaus weitere Aspekte wie die Rederechtszuweisung oder der Aufbau und Ablauf von Erzählungen als interaktive Koordinationsleistung zwischen den am Gespräch beteiligten SprecherInnen zu verstehen – auch oder sogar gerade wenn sich eine der Personen durch die Erhebungsmethode bedingt zurückhält. Solche Aspekte der Mündlichkeit und der Interaktivität können jedoch zu Problemen bei der Aufbereitung und der Auswertung sprachbiographischer Interviews führen:

(1) Problem der Modalität des Gesprochenen: Für die Arbeit mit sprachbiogra-phischen Interviews ist zu klären, welche Merkmale des Mündlichen für die jeweilige Fragestellung relevant sein können. Diese Merkmale müssen bei der Aufbereitung des Materials systematisch transkribiert und anschließend in die Auswertung einbezogen werden.

(2) Problem der Beeinflussung durch die InterviewerInnen: Aus der Sozialpsycho-logie ist ein „social desirablity bias"[17] bekannt; ProbandInnen geben mitunter die Antworten, von denen sie meinen, dass sie die ExploratorInnen hören wollen. Entsprechend muss auch bei der Auswertung sprachbiographischer Interviews gefragt werden, wie Reaktionen und Bewertungen der Intervie-wenden die Äußerungen der interviewten Person beeinflussen.

(3) Problem der intrapersonellen Variation: Im Verlauf eines sprachbiographi-schen Interviews kann es zu Widersprüchen in der sprachbiographischen Rekonstruktion und in den sprachbezogenen Bewertungen der inter-viewten Personen kommen. Diese gilt es aufzuzeigen und kontextuell zu reflektieren.

Der vorliegende Beitrag setzt sich zum Ziel, die benannten Problemfelder anhand verschiedener Auszüge aus sprachbiographischen Interviews dar-zustellen und für eine gesprächsanalytische Auswertung der Interviewdaten zu argumentieren.[18] Die Daten entstammen drei verschiedenen Korpora von leitfadengestützten, teil-narrativen Interviews aus dem thematischen Kontext

---

15 Siehe etwa Uhmann 1989; Lucius-Hoene/Deppermann 2002, S. 267–268.
16 Vgl. etwa Quasthoff 2001.
17 Vgl. Coupland/Garrett/Williams 2003, S. 28; siehe auch Tophinke/Ziegler 2006, S. 208.
18 Vgl. Talmy 2010 zur Unterscheidung von qualitativen Interviews als Erhebungsins-trument und Forschungsgegenstand. Siehe ebenso Arendt 2011; Cuonz 2014; Dep-permann 2013; König 2014; Liebscher/Dailey-O'Cain 2009; Uhmann 1989; Wooffitt/Widdicombe 2006.

der migrationsbedingten Mehrsprachigkeit in Deutschland. Das erste Korpus
umfasst 15 Interviews mit SprecherInnen der ersten und zweiten Migrations-
generation (u. a. aus Großbritannien, Iran, Korea, Russland, Schweiz, Serbien,
Türkei), die 2009 bis 2013 von Studierenden im Rahmen von universitären
Lehrveranstaltungen erhoben wurden und in der linguistischen Audio-Da-
tenbank (lAuDa) am Centrum Sprache und Interaktion der WWU Münster
aufbereitet sind. Das zweite Korpus besteht aus 16 Interviews, die im Rahmen
des Projekts „Lehrkorpus Sprachbiographien" videographiert wurden. Das
dritte Korpus setzt sich aus 14 Interviews mit SprecherInnen der ersten und
zweiten Generation aus dem Herkunftsland Vietnam zusammen, die zwischen
2009 und 2011 im Rahmen meines Dissertationsprojekts geführt wurden.[19]
Die Daten umfassen insgesamt etwa 35 Stunden Interviewmaterial, das vollständig anonymisiert und nach GAT 2[20] transkribiert wurde. In den folgenden Abschnitten stehen jedoch nicht Überlegungen zu sprachbiographischen
Rekonstruktionen im Kontext der migrationsbedingten Mehrsprachigkeit im
Vordergrund; vielmehr soll anhand dieses Materials exemplarisch aufgezeigt
werden, dass und wie Interviews grundlegend als Interaktionen zu konzeptualisieren sind und wie ein gesprächsanalytischer Zugang das Verständnis der
Daten vertiefen kann.

2.1 Das Problem der Modalität des Gesprochenen

Das einleitende Beispiel hat illustriert, dass die Transkription sprachbiographischer Interviews typischerweise Spuren der spontanen Mündlichkeit trägt.
Prosodische Aspekte sowie die Gesprächsbeiträge der interviewenden Personen
werden jedoch häufig nicht verschriftlicht. Welchen Einfluss diese und weitere
Dimensionen für die Auswertung eines sprachbiographischen Interviews haben
können, soll anhand einer detaillierteren Aufbereitung des Eingangsbeispiels
deutlich gemacht werden.

---

19 Siehe König 2014.
20 Vgl. Selting [u.a.] 2009; im Anhang findet sich ein Überblick der wichtigsten Konven-
    tionen.

Ausschnitt 2: Lehrkorpus #03 [0:06:45–0:07:45] Lien Zhang

```
001 LiZ:  und daraufhin hab [ich dann   ] die MÖGlichkeit gehabt äh:-
002 INT:                    [<<p> oKAY->]
003       (-)
004 LiZ:  mit einer (.) deutsche: (.) profesSOrin,
005       (-)
006 INT:  [hm_HM,            ]
007 LiZ:  [DEUTSCH zu lernen;]
008       und so [ham_wa uns] gegenseitig also ich hab ihr °h bisschen
          chiNEsisch beigebracht-
009 INT:         [hm_HM,    ]
010 LiZ:  und sie mir °h bisschen DEUTSCH;
011       aber (.) wirklich nur ein <<f> BISSchen?>
012 INT:  hm_HM,
013 LiZ:  weil:: (.) die meisten unsere unterrichts (.) ZEIT haben_wa dOch
          auf englisch gesprochen,
014 INT:  [hm_HM,     ]
015 LiZ:  [weil das AN]facher is;
016 INT:  [JA,        ]
017 LiZ:  [man schlägt] (.) dann automatisch auf die SPRAche zurück,
018       also [(be)grEIft die] sprache zurück die man KANN;
019            [hm_HM;         ]
020 LiZ:  °h [NE,   ]
021 INT:     [hm_HM,]
022 LiZ:  beim auch beim sprachen LERnen,
023 INT:  [ja_A,  ]
024 LiZ:  [IS das] so;
025       (-)
026 INT:  [hm_HM;          ]
027 LiZ:  [<<f> ja und> äh] so war das nach h° vier jahre mein_äh mein
          deutsch immer noch auf ein level geBLIEben-
028       das äh [also (.)] bei den ZWEI sätzen die würd_ich bis hEUte nich
          vergessen;
029 INT            [hm_HM; ]
030 LiZ:  das HEISST äh:-
031       <<len>> ich leg das BUCH auf den TISCH?>
032 INT:  ja_A?
033 LiZ:  und das buch LIEGT auf dem tisch.
034       <<stimmlos> he [he he-]
035 INT:                 [he he ] he;
036       [in welchem zuSAMmenhang is dir das begegnet,]
037 LiZ:  [s_ging °h es ging                           ] um akKUsativ dAtiv
          [akkusativ-]
038 INT:  [hm_HM,    ]
039 LiZ:  und dass man das unterSCHEIden-
```

```
040        und danach hab ich gesagt heute ist der unterricht
           <<:-)> be!EN!det;>
041 INT:   [he HE he,            ]
042 LiZ:   [hast_du noch nen leck]eren WEIN?
043        he [ha ha,]
044 INT:      [he he ] he,
045 LiZ:   °h <<:-)> so kann man dann (.) [natürlich auch SPRA]chen lernen;>
046 INT:                                  [JA;                ]
047 LiZ    weil ich auch nicht !WUSS!te,
048        und auch nicht gePLANT hatte,
049        (.)
050        später: !DIE! sprache-=
051        =also DEUTSCH (.) ähm (.) ähm-
052        <<all> sag ich mal> als meine (.) quasi zweite <<h> MUTtersprache> °h
           [zu (.) zu] benutzen,
053 INT:   [hm_HM,   ]
```

Die Transkription weicht in zweierlei Hinsicht von der eingangs wiedergegebenen typischen Datenrepräsentation ab: Zum einen sind nun systematisch alle Reaktionen und Einwürfe der Interviewerin sowie das genaue Ein- und Aussetzen dieser Beiträge, die in diesem Ausschnitt sogar in überwiegendem Ausmaß in Überlappung vorkommen, wiedergegeben. Zudem ist eine hohe Anzahl von minimalen Rückmeldesignalen der Interviewerin nach fast jeder Turnkonstruktionseinheit der Interviewten festzustellen. Dies zeigt die „Gesprächsarbeit", die die Interviewerin in dieser Sequenz leisten muss, die etwa damit zusammenhängen kann, dass sich die beiden SprecherInnen noch in der Anfangsphase des Interviews und der sprachbiographischen Narration befinden. In dieser Phase kontextualisiert eine solche Narrationsunterstützung, dass sowohl der Inhalt als auch die Form des Erzählens mit dem Erkenntnisinteresse der Interviewerin übereinstimmen.[21] Im Sinne des Prinzips der Zurückhaltung durch die InterviewerInnen (vgl. Kap. 2) wird die Interviewte somit zum Ausbau ihrer Narration angehalten; diese ist folglich als Koproduktion beider Interaktionspartnerinnen zu konzeptualisieren.

Zum anderen sind neben Pausen und einem klar hörbaren Lachen weitere para- und nonverbale prosodische Merkmale verschriftet worden: So sind etwa besondere Fokussierungen wie z. B. die starke Betonung bei dem wiedergegebenen Satz „heute ist der unterricht be!EN!det" (040) erkennbar, mit der die Sprecherin den Lehrsatz aus dem Erzählfluss heraushebt und durch die *staccato*-Betonung harsch klingen lässt. Der Satz ist zudem teilweise in *smile voice* moduliert, was eine spezifische Interpretation des gegebenen Beispielsatzes als Belustigungsgegenstand

---

21 Vgl. Arendt 2014.

impliziert. Auch der hohen Stimme bei „MUTtersprache" (052) kommt besonderes Kontextualisierungspotenzial zu, da die Sprecherin so ihre Überraschung darüber anzeigt, dass sie ab einem bestimmten Zeitpunkt ihres Lebens überwiegend die deutsche Sprache spricht. Derartige Deutungsnuancen können jedoch aus einem rein verbal orientierten Transkript nur unzureichend abgeleitet werden.

Diese beiden zusätzlichen Ebenen (Reaktionen der Interviewerin, prosodische Verfahren) greifen in diesem Ausschnitt systematisch ineinander. Dies zeigt sich besonders eindrücklich an der Abstimmung der Lachaktivitäten der beiden Sprecherinnen. So lacht die Interviewerin erst dann (034), als Frau Zhang Lachpartikeln an ihre Beiträge in Zeile 033 und 042 anhängt. Auch später lacht sie erst, nachdem Frau Zhang den Beispielsatz „Heute ist der Unterricht beendet" (040) durch die paraverbale *smile voice* gesondert markiert hat. Die Interviewte lädt die Interviewerin also wiederholt zum Mitlachen ein.[22] Somit konstruieren beide GesprächspartnerInnen in enger Koordination die in direkter Rede präsentierten Sprachbeispiele als belustigenden Gesprächsgegenstand.[23]

Insgesamt zeigen diese beispielhaften Analysen, dass die Reaktionen der ExploratorInnen sowie non- und paraverbale Verfahren eine zentrale Rolle in der Bewertungskonstruktion in Bezug auf sprachbiographische Erlebnisse spielen. Soll also die subjektive Perspektive auf das Erleben von Spracherwerb und Sprachgebrauch zum Untersuchungsgegenstand gemacht werden, kommt solchen „impliziten" Bewertungen eine große Bedeutung zu. Sie sind jedoch nur dann auswertbar, wenn sie systematisch transkribiert und so einer umfassenden Analyse zugänglich gemacht werden.

2.2 Problem der Beeinflussung durch die InterviewerInnen

Aus sozialpsychologischen, aber auch variationslinguistischen Untersuchungen sind Effekte bekannt, wonach befragte Personen ihre Antworten so ausgestalten, dass sie den unterstellten Zielen der interviewenden Person entsprechen oder aber eine Negativkategorisierung durch ihr Gegenüber ausschließen.[24] In der Konversationsanalyse findet sich diese Annahme in dem Konzept des *recipient design* bzw. des Adressatenzuschnitts: „By 'recipient design' we refer to a multitude of respects in which the talk by a party in a conversation is constructed or designed in ways which display an orientation and sensitivity to the particular

---

22 Vgl. Jefferson 1979.

23 Vgl. auch König 2016.

24 Vgl. Coupland/Garrett/Williams 2003, S. 28, und Tophinke/Ziegler 2006 zum *impression management* in Interviews.

other(s) who are the co-participants."[25] Es ist davon auszugehen, dass sich SprecherInnen bei der Gestaltung ihrer Redebeiträge an einem (unterstellten) *common
ground* mit der adressierten Person ausrichten.[26] Auch für das Erhebungsinstru-
ment des sprachbiographischen Interviews ist also zu fragen, inwieweit sich die
Interviewten bei der sprachlichen Rekonstruktion sprachbiographischer Erinnerungen an ihrem Gegenüber ausrichten. In den hier untersuchten Interviews
kommt es auf verschiedenen Ebenen zur Anpassung an die interviewende Person
– auch dann, wenn sie sich generell an dem Prinzip der Zurückhaltung ausrichtet.
Deutlich wird dies etwa bei der Aktivität des Vergleichens.[27] In dem folgenden
Ausschnitt illustriert die aus Vietnam stammende 23-jährige Andrea, wie sie ihre
eigene Sprachproduktion wahrgenommen hat, als sie bei Reisen nach Vietnam
wieder überwiegend Vietnamesisch sprechen musste.

Ausschnitt 3: Korpus König 2014 [0:17:17–0:17:45] ANDREA

```
001 ANDREA   ähm beim vietnamesischen muss (.) ICH jetzt zum
             beispiel immer überlEgen;
002          was ich SAge;
003          (-)
004          das IS-
005          weiß nicht WIE man das-
006          (-)
007          kommt auch drauf AN-
008          wie LANge man vietnamesisch redet,
009          aber jetzt man ANfang is das eher so-
010          wie man wenn man (.) versucht ENGlisch zu reden;
011          [ich WEIß nich;]
012 INT      [hm_HM,       ]
013 ANDREA   wenn man das nich so (--) aus dem OFF kann;
014          also (.) also ich würd schon Eher sagen dass-
015          (.)
016          also bei DEUTSCH muss man ja nicht überlEgen;
017          <<p> einfach (.) dann (.) KOMMT das dann einfach.>
018 INT      hm_HM,
019 ANDREA   und dann ham wir halt nur DEUTSCH geredet;
```

25 Sacks/Schegloss/Jefferson 1974, S. 727.
26 Vgl. Deppermann/Blühdorn 2013.
27 Vgl. König 2014, S. 155–158.

Zu Beginn der Sequenz sind an den Pausen (006, 010) und Satzabbrüchen (004, 005) Spuren von Formulierungsarbeit[28] erkennbar, die eine Suche nach einem geeigneten Vergleichsgegenstand anzeigen. Mit dem Verweis „wie man wenn man (.) versucht ENGlisch zu reden;" (010) illustriert die Sprecherin nun, wie sich ihre Probleme beim Vietnamesisch-Sprechen für sie darstellen. Der gewählte Vergleich stammt aus dem (vermuteten) *common ground* mit der Interviewerin, bei der Andrea davon ausgeht, dass sie Englisch als nicht muttersprachlich aktivierbare Sprache („wenn man das nicht so (--) aus dem OFF kann;", 013) beherrscht. Es zeigt sich also, dass die Art und Weise, wie ein sprachbiographisches Erlebnis erläutert wird, ausgerichtet ist an Annahmen über Wissen und die Spracherfahrung des Gegenübers.[29]

Adressatenzuschnitt findet sich in sprachbiographischen Interviews jedoch nicht nur in Bezug auf unterstelltes bzw. angenommenes Wissen. Die Interviewten bearbeiten zudem auch mögliche negative Wertungen, die sie bei der interviewenden Person antizipieren.[30] Häufig kommen hier Verfahren der Negation zum Einsatz.[31] Im folgenden Beispiel berichtet die vietnamesisch-stämmige An davon, dass sie sich häufig selbst um schulische Belange kümmern musste, da sich ihre Eltern die Besuche bei Elternabenden oder Elternsprechtagen sprachlich nicht zugetraut haben.

Ausschnitt 4: Korpus König 2014 [1:20:45–1:12:18] AN

```
001   AN:    das is (.) trotzdem KOmisch;
002          weil man hat immer als KIND gesehen,
003          boa alle andere eltern sind DA,
004          (-)
005          aber deine eltern NICH.
006          (-)
007          und dann denkt man sich (.) SELBST schon-
008          auch als KIND denkt man-
009          (-)
```

---

28 Vgl. Gülich/Kotschi 1996 zu „Formulierungsaktivitäten".

29 Im Folgenden zeigt die Interviewte zudem an, dass ihr die Beschreibung dieses Sprachproduktionserlebnisses schwerfällt (es kommt zu Pausen, Wortwiederholungen und Neustarts, vgl. Gülich 2005 zum Unsagbarkeits-Topos). Sie vermittelt in diesem Ausschnitt also mehr als ihr sprachbiographisches Wissen.

30 Ähnlich auch bei sogenannten *disclaimer*-Formaten, siehe Hewitt/Stokes 1975.

31 Vgl. König 2014, S. 158–162, siehe auch Deppermann 2014.

```
010        was ↑DENken eigentlich die anderen eltern;
011        (-)
012        wenn die SO was sehen.
013        denken die BOA-
014        (-)
015        was sind ↑DAS denn für eltern-
016        lassen ihr KIND allein und SO-
017        (-)
018        Aber-
019        (-)
020        das hat ja immer so eine HINtergeschichte;
021        es is ja NICHT so-
022        dass meine eltern keinen <<p>↑BOCK darauf haben.>
023  INT:  hm_hm;
024  AN:   verSTEHST du,
025        aber es is (.) SCHWIE:rig.
026        es is (.) immer find ich ein bisschen SCHWIErig;
027        halt (--) ausländische ELtern zu haben,
028        die nich (1.0) perfekt DEUTSCH sprechen;
```

Auf die rekonstruierte Gedankenwiedergabe (013–016), die An in der damaligen Situation anderen bei den Veranstaltungen anwesenden Personen zugeschrieben hat, folgt ihre eigene Bewertung des angenommenen Negativurteils (020). Mit dem Negationsformat „es ist nicht so, dass X"[32] bearbeitet sie nun mögliche Hintergrundannahmen oder Urteile, von denen sie annimmt, dass sie sich durch das zuvor Gesagte bei den referenzierten Personen, aber auch bei der Interviewerin gebildet haben können.[33] Eine potenziell abwertende Darstellung der Eltern und damit eine negative Fremdpositionierung[34] wird somit unterbunden. Mit dem angehängten „verSTEHST du" (024) wendet sich An dann schließlich explizit der Interviewerin zu. Für eine interaktionale Analyse von sprachbiographischen Interviewdaten ist bemerkenswert, dass die Interviewte dieses Verfahren der nachgelagerten Negation einsetzt,

---

32 Vgl. König 2014, S. 158–160.
33 Deppermann 2014, S. 23–26 bezeichnet dies als „negation of 2nd order assumptions".
34 Zum Konzept der Positionierung siehe Lucius-Hoene/Deppermann 2004. Zudem vermeidet An so auch eine negative Selbstpositionierung als Person, die ihre Eltern zu stark kritisiert.

ohne dass die Interviewerin selbst eine solche negative Interpretation oder Bewertung kommuniziert hat.

Insgesamt wird durch Formate wie „es ist nicht so, dass X", „nicht, dass X" und ähnliche Negationsverfahren eine „Blockierung vermuteter Partnerannahmen"[35] vorgenommen. In diesen Sequenzen werden damit von den Interviewten aktiv Verstehens-, Inferenz- und Interpretationsprozesse der ExploratorInnen bearbeitet. Die Gesprächsbeiträge der Interviewten sind also in Bezug auf unterstelltes gemeinsames Wissen und angenommene Bewertungen auf die InterviewerInnen ausgerichtet.[36] Ein solches *recipient design* findet auch dann statt, wenn sich die ExploratorInnen den methodischen Vorgaben entsprechend mit eigenen Bewertungen zurückhalten und auch sonst nicht lenkend in das Gespräch eingreifen. Eine Ausrichtung am Gegenüber bei der Rekonstruktion sprachbiographischer Erinnerungen und Bewertungen lässt sich also auch durch das methodische Prinzip der Zurückhaltung niemals vollkommen ausschließen; stattdessen sollte der Zuschnitt des Gesprächsbeitrags auf das Gegenüber als Grundprinzip der Interaktion verstanden und in die jeweiligen Analysen einbezogen werden. Auch hier zeigt sich, dass sprachbiographische Erzählungen und die hierin vorgenommenen Bewertungen entsprechend als in der Interaktion mit einem spezifischen Gesprächspartner/einer spezifischen Gesprächspartnerin hervorgebrachte Ko-Konstruktionen zu konzeptualisieren sind.[37]

2.3 Problem der intrapersonellen Variation

In laienlinguistischen Studien wird häufig darauf verwiesen, dass die Angaben von Gewährspersonen lückenhaft, falsch oder sogar widersprüchlich sein können.[38] Laientheorien über Sprache und Sprachgebrauch unterscheiden sich somit systematisch von wissenschaftlichen Theorien.[39] Auch bei sprachbiographischen Interviews muss davon ausgegangen werden, dass es in den Darstellungen zu inkonsistenten Aussagen kommen kann. So nimmt Arendt etwa eine

---

35 Deppermann/Blühdorn 2013, S. 10.

36 Vgl. auch Heritage 2013 und Liebscher/Dailey-O'Cain 2014.

37 Ebenso müsste reflektiert werden, inwiefern sich die Interviewten daran orientieren, dass ihre Gesprächsbeiträge aufgenommen und in der Folge im Rahmen von Forschungsprojekten untersucht werden. Hier wäre dann davon auszugehen, dass neben den unmittelbaren InteraktionspartnerInnen noch weitere Personen adressiert werden.

38 Vgl. etwa Eichinger 2010 oder Niedzielski/Preston 2000, S. 3–10.

39 Siehe auch Wilton/Stegu 2011.

Katharina König

gesprächsphasen- bzw. themenspezifische Anpassung bei laienlinguistischen Urteilen an und erklärt die Widersprüche damit,

„dass die Laien immer lokal – im thematischen Kontext – entscheiden, was sinnvoll erscheint. Da das Gespräch flüchtig ist, ist ein genaues Erinnern an frühere Phasen des Gesprächs nur partiell möglich, so dass die Inkonsistenz zumeist erst dem Forschenden in seiner nachträglichen Analyse auffällt."[40]

Wie ein solcher Widerspruch aussehen kann, illustrieren die beiden folgenden Ausschnitte aus einem sprachbiographischen Interview mit dem 23-jährigen Deutsch-Aramäer Elai:

Ausschnitt 5: lAuDa #660 [0:08:07–0:09:27] ELAI

```
001   ANNA:    du hast geSAGT-
002            äh' (.) man würde geZWUNgen-
003            (-)
004            DEUTSCH zu sprechen;=
005            =also hast du es richtig als ZWANG empfunden;
006            Ode:r-
007            (--)
008   ELAI:    NÖ.
009            ich hab_s GERne gesprochen.
010            (2.0)
011            ich fand das NICHT als zwAng.=
012            =als ZWANG fand ich eher-
013            (--)
014            dass ich zu hause (-) meine MUTtersprache reden musste.
015            das (.) empfand ich MEHR als zwang;
016            (--)
(...)
023            und dann äh::::: (-) hab ich_s immer DOOF gefunden,
024            auf araMÄisch zu hause zu sprechen,=
025            =beziehungsweise mit meinen eltern auf araMÄisch zu sprechen.
026            (--)
027            ähm: es war immer SCHWER-=
028            =weil (.) die haben immer auf (-) araMÄisch gefragt,
029            und ich hab immer auf DEUTSCH geantwortet.
030            (-)
031            und das fanden die nicht GUT;
032            und äh die haben gesagt ich soll (-) AUFpassen,
033            dass ich meine araMÄische sprache nicht (.) verlErne;
034            also nicht verGESse.
035            °h (--)
036            also wir wurden quasi (-) uns wurde immer geSAGT-
037            (-)
```

Arendt 2011, S. 157.

```
038              zu HAUse (.) aramÄisch reden,
039              und wenn ihr DRAUßen seid-
040              könnt ihr mit den leuten DEUTSCH reden.
041              (-)
042              aber zu HAUse,
043              (-)
044              damit ihr die SPRAche nicht vergesst-
045              (-)
046              araMÄisch.
047              ja das haben wir dann auch irgendwann geMACHT,=
048              =also wir waren quasi geZWUNgen;
049              (-)
050              ja also es war wirklich ein ZWANG.
051              (-)
052              nicht das DEUTsche-
053              sondern das araMÄische.
054    ANNA:     hm_HM,
```

Auch wenn Elai das Aramäische als seine Muttersprache (014) bezeichnet, bewertet er die Regel seiner Eltern, dass er zu Hause immer Aramäisch reden muss, an zahlreichen Stellen als erzwungene Familiensprache (012, 015, 048, 050). Insgesamt kann auf Basis dieses Ausschnitts also eine negative Einstellung Elais zum Aramäischen abgeleitet werden. Dass eine solche Verallgemeinerung jedoch zu kurz greift, zeigt der folgende Ausschnitt aus dem gleichen Gespräch. Zuvor hat Elai von einem Besuch bei Freunden erzählt, bei dem seine Familienmitglieder und er sich vornehmlich auf Arabisch verständigen mussten, da die Freunde des Aramäischen nicht mehr mächtig waren.

Ausschnitt 6: lAuDa #660 [0:17:02–0:18:10] ELAI

```
001    ELAI:     deswegen sag ich AUCH dass-
002              wenn (.) mEIne kinder dann später eventuell auch mal (-)
                 äh::-
003              Englisch (.) dEUtsch (.) araMÄtsch,
004              vielleicht auch irgendwann arAbisch;=
005              =wenn die WOLlen.
006    ANNA:     hm_HM;
007              (--)
008    ELAI:     das liegt ja ganz an DEnen;
009              (--)
010              aber aramäisch und deutsch ist PFLICHT;
011    ANNA:     ((lachen))
012    ELAI:     so seh ICH das;
013    ANNA:     hm_HM,
014              (-)
```

```
015            einfach weil du_s als vorteil [(---) ] [ ANer]kennst;
016   ELAI:                                  [NEIN; ]
017                                                  [WEIL-]
018            ja unter ANderem;
019            aber äh (-) vor ALlem das aramäische,
020            weil ich einfach (.) FINde-
021            dass DIE halt (--) ähm::-
022            (--)
023            ja weil es auch !MEI!ne sprache ist;=
024            =ich möchte nicht dass meine kinder diese sprache
               verLERnen;=
025            =es ist ne SCHÖne sprache.
026            °h äh: es ist (-) ja es ist die sprache JEsu;
027            und (.) warum soll man so eine sprache (-) verKOMmen
               lassen;
028            oder (.) verGEhen lassen;
029   ANNA:   hm_HM,
030   ELAI:   und ich find_s ECHT schade-
031            wenn man so was verLERNT.
032            (.)
033            oder nicht mehr SPRICHT;
034   ANNA:   hm_HM,
```

Der Sprecher vertritt also in Ausschnitt 5 zunächst die Auffassung, dass er es als Zwang empfunden hat, das Aramäische zu Hause sprechen zu müssen. Im späteren Ausschnitt 6 verbindet er jedoch zahlreiche positive Attribute mit der Sprache („SCHÖne sprache", 025, „sprache JEsu", 026). Stellt man diese zwei Ausschnitte unverbunden nebeneinander, so könnte dies als Inkonsistenz gewertet werden.[41] Unklar ist nun, ob dieser Widerspruch allein durch die thematische Variation (Aramäisch in Elais Kindheit oder bei der zweisprachigen Erziehung seiner zukünftigen Kinder) zu erklären ist. Um die zweite sprachbezogene Bewertung adäquat einordnen zu können, muss eine weitere Sequenz aus dem Interview herangezogen werden, die zeitlich zwischen den beiden wiedergegebenen Ausschnitten liegt. In dieser erläutert Elai, warum er seinen Eltern – in seinen eigenen Worten – „dankbar" ist, dass er das Aramäische nicht verlernt hat.

---

41 Das Lachen der Interviewerin Anna in Zeile 011 (Ausschnitt 6) kann u. a. durch einen solchen Widerspruch ausgelöst sein.

Ausschnitt 7: lAuDa #660 [0:13:15–0:14:45]

```
001   ELAI:    und äh beim aramäischen (1.0) FRAGT man nicht mehr so
               oft nach;
002            es sei denn man will (.) die sprache wirklich (-)
               PERfekt lernen;
003            °h und den drang hab ich ehrlich gesagt NICHT im moment.
004            (--)
005   ANNA:    hm_HM;
006   ELAI:    äh:m (--) was aber nicht HEIßT-
007            dass ich sie nicht (.) MAG die sprache;
008            (--)
009            w_wie gesagt also ich WERD-
010            w_wenn ich später KINder habe-
011            °h äh: ist es (-) auf JEden fall-
012            also werd ich auf jEden fall meine kinder äh:: die
               aramäische sprache BEIbringen,=
013            =beziehungs(weise) versuchen so gut wie MÖGlich
               beizubringen,=
014            =sie (.) eventuell auf ne (-) eine SCHUle zu schicken-
015            (-)
016            in der man (auch/auf) aramäisch LERNT,
017            (-)
018            w:eil ich auch DENke-=
019            =weil ich die gleiche_jetzt mittlerweile die gleiche
               ANsicht habe wie meine eltern,=
020            =dass man einfach die sprache NICHT verlernen sollte.
021            und ähm: (-) je mehr SPRAchen man kann,
022            (-)
023            desto BESser find ich auch;
024            und es ist halt die EIgene sprache-=
025            =vielleicht haben die auch nicht mehr dieses (.) °h
               geFÜHL (.) des aramäischens;
```

Obwohl Elai die Motivation, sein Aramäisch auszubauen, als nicht sehr hoch beschreibt, schließt er jedoch in einem Negationsformat (vgl. Kap. 2.2) die Interpretation aus, dass er die Sprache negativ bewertet. Er begründet seine affirmative Einstellung damit, dass das Aramäische erhaltenswert sei (020), er Mehrsprachigkeit generell gut finde (023) und das Aramäische zudem einen hohen Identifikationswert für ihn besitze (024). Auch hierin könnte man einen

Widerspruch zu seinen vorherigen Aussagen sehen. Elai selbst zeigt aber an, dass seine positive Einstellung gegenüber dem Aramäischen einer besonderen Rahmung bedarf und damit im bisherigen Interaktionskontext als „markiert" gelten kann. Die in Zeile 019 begonnene Begründung „weil ich die gleiche" wird abgebrochen und durch die Insertion der temporalen Angabe „jetzt mittlerweile" ergänzt. Eine direkte Übernahme der Einstellung seiner Eltern wird so als nicht möglich behandelt; stattdessen stellt der Sprecher durch die Reparatur einen sprachbiographischen Prozess der Umbewertung dar, der die folgenden Positivurteile nun möglich macht. Der Interviewte hat sein vorheriges Negativurteil also nicht durch die Flüchtigkeit des Gesprächsgeschehens vergessen; es ist ihm immer noch präsent bzw. er muss annehmen, dass es der Interviewerin noch präsent ist, sodass er seinen aktuellen Redebeitrag daraufhin anpassen muss.

Auch wenn der Schluss auf den tatsächlichen sprachlichen Werdegang der interviewten SprecherInnen methodisch zu problematisieren ist[42] und sie in diesem Sinne als „unzuverlässige" InformantInnen bezeichnet werden können, so müssen sie jedoch zumindest innerhalb des Interaktionsrahmens des Interviews eine für das Gegenüber nachvollziehbare Konsistenz in ihren Bewertungen und Einstellungsbekundungen herstellen. In Anlehnung an Schütze, der für autobiographische Stegreiferzählungen einen Gestaltschließungs-, einen Kondensierungs- und einen Detaillierungszwang beschreibt,[43] kann also auch ein Konsistenzzwang sprachbiographischen Erzählens und Bewertens angenommen werden. Dies zeigt eine weitere Dimension, in der die interviewten SprecherInnen Annahmen über das Wissen ihres Gegenübers ausbilden und ihre Gesprächsbeiträge – auch ohne von den ExploratorInnen auf mögliche Widersprüche aufmerksam gemacht zu werden – konsistent formulieren.

3 Diskussion: Methodische Konsequenzen

Sprachbiographische Interviews lediglich als Erhebungsinstrumente zu verstehen, mit denen Informationen und explizite Einschätzungen über den „sprachlichen Werdegang" bestimmter SprecherInnen gezielt abgerufen werden können, greift zu kurz. Vielmehr sollten sie als Interaktionsereignisse konzeptualisiert werden,

---

42 Wie auch bei Tophinke 2002 festgehalten.

43 Haben die Interviewten eine autobiographische Erzählung eröffnet, müssen sie diese Aktivität zu einem Abschluss bringen (*Gestaltschließungszwang*), hierbei eine Selektion wichtiger oder bedeutender Inhalte vornehmen (*Kondensierungszwang*), dabei aber alle nötigen Informationen liefern, die die einzelnen Erzählschritte nachvollziehbar machen (*Detaillierungszwang*) (vgl. Schütze 1976).

bei denen in der Modalität des Mündlichen Aktivitäten und Wissen in enger Abstimmung mit den GesprächspartnerInnen koordiniert werden. Die Beteiligung der ExploratorInnen bei der Ko-Konstruktion von sprachbiographischem Wissen muss also entsprechend bei den Analysen der Interviews reflektiert und expliziert werden.[44] Die inhaltliche und formale Ebene sprachbiographischer Erzählungen stehen dabei in einem engen Wechselverhältnis: Para- und nonverbale Kontextualisierungsleistungen bei der Bewertungskonstruktion, die entsprechend auch systematisch transkribiert werden sollten, sind ebenso in den Blick zu nehmen wie inhaltliche. Als interaktive sprachliche Koordinationsleistung zwischen zwei oder mehreren Interagierenden können sie mit den Analysemethoden der Gesprächs- oder Konversationsanalyse zum Forschungsgegenstand gemacht werden.

Eine implizite „Beeinflussung" des Interviewgeschehens durch die Interviewenden lässt sich also niemals vermeiden. Ansätze, die fordern, dass die Interviewenden besser ausgebildet werden müssen, um eine Beeinflussung des Interviews zu vermeiden,[45] suggerieren, dass man dieses methodische „Problem" allein durch eine Anpassung des Erhebungsinstruments lösen könne. Natürlich müssen etwa grundlegende Interviewtechniken[46] vermittelt und die Art der Frageformulierungen[47] im Vorfeld der Interviewdurchführung reflektiert werden. Auch sollte bei sprachbiographischen Studien eine *pretest*-Phase eingeplant werden, nach der eine Rückmeldung zum jeweiligen Interviewverhalten erfolgen kann. Aber auch eine geschulte und sich nach allen Regeln der Interviewkunst „neutral" verhaltende Person kann nicht verhindern, dass die Interviewten die Gestaltung ihrer Gesprächsbeiträge im Sinne eines *recipient design* an ihr ausrichten. Anstatt also den InterviewerInnen zu suggerieren, dass sie ein beeinflussungsfreies Gesprächsumfeld schaffen können, sollte ein größerer Fokus darauf gelegt werden, die Analysemethoden stärker zu reflektieren und das sprachbiographische Interview als das zu verstehen, was es ist: ein Gespräch.

---

44 Siehe auch Auer 2010 und König i. V.

45 Vgl. etwa Helfferich 2011, S. 51–53; Hopf 2010, S. 358–359; Kruse 2015, S. 332–334; Arendt 2014, S. 25.

46 Eine häufig in der Einführungsliteratur genannte Interviewtechnik ist etwa das Aushalten von Pausen (vgl. etwa Küsters 2009, S. 59).

47 So kann etwa reflektiert werden, dass Entscheidungsfragen bestimmte Antworterwartungen kontextualisieren (vgl. etwa Raymond 2003).

Literatur

Anders, Christina Ada: Wahrnehmungsdialektologie. Das Obersächsische im Alltagsverständnis von Laien. Berlin/New York 2010.

Androutsopoulos, Jannis K.: Von fett zu fabelhaft: Jugendsprache in der Sprachbiographie. In: Sachweh, Svenja/Gessinger, Joachim(Hrsg.): Sprechalter = OBST. Osnabrücker Beiträge zur Sprachtheorie 62 (2001), S. 55–78.

Arendt, Birte: Laienlinguistische Konzeptionen von Sprache und Dialekt am Beispiel des Niederdeutschen. Eine kontextsensitive Analyse von Spracheinstellungsäußerungen sowie ihre methodologische Fundierung. In: Niederdeutsches Wort 51 (2011), S. 133–162.

Arendt, Birte: Qualitative Interviews als interaktive ko-konstruktive Prozesse: Kontextsensitivität in mikroanalytischer Perspektive. In: Cuonz, Christina/Studler, Rebekka (Hrsg.): Sprechen über Sprache. Perspektiven und neue Methoden der Spracheinstellungsforschung. Tübingen 2014, S. 7–30.

Auer, Peter: Der Grunddialekt als Konstrukt. Wie Gewährspersonen und Erheber in der direkten Befragung die Daten der Atlasdialektologie konstituieren. In: Huck, Dominique/Choremi, Thiresia (Hrsg.): Parole(s) et langue(s), espaces et temps – Mélanges offerts à Arlette Bothorel-Witz. Straßburg 2010, S. 23–36.

Betten, Anne: Sprachbiographien der 2. Generation deutschsprachiger Emigranten in Israel: Zur Auswirkung individueller Erfahrungen und Emotionen auf die Sprachkompetenz. In: Franceschini, Rita (Hrsg.): Sprache und Biographie = LiLi. Zeitschrift für Literaturwissenschaft und Linguistik 160 (2010), S. 29–57.

Busch, Brigitta: The linguistic repertoire revisited. In: Applied Linguistics 33 (2012), S. 503–523.

Coupland, Nikolas/Garrett, Peter/Williams, Angie: Investigating Language Attitudes. Social Meanings of Dialect, Ethnicity and Performance. Cardiff 2003.

Cuonz, Christina: Sprachliche Werturteile von Laien. Eine sozio-kognitive Analyse. Tübingen 2014.

Deppermann, Arnulf: Interview als Text vs. Interview als Interaktion [61 Absätze]. In: Forum Qualitative Sozialforschung 14 (2013), Nr. 3, Art. 13. URL: http://nbn-resolving.de/urn:nbn:de:0114-fqs1303131 [zuletzt aufgerufen: 2.10.2016].

Deppermann, Arnulf: "Don't get me wrong": Recipient design by reactive and anticipatory uses of negation to constrain an action's interpretation. In: Günthner, Susanne/Imo, Wolfgang/Bücker, Jörg (Hrsg.): Grammar and Dialogism. Sequential, Syntactic and Prosodic Patterns between Emergence and Sedimentation. Berlin/Boston 2014, S. 15–51.

Deppermann, Arnulf/Blühdorn, Hardarik: Negation als Verfahren des Adressatenzuschnitts: Verstehenssteuerung durch Interpretationsrestriktionen. In: Deutsche Sprache 41 (2013), S. 6–30.

Eichinger, Ludwig: Kann man der Selbsteinschätzung von Sprechern trauen? In: Hundt, Markus/Anders, Christina Ada/Lasch, Alexander (Hrsg.): „Perceptual dialectology". Neue Wege der Dialektologie. Berlin/New York 2010, S. 433–449.

Fix, Ulla/Barth, Dagmar (Hrsg.): Sprachbiographien. Sprache und Sprachgebrauch vor und nach der Wende 1989 im Erinnern und Erleben von Zeitzeugen aus der DDR. Inhalte und Analysen narrativ-diskursiver Interviews. Frankfurt a. M. 2000.

Franceschini, Rita: Sprachbiographien randständiger Sprecher. In: Franceschini, Rita (Hrsg.): Biographie und Interkulturalität. Diskurs und Lebenspraxis. Tübingen 2001, S. 111–125.

Franceschini, Rita: Sprachbiographien: Erzählungen über Mehrsprachigkeit und deren Erkenntnisinteresse für die Spracherwerbsforschung und die Neurobiologie der Mehrsprachigkeit. In: Bulletin suisse de linguistique appliquée 76 (2002), S. 19–33.

Franceschini, Rita/Miecznikowski, Johanna (Hrsg.): Leben mit mehreren Sprachen. Vivre avec plusieurs langues. Sprachbiographien. Biographies langagières. Bern [u.a.] 2004.

Gülich, Elisabeth: Unbeschreibbarkeit: Rhetorischer Topos – Gattungsmerkmal – Formulierungsressource. In: Gesprächsforschung 6 (2005), S. 222–244.

Gülich, Elisabeth/Kotschi, Thomas: Textherstellungsverfahren in mündlicher Kommunikation. Ein Beitrag am Beispiel des Französischen. In: Motsch, Wolfgang (Hrsg.): Ebenen der Textstruktur. Sprachliche und kommunikative Prinzipien. Tübingen 1996, S. 37–80.

Helfferich, Cornelia: Die Qualität qualitativer Daten. Manual für die Durchführung qualitativer Interviews. Wiesbaden 2011.

Heritage, John: Epistemics in conversation. In: Sidnell, Jack/Stivers, Tanya (Hrsg.): The Handbook of Conversation Analysis. Chichester 2013, S. 370–394.

Hewitt, Roger/Stokes, Randall: Disclaimers. In: American Sociological Review 40 (1975), S. 1–11.

Hopf, Christel: Qualitative Interviews – ein Überblick. In: Flick, Uwe/Kardorff, Ernst von/Steinke, Ines (Hrsg.): Qualitative Forschung. Ein Handbuch. Reinbek bei Hamburg 2010, S. 349–360.

Hundt, Markus/Anders, Christina Ada/Lasch, Alexander (Hrsg.): „Perceptual dialectology". Neue Wege der Dialektologie. Berlin/New York 2010.

Jefferson, Gail: A technique for inviting laughter and its subsequent acceptance declination. In: Psathas, George (Hrsg.): Everyday Language. Studies in Ethnomethodology. New York 1979, S. 79–96.

Jürgens, Carolin: Niederdeutsch im Wandel. Sprachgebrauchswandel und Sprachwahrnehmung in Hamburg. Hildesheim/Zürich/New York 2015.

König, Katharina: Spracheinstellungen und Identitätskonstruktion. Eine gesprächsanalytische Untersuchung sprachbiographischer Interviews mit Deutsch-Vietnamesen. Berlin 2014.

König, Katharina: „auch so ne lustige Geschichte" – Komik und Lachen in sprachbiographischen Interviews. In: Leontiy, Halyna (Hrsg.): (Un)Komische Wirklichkeiten. Komik und Satire in (Post-)Migrations- und Kulturkontexten. Wiesbaden 2016, S. 299–328.

König, Katharina: Die gemeinsame Konstruktion von dialektbezogenem Wissen und Sprachbewertungen in den Interviews aus dem SiN-Korpus. In: Denkler, Markus/Lanwer, Jens (Hrsg.): Sprachvariation in der kommunikativen Praxis. Hildesheim i. V.

Krumm, Hans-Jürgen/Jenkins, Eva-Maria: Kinder und ihre Sprachen – lebendige Mehrsprachigkeit. Sprachenporträts. Wien 2001.

Kruse, Jan: Qualitative Interviewforschung. Ein integrativer Ansatz. Weinheim/Basel 2015.

Küsters, Ivonne: Narrative Interviews. Grundlagen und Anwendungen. Wiesbaden 2009.

Lamnek, Siegfried: Qualitative Sozialforschung. Weinheim/Basel 2005.

Liebscher, Grit/Dailey-O'Cain, Jennifer: Language attitudes in interaction. In: Journal of Sociolinguistics 13 (2009), S. 195–222.

Liebscher, Grit/Dailey-O'Cain, Jennifer: Die Rolle von Wissen und Positionierung bei Spracheinstellungen im diskursiven Kontext. In: Cuonz, Christina/Studler, Rebekka (Hrsg.): Sprechen über Sprache. Perspektiven und neue Methoden der Spracheinstellungsforschung. Tübingen 2014, S. 107–121.

Lucius-Hoene, Gabriele/Deppermann, Arnulf: Rekonstruktionen narrativer Identität. Ein Arbeitsbuch zur Analyse narrativer Interviews. Opladen 2002.

Lucius-Hoene, Gabriele/Deppermann, Arnulf: Narrative Identität und Positionierung. In: Gesprächsforschung 5 (2004), S. 166–183.

Macha, Jürgen: Der flexible Sprecher. Untersuchungen zu Sprache und Sprachbewußtsein rheinischer Handwerksmeister. Köln 1991.

Mattheier, Klaus J.: Varietätenzensus. Über die Möglichkeiten, die Verbreitung und Verwendung von Sprachvarietäten in Deutschland festzustellen. In:

Mattheier, Klaus J./Wiesinger, Peter (Hrsg.): Dialektologie des Deutschen. Forschungsstand und Entwicklungstendenzen. Tübingen 1994, S. 413–442.

Mayring, Philipp: Qualitative Inhaltsanalyse. Grundlagen und Techniken. Weinheim/Basel 2010.

Meng, Katharina: Russlanddeutsche Sprachbiographien. Untersuchungen zur sprachlichen Integration von Aussiedlerfamilien. Tübingen 2001.

Niedzielski, Nancy A./Preston, Dennis R.: Folk Linguistics. Berlin/New York 2000.

Pavlenko, Aneta: Language learning memoirs as a gendered genre. In: Applied Linguistics 22 (2001), S. 213–240.

Pavlenko, Aneta: Autobiographic Narratives as Data in Applied Linguistics. In: Applied Linguistics 28 (2007), S. 163–188.

Quasthoff, Uta: Erzählen als interaktive Gesprächsstruktur. In: Brinker, Klaus/Antos, Gerd/Heinemann, Wolfgang/Sager, Sven F. (Hrsg.): Text- und Gesprächslinguistik. Ein internationales Handbuch zeitgenössischer Forschung. Halbbd. 2. Berlin/New York 2001, S. 1293–1309.

Raymond, Geoffrey: Grammar and Social Organization: Yes/No Interrogatives and the Structure of Responding. In: American Sociological Review 68 (2003), S. 939–967.

Riehl, Claudia Maria: Spracheinstellungen und Stereotype im Lichte diskursiver Praxis. In: Deminger, Szilvia/Fögen, Thorsten/Scharloth, Joachim/Zwickl, Simone (Hrsg.): Einstellungsforschung in der Soziolinguistik und Nachbardisziplinen, Frankfurt a. M. 2000, S. 141–160.

Sacks, Harvey/Schegloff, Emanuel/Jefferson, Gail: A simplest systematics for the organization of turn-taking for conversations. In: Language 50 (1974), S. 696–735.

Schütze, Fritz: Zur soziologischen und linguistischen Analyse von Erzählungen. In: Dux, Günter/Luckmann, Thomas (Hrsg.): Beiträge zur Wissenssoziologie – Beiträge zur Religionssoziologie. Opladen 1976, S. 7–41.

Schütze, Fritz: Kognitive Figuren des autobiographischen Stegreiferzählens. In: Kohli, Martin/Robert, Günther (Hrsg.): Biographie und soziale Wirklichkeit. Neue Beiträge und Forschungsperspektiven. Stuttgart 1984, S. 78–117.

Selting, Margret [u.a.]: Gesprächsanalytisches Transkriptionssystem 2 (GAT 2). In: Gesprächsforschung 10 (2009), S. 353–402.

Talmy, Steven: Qualitative interviews in applied linguistics: From research instrument to social practice. In: Annual Review of Applied Linguistics 30 (2010), S. 128–148.

Thüne, Eva-Maria: „Ich möchte gern Deutsch perfekt sprechen" – Reflexionen zum „fremden" Akzent in italienisch-deutschen Sprachbiographien. In: Betten,

Anne/Thüne, Eva-Maria (Hrsg.): Sprache und Migration. Linguistische Fallstudien. Rom 2011, S. 227–259.

Tophinke, Doris: Lebensgeschichte und Sprache. Zum Konzept der Sprachbiografie aus linguistischer Sicht. In: Bulletin suisse de linguistique appliquée
76 (2002), S. 1–14.

Tophinke, Doris/Ziegler, Evelyn: „Aber bitte im Kontext!" Neue Perspektiven der
dialektologischen Einstellungsforschung. In: Voeste, Anja/Gessinger, Joachim
(Hrsg.): Dialekt im Wandel. Perspektiven einer neuen Dialektologie = OBST.
Osnabrücker Beiträge zur Sprachtheorie 71 (2006), S. 205–224.

Treichel, Bärbel: Identitätsarbeit, Sprachbiographien und Mehrsprachigkeit. Au-
tobiographisch-narrative Interviews mit Walisern zur sprachlichen Figuration
von Identität und Gesellschaft. Frankfurt a. M. 2004.

Uhmann, Susanne: Interviewstil: Konversationelle Eigenschaften eines sozial-
wissenschaftlichen Erhebungsinstruments. In: Hinnenkamp, Volker/Selting,
Margret (Hrsg.): Stil und Stilisierung. Arbeiten zur interpretativen Soziolinguistik. Tübingen 1989, S. 125–165.

Werlen, Iwar: Sprachbiographien von Ausländern in der zweiten Generation.
Arbeitsbericht zu einem soziolinguistischen Projekt. Teil A: Arbeitsbericht.
Bern 1986.

Wilton, Antje/Stegu, Martin: Bringing the "folk" into applied linguistics. An introduction. In: AILA Review 24 (2011), S. 1–14.

Wirrer, Jan: Laienlinguistik, Laiendialektologie, Laienlexikographie. In: Niederdeutsches Wort 54 (2014), S. 169–185.

Wooffitt, Robin/Widdicombe, Sue: Interaction in Interviews. In: Drew, Paul/
Raymond, Geoffrey/Weinberg, Darin (Hrsg.): Talk and Interaction in Social
Research Methods. London 2006, S. 28–49.

Internetressourcen

URL: http://www.uni-muenster.de/Germanistik/Lehrende/koenig_k/Lehrkorpus
_Sprachbiographien.html [zuletzt aufgerufen: 3.10.2016].

Anhang: Transkriptionskonventionen nach GAT 2 (Auswahl)

Sequenzielle Struktur/Verlaufsstruktur
[   ]   Überlappungen und Simultansprechen
[   ]

Pausen

(.)	Mikropause
(-), (--), (---)	kurze, mittlere, längere Pausen von ca. 0.25–0.75 Sek.
(0.5)	gemessene Pausen von ca. 0.5 Sek. Dauer

Lachen

haha hehe hihi	silbisches Lachen
((lacht))	Beschreibung des Lachens
<<:-)> soo>	„smile voice"

Akzentuierung

akZENT	Fokusakzent
ak!ZENT!	extra starker Akzent

Tonhöhenbewegung am Einheitenende

?	hoch steigend	,	mittel steigend
–	gleich bleibend	;	mittel fallend
.	tief fallend		

Lautstärke- und Sprechgeschwindigkeitsveränderungen

<<f> >	forte, laut
<<p> >	piano, leise
<<len> >	lento, langsam
<<all> >	allegro, schnell

Ein- und Ausatmen

°h, °°hh, °°°hhh	Einatmen, je nach Dauer
h°, hh°°, hhh°°°	Ausatmen, je nach Dauer

Lara Neumann/Ingrid Schröder (Hamburg)

Identitätskonstruktionen in sprachbiographischen Interviews. Analysen zur Funktion des Niederdeutschen in Hamburg

Abstract: The project „Einstellungen gegenüber regionalen Sprachformen in der Großstadt: Niederdeutsch in Hamburg (NiH)" (Attitudes towards regional languages in the city: Low German in Hamburg) focuses on the analysis of aspects of language generating identity. The paper aims to show ways of constructing identity through linguistic usage within autobiographical narratives. By analysing the attitudes towards language and positioning, such specific linguistic features will be highlighted.

1 Der Projektrahmen: Einstellungen gegenüber regionalen Sprachformen in der Großstadt: Niederdeutsch in Hamburg (NiH)

„Und da weer ik irgendwie gliek to Huus. Plattdüütsch. […] also da hatte Plattdeutsch etwas, ja, wenn Sie so wollen, schon mal unheimlich Verbindendes." Diese Äußerung einer Gewährsperson bestätigt eine zentrale Hypothese im Projekt „Einstellungen gegenüber regionalen Sprachformen in der Großstadt: Niederdeutsch in Hamburg", nämlich dass regionale Sprachformen eine identitätsstiftende Funktion besitzen. Im Mittelpunkt steht die Frage, welches Identifikationspotential mit dem Niederdeutschen verbunden ist, d. h. inwieweit Niederdeutsch als Mittel der Identitätsstiftung und Identitätswahrung eingesetzt oder ggf. auch nur wahrgenommen wird und auf welche Weise dies sprachlich zum Ausdruck gebracht wird.[1]

Im Rahmen sprachbiographischer Interviews ist nach den Einstellungen gegenüber dem Niederdeutschen und nach dem Wissen über regionale Sprachformen sowie nach Wissen und Bewertungen gegenüber der Stadt gefragt worden. Ausgewählt wurden Sprecherinnen und Sprecher sowie Akteure in Hamburger Institutionen, um deren Motivation zu ermitteln, das Niederdeutsche zu

---

1 Zum Projekt vgl. den Beitrag von Schröder/Jürgens in diesem Band.

verwenden oder sich mit entsprechenden kulturellen und medialen Aktivitäten und Produkten auseinanderzusetzen.

Gerade in der Stadt Hamburg scheint Niederdeutsch als ein positives Ortsmerkmal wahrgenommen zu werden. Obwohl es nur eine geringe kommunikative Bedeutung besitzt,[2] spielt das Niederdeutsche in Schule, Kultur und Medien, aber auch durch entsprechende Namensgebung von Einrichtungen oder in der lokalen Werbung in der Öffentlichkeit eine Rolle und wird als Abzeichen für Regionalität bzw. Ortsverbundenheit verwendet. Auf diese Weise hat gegenüber der kommunikativen Funktion die sozialsymbolische Funktion der Sprache an Bedeutung gewonnen.[3]

Im Folgenden soll anhand einiger Proben gezeigt werden, auf welche Weise personale, soziale und regionale Identitätskonstruktionen, die mit dem Sprachgebrauch in Zusammenhang stehen, in der autobiographischen Erzählung zum Ausdruck gebracht werden. Anhand der Analysen von Spracheinstellungen und Positionierungen sollen die spezifischen sprachlichen Merkmale hervorgehoben werden, die bei narrativen Identitätskonstruktionen eine Rolle spielen. Als Rahmen dafür werden zunächst Konzepte von Identität und Narration umrissen. Im Zentrum stehen dann die sprachlichen Manifestationen der Identitätskonstruktion, wie sie in den Interviews vorkommen.

2 Der Analyserahmen: Identität und Narration

2.1 Identität

Ganz grundsätzlich lässt sich Identität als das „je spezifische Selbst- und Weltverhältnis sozialer Subjekte", als „ihr Selbstbild und Selbstverständnis"[4] bestimmen. Dabei ist Identität keineswegs etwas Starres und Unveränderliches, sondern kann als ein dynamisches Konzept bzw. als Prozess verstanden werden. Differente Erfahrungen und Brüche innerhalb des Lebensweges, die „Patchwork-Identitäten"[5] kennzeichnen, müssen stets aufs Neue in das Selbstbild integriert werden. Auch

---

2   10 % der Bevölkerung in Hamburg beanspruchten 2007 für sich, sehr gute oder gute aktive Niederdeutschkenntnisse zu haben; 55,8 % derjenigen Befragten, die zumindest einige Wörter sprechen können (69,3 %), haben es vor einem halben Jahr oder früher das letzte Mal gesprochen, immerhin 25 % innerhalb der letzten Woche; vgl. Möller 2010.

3   Zur sozialsymbolischen Funktion der Sprache vgl. Hess-Lüttich 2004. Zur sozialsymbolischen Funktion des Niederdeutschen in Hamburg vgl. Jürgens 2015.

4   Rosa 2007, S. 47.

5   Vgl. Keupp 1999; Kraus 1999.

die verschiedenen Rollen, die jeder Mensch im Laufe seines Lebens einnimmt, beruflich wie in der Freizeit, in der Familie wie im Freundeskreis, sind in der personalen Identität zu vereinen, die sich in der spezifischen Selbsteinschätzung einer Person manifestiert.

In das eigene Identitätskonzept werden auf diese Weise auch gruppeninterne Werte und Bewertungen der Gruppen von außen einbezogen. Eine solche auf die Zugehörigkeit zu Gruppen gerichtete Identität lässt sich als soziale Identität bezeichnen: „Social Identity will be understood as that part of an individual's self-concept which derives from his knowledge of his membership of a social group (or groups) together with the value and emotional significance attached to that membership."[6]

Eine spezifische Form der personalen und vor allem der sozialen Identität stellt die raumbezogene regionale Identität dar. Region ist dabei nicht nur als eine geographisch bestimmbare Fläche anzusehen, sondern als ein historisches, politisches, soziales und kulturelles Konzept.[7] Regionale Identität drückt sich in positiven Einstellungen gegenüber einer Region oder einem Ort und deren Repräsentationen aus, insbesondere aber im Zugehörigkeitsgefühl zu einer raum- oder ortsbezogenen Gruppe.

Zu den Elementen, die regionale wie allgemein soziale Konstruktionen von Identität bestimmen, gehört vor allem auch die Sprache. Sprachidentität lässt sich als „die Identität von Personen, soweit diese durch Sprache und Sprachverwendung konstituiert oder mitkonstituiert wird"[8], beschreiben. In diesem Fall bezieht sich Sprachidentität auf eine spezifische Ausformung kultureller Identität, dem Zugehörigkeitsgefühl zu einer bestimmten Kultur. Andererseits kann sie als „die Identität einer Person in Bezug auf ihre – oder auf eine – Sprache"[9] gefasst werden. In diesem Fall wird Sprache als Gruppenabzeichen wahrgenommen, und die Person wird aufgrund ihrer sprachlichen Merkmale bewertet. Dies lässt sich auf die sozialsymbolische Funktion bzw. Symptomfunktion von Sprache[10] zurückführen, die auch aktiv dazu genutzt werden kann, Identität bzw. Teile davon zum Ausdruck zu bringen.

Sprache spielt nicht nur als Abzeichen, als Symptom, in der Identitätsarbeit eine Rolle, sondern auch als Mittel, um Identität zu konstruieren. Insbesondere autobiographische Erzählungen sind geeignet, die verschiedenen Rollen, in

---

6   Tajfel 1981, S. 255.
7   Vgl. Blotevogel 2001, S. 3.
8   Thim-Mabrey 2003, S. 2.
9   Thim-Mabrey 2003, S. 2.
10 Hess-Lüttich 2004, S. 492.

denen eine Person agiert, sowie Brüche und Diskontinuitäten in der Lebensgeschichte in das eigene Selbstkonzept zu integrieren. Solche Erzählungen können zur Veranschaulichung des Selbstbildes eingesetzt werden und lassen sich als konstitutive Bestandteile des eigenen Persönlichkeitsentwurfs fassen.[11] So werden die autobiographischen Erzählungen zu Konstruktionen der personalen Identität. Identität wird narrativ gestiftet, indem sie beim Erzählen der Lebensgeschichte immer wieder neu verfertigt wird.[12] Dieser Zusammenhang zwischen Erzählungen und Identitätskonstruktion wird auch in der linguistischen Narrationsforschung hervorgehoben: „Erzählungen fungieren als Ressourcen, durch die wir unser Selbst präsentieren und unsere Identität als soziale Wesen etablieren.“[13]

Als wesentliche Mittel der Identitätskonstruktion können Positionierungsverfahren dienen. Positionierung kann als „die diskursiven Praktiken, mit denen Menschen sich selbst und andere in sprachlichen Interaktionen aufeinander bezogen als Personen her- und darstellen“[14], definiert werden. Mithilfe von Positionierungen konstruiert ein Sprecher die eigene Rolle sowohl in der erzählten Situation im Verhältnis zu anderen Personen innerhalb der Erzählung als auch in der aktuellen Gesprächssituation im Verhältnis zu den Kommunikationspartnern. Damit teilt er seinem Interaktionspartner mit, wie er selbst gesehen werden möchte (als Selbstpositionierung) und auch, wie er den Aktionspartner sieht (als Fremdpositionierung).

2.2 Narration

Ein zentrales Instrument zur Erhebung der Sprach- und Ortseinstellungen sowie der diesbezüglichen Identitätskonstruktionen stellen narrative (sprach)biographische Interviews dar. Dabei bezieht sich Biographie nicht nur auf die gelebte Geschichte, sondern zugleich auf die erinnerte Geschichte und schließlich auf deren sprachliche Rekonstruktion. Nur die Letztere ist der Analyse zugänglich.[15] Bei der Analyse des biographischen Erzählens ist demnach die Unterscheidung

---

11 Vgl. Reershemius 1997, S. 15.
12 Vgl. Hügli 2010, S. 141.
13 Günthner 2012, S. 67, mit Bezug auf Schiffrin 1996, S. 170; vgl. auch Hoffmann 1984, S. 62: „[D]er Sprecher bringt sich selbst, seine Bewertungen und Schlüsse, seine Involviertheit, seine subjektiven Erfahrungen und seine Vorstellungen so mit ein, daß es ‚seine Geschichte‘ wird: Die Geschichte ist Ausdruck der Identität des Sprechers“; vgl. ferner Stempel 1982.
14 Lucius-Hoene/Deppermann 2004, S. 168.
15 Vgl. Tophinke 2002 und den Beitrag von Bieberstedt in diesem Band. Bereits Quasthoff 1980 hebt „Geschehen“, „kognitive Geschichte“ und „Erzählung“ voneinander ab.

der genannten Ebenen zu berücksichtigen, denn die erinnerten und rekonstruierten Kontexte sind ebenso wie der aktuelle Gesprächskontext einzubeziehen.[16]

So ist für den Herstellungsprozess narrativer Identität nicht nur der Inhalt der Erzählung von Bedeutung, sondern auch „die Art und Weise, wie Menschen identitätsrelevante sprachliche Strategien einsetzen, um in Kommunikationssituationen (wie z. B. im narrativen Interview) Selbstverständnis und Identität zu vermitteln und im interaktionalen Raum mit der zuhörenden Person auszuhandeln oder kooperativ herzustellen"[17].

Grundsätzlich lässt sich eine Narration im weiteren Sinne, zu der mehrere Handlungsmuster gehören, die im alltäglichen Sprachgebrauch dem Erzählen zugeschrieben werden, wie z. B. Berichten, Schildern oder Beschreiben, in Form und Funktion von einer Narration im engeren Sinne[18] unterscheiden, für die ein spezifisches Handlungsmuster charakteristisch ist. Zentral für das Handlungsmuster „Erzählen" ist die Thematisierung eines ungewöhnlichen Ereignisses.[19] In Anlehnung an Labov/Waletzky werden häufig als Bausteine dieses Musters Orientierung (Ort, Zeit, handelnde Personen), Komplikation (Darstellung des ungewöhnlichen Ereignisses), Evaluation (Bewertung des Ereignisses), Resolution (Auflösung der Komplikation) und Coda (Stellungnahme vom Erzählzeitpunkt aus) unterschieden.[20] Quasthoff benennt, in kritischer Auseinandersetzung dieses Schema modifizierend und die Einbettung der Erzählung in das Gespräch betonend, als gesprächsorganisatorische Jobs oder Aufgaben einer narrativen Diskurseinheit die Darstellung von Inhaltsrelevanz, die Thematisierung, die Elaborierung/Dramatisierung, das Abschließen und das Überleiten von der Diskurswelt wieder zurück zur Sprechsituation.[21] Neben den interaktiv konstituierten Jobs sind nach Quasthoff die pragmatisch konstituierten Mittel („narratives Interaktionsmuster")

16 Diese komplexe Struktur wird z. B. dadurch berücksichtigt, dass der Position der Sprecher-Origo, die sich zwischen dem aktuellen Sprechzeitraum und dem Erzählraum bewegt, ein besonderes Augenmerk gilt; vgl. Fienemann 2006, S. 22, im Anschluss an Rehbein 1980.

17 Vgl. Lucius-Hoene 2010, S. 155.

18 Nach Ehlich 1983 „Erzählen$_2$", das er vom „Erzählen$_1$" absetzt: „Das Erlebnis, das (im Sinne des Erzählens$_2$) erzählenswert ist, ist also erzählenswert durch eine Divergenzerfahrung zwischen Ereignis und vorgängigem Wissen. Hier zeigt sich ein wichtiger Unterschied zum Erzählen$_1$: Dort wird die Erfahrung von Normalität selbst zum Erzählenswerten. Die Objekte dieses Erzählens sind in sich selbst nichts Unerwartetes" (Ehlich 1983, S. 141).

19 Von Quasthoff 1980 als „Planbruch" bezeichnet.

20 Nach Labov/Waletzky 1967; vgl. z. B. Brinker 2010, S. 61.

21 Quasthoff 2001, S. 1302.

sowie die syntaktisch-lexikalisch konstituierten Formen zentrale Faktoren eines narrativen Analysemodells.[22] Auch für Identitätskonstruktionen wird unter sozialpsychologischer Perspektive die Wohlgeformtheit[23] von Erzählungen (ebenfalls im Anschluss an Labov/Waletzky) als relevant erachtet, die der Erzähler berücksichtigen muss, wenn seine Geschichte als verständlich und überzeugend angesehen werden soll. Als Merkmale einer „wohlgeformten Narration" werden a) ein sinnstiftender Endpunkt, b) die Einengung auf relevante Ereignisse, c) die narrative Ordnung der Ereignisse, d) die Herstellung von Kausalverbindungen und e) Grenzzeichen, welche die Narration rahmen, hervorgehoben.[24]

Für die Analyse sprachlicher Identitätsstiftung ist das Kriterium der (Wohl-) Geformtheit von besonderem Interesse, die sich in der narrativen Ordnung und Verknüpfung der Ereignisse und dem Erreichen des sinnstiftenden Endpunkts niederschlägt. Im Zentrum steht die Frage, auf welche Weise der sinnstiftende Endpunkt dazu beiträgt, die sprachliche Identität innerhalb des Gesprächs, in das die Erzählung eingebettet ist, zum Ausdruck zu bringen und auf welche Weise er erreicht wird. Beim sinnstiftenden Endpunkt handelt es sich aus linguistischer Perspektive um die These, die durch eine Erzählung begründet, belegt oder veranschaulicht werden soll. Die Narration kann auf diese Weise in argumentative bzw. explikative Strukturen eingebettet werden.[25] Innerhalb der Erzählung ist zu beachten, welche Handlungen, Ereignisse oder Sachverhalte im Einzelnen als wesentliche inhaltliche Elemente zur Sprache gebracht werden und wie diese miteinander verknüpft werden. Widersprüche, Häsitationen oder Korrekturen sind dabei als relevante Elemente zu beachten, da in ihnen der Prozess der Verfertigung von Identitätskonstruktionen besonders deutlich zum Ausdruck kommen kann.

Die makrostrukturellen Muster der Erzählungen sind gesellschaftlich verankert und gehören zum Alltagswissen der Sprechergemeinschaft. Daher bilden sie nicht nur den Rahmen für die Identitätskonstruktionen, sondern machen diese zugleich der Analyse zugänglich. Der Zielpunkt der Erzählung und die angewandten sprachlichen Strategien können, wie auch Abwandlungen und Brüche, Hinweise auf die Identitätskonstruktion der erzählenden Person geben.

Eine wesentliche Funktion des Erzählens im engeren Sinne liegt darin, „den Inhalt der Selbstdarstellung für Sprecher und Hörer gemeinsam zu machen, also in die gemeinsame Sprecher- und Hörerwelt zu integrieren"[26]. Dabei werden

---

22 Vgl. Quasthoff 2001, S. 1302.
23 Gergen/Gergen 1988 sprechen von einem „well-formed narrative".
24 Vgl. Kraus 2002, S. 167–171, im Anschluss an Gergen/Gergen 1988.
25 Zur thematischen Entfaltung vgl. Brinker 2010, S. 56–77.
26 Ehlich 1983, S. 139.

besondere sprachliche Verfahren eingesetzt, um Zustimmung zu erheischen, Selbstpositionierungen abzusichern und Thesen oder Bewertungen zu plausibilisieren.[27] Somit ist die Analyse nicht nur auf die internen Merkmale der Erzählung zu richten, sondern zugleich auf den Gesprächszusammenhang und somit auf die Einbettung der Erzählung in das Gespräch und auf die Interaktion der Gesprächspartner, die zur Konstituierung des Gesprächs entscheidend beiträgt.

Wesentliche Analyseschritte richten sich demnach generell auf (1) den sinnstiftender Endpunkt, d. h. den Zweck der Narration im Gesprächszusammenhang; (2) die inhaltliche Elemente der Erzählung und (3) ihre Verknüpfungen durch spezifische sprachliche Strategien; (4) die verwendeten sprachlichen Mittel; (5) die auftretenden Selbst- und Fremdpositionierungen; (6) die Interaktion der Gesprächspartner. Im Folgenden können lediglich wenige Schlaglichter zur Verdeutlichung präsentiert werden.

3 Sprachliche Manifestationen der Identitätskonstruktion

Die Analyse der sprachlichen Manifestationen der Identitätskonstruktionen in den Interviews bezieht sich sowohl auf biographische Erzählungen im weiteren Sinne als auch auf Erzählungen im engeren Sinne, die ein spezifisches sprachliches Handlungsmuster aufweisen. Es ist zu fragen, ob die Gewährspersonen das Niederdeutsche als Abzeichen einer spezifischen Identität ansehen, welche Identitätsfacetten auf diese Weise hervorgehoben und mit welchen Mitteln Identitätskonstruktionen zum Ausdruck gebracht werden.

Die erste Gruppe sprachlicher Manifestationen bilden Äußerungen, in denen die eigene Identität explizit thematisiert oder die Sprache explizit positiv bewertet wird. Eine zweite Gruppe von Äußerungen bezieht sich auf die soziale Identität, auf Benennungen und Beschreibungen der Eigen- und der Fremdgruppe. In diesen Zusammenhang lassen sich auch Stereotypisierungen einordnen. Schließlich sollen am Beispiel eines Narrativs im engeren Sinne Positionierungen erläutert werden.

3.1 Explizite Äußerungen und Bewertungen

Durch explizite Äußerungen zur Identität und Bewertungen werden sowohl die personale wie auch die regionale Identität zum Ausdruck gebracht. Die Verankerung des Niederdeutschen in Identitätskonzepten zeigt sich u. a. in Äußerungen,

---

27 Vgl. auch Lucius-Hoene/Deppermann 2002, S. 169.

in denen auf den zentralen Terminus „Identität" zurückgegriffen wird, so z. B. bei GP (= Gewährsperson) 51:

I: Ähm könnten Sie sagen, in welcher Sprache Sie sich wohler fühlen?

GP 51:   ((.)) In Plattdeutsch. [...] Es is wirklich so, dass ich äh ((.)) mh im-immer intensiver äh mit dieser Sprache lebe ((.)) und m-mich in ihr unheimlich wohl fühle und ((.)) mich damit auch identifiziere und... Egal wo ich bin.

Auf die Frage, ob sie sich im Hochdeutschen oder im Niederdeutschen wohler fühle, antwortet GP 51 explizit, dass sie sich mit der plattdeutschen Sprache identifiziere, unabhängig davon, wo sie sich befinde. Das Niederdeutsche ist als Sprache, mit der GP 51 „immer intensiver [...] lebe" und in der sie sich „unheimlich wohl fühle", unmittelbar mit ihrer personalen Identität verknüpft.

Ebenso werden in expliziten Identitätskonstruktionen Konzeptualisierungen des Niederdeutschen als Heimat- oder Nahsprache aufgerufen, wie eine autobiographische Erzählung eines 1935 geborenen Mannes verdeutlicht:

I: Und vielleicht können wir ja so beginnen, dass Sie einmal Situation schildern, die Ihnen einfallen, wenn Sie an Plattdeutsch denken. Äh was kommt Ihnen da so ((.)) als Erstes in Sinn?

GP 18:   [...] Denn sind wir mal dreiunvierzich ((.)) am Dulsberch ausgebombt worden ((.)) und evakuiert worden nach Mecklenburg. In eine kleine Stadt: Grevesmühlen. Das liegt so sechzig Kilometer hinter Lübeck. Bei/ dicht bei Boltenhagen. ((..)) Und da weer ik irgendwie gliek to Huus. Plattdüütsch. Und da/ das war zwar nich so direkt das Mecklenburgische, aber es war kein großer Unterschied, denn meine Großmutter, die war in ganz jungen Jahren k/ aus dem Orte nach Hambuich gekommen. Und äh ((.)) da weer ik gliek to Huus. Also da kam man sich gar nich irgendwie als Flüchtling vor.

I: Hmhm.

GP 18:   Also da hatte Plattdeutsch etwas/ ((.)) ja, wenn Sie so wollen ((.)) schon ma unheimlich Verbindendes. So dass man irgendwie/ ja, dat ((.)) is timmlich gau 'n Stück Heimat worrn, nä. [...]

Der Sprecher, der seine Evakuierung aus Hamburg ins mecklenburgische Grevesmühlen zur Zeit des Zweiten Weltkriegs schildert, beginnt seine Ausführungen zunächst mit einer räumlichen und zeitlichen Orientierung, um die Interviewerin in den Vorstellungsraum einzuführen. Nach einer kurzen Pause resümiert er auf Niederdeutsch seine Erfahrungen: „Und da weer ik irgendwie gliek to Huus. Plattdüütsch." GP 18 erklärt, dass das Plattdeutsche trotz regionaler Eigenheiten identitätsstiftend gewirkt habe und wiederholt seine Aussage. Der Sprecher verstärkt seine Äußerung durch den Verzicht auf das abschwächende Adverb

„irgendwie" und reformuliert sie anschließend in modifizierter Form auf Hochdeutsch („Also da kam man sich gar nich irgendwie als Flüchtling vor"). Nachdem die Interviewerin durch die reduplizierte Interjektion „Hmhm̀." ihre Zustimmung signalisiert hat, fasst GP 18 seine Äußerung schließlich zusammen und bettet die Identitätskonstruktion in das Konzept der Nah- und Heimatsprache ein. Dabei setzt der Sprecher das Code-Switching ins Niederdeutsche insbesondere an Stellen ein, in denen er seine Gefühle („da weer ik gliek to Huus") bekundet. Dem gegenüber steht die Selbstcharakterisierung als Flüchtling, die GP 18 in der Matrixsprache Hochdeutsch vornimmt.

Der Zusammenhang von Sprache und regionaler Identität wird von GP 14 aufgegriffen. Der Sprecher bezieht sich in seiner Äußerung direkt auf den Norden und die dort lebenden Personen:

I: Und verbinden Sie mit dem Plattdeutschen so bestimmte Eigenschaften, also ist es
          vielleicht besonders angenehm oder besonders unangenehm?

GP 14:   Also für mich is es ne äh/ ((.)) na ja, es bedeutet Heimat für mich. Muss ich sagen,
          nech. Also das ganze Umfeld und/ und äh ((.)) ne Sprache, die hier auch in/ in den
          Norden passt. ((.)) Und auch so die Mentalität der Menschen doch ((.)) widerspie-
          gelt, nech.

Das Plattdeutsche wird mit dem sozialen Umfeld des Sprechers verknüpft; für GP 14 bedeutet die niederdeutsche Sprache „Heimat". Die individuelle Bedeutung des Plattdeutschen für die personale Identität des Sprechers wird durch die Präpositionalphrase „für mich" ausgedrückt. Darüber hinaus formuliert GP 14 die Zugehörigkeit des Niederdeutschen zu Norddeutschland als eine „Sprache, die hier auch in/ in den Norden passt" und die mit der Mentalität der Menschen verknüpft sei. Damit wird zugleich eine norddeutsche regionale wie auch kulturelle Identität konstruiert.

Neben Begriffen, die Identitätskonstruktionen unmittelbar indizieren, wie „Heimat" oder „Zu-Hause-Sein", können auch explizite Bewertungen als Identitätsmarker eingesetzt werden. Dabei zeigt sich ein Trend zu Bewertungen, die sich durch den Ausdruck von Liebe zur niederdeutschen Sprache auszeichnen. Dazu gehören sowohl Formulierungen wie „Ich liebe Plattdeutsch", „Liebhaber", „brennen für Plattdeutsch", „am Herzen liegen" als auch Possessivkonstruktionen wie „meine Herzenssprache" oder „mein Hamburg". Eine uneingeschränkt positive Bewertung wird z. B. bei GP 30 deutlich:

I: Ähm und könnten Sie sagen, was Ihnen so von/ von den Sachen, die Sie nutzen
          oder die Sie auch selber machen, am besten gefällt?

GP 30:   ((…)) Am schönsten find ich das, wenn ich Plattdeutsch schnacken kann.

I: Hmhm̂.

GP 30:   Nä, mit Menschen, die auch ((.)) Plattdeutsch schnacken.

I: Ja. ((.)) Okay.

GP 30:   Das find ich am schönsten, weil das kommt ausm Herzen.

I: Hmhm̂.

GP 30:   Das is direkt, ((.)) nä.

I: Hm̂.

Die Bewertung wird in diesem Beispiel im Rahmen eines Konditionalsatzes realisiert und durch den Superlativ „am schönsten" zusätzlich betont. Nachdem
die Sprecherin eine zustimmende Hörerrückmeldung durch die Interviewerin
erhält, expliziert sie ihre Äußerung, indem sie die Kommunikationspartner („mit
Menschen, die auch ((.)) Plattdeutsch schnacken") benennt. GP 30 wiederholt
ihre Bewertung, die nun aber in eine kausale Satzverbindung einbettet wird, und
bezieht sich damit auf „Plattdeutsch schnacken". Schließlich fügt sie erläuternd
hinzu: „Das is direkt, ((.)) nä." Mithilfe der Gesprächspartikel „nä" kann GP 30
bezüglich der zugeschriebenen Eigenschaft „direkt" erneut eine zustimmende
Hörerrückmeldung elizitieren.

Ein weiteres Beispiel verdeutlicht den Zusammenhang von Sprach- und Ortseinstellungen im Rahmen einer personalen Identitätskonstruktion:

I: Ähm und dann wollt ich abschließend dazu noch ma wissen, was so Ihre
         persönlichen Beweggründe waren, da mitzumachen.

GP 35:   Damit geh ich ((seufzt)) ganz zu Anfang an meine Ausführung: Plattdeutsch is
         einfach ne wunderbare Sprache und ((.)) einfach zu handhaben und ((.)) sie klingt
         einfach gut. Und das is ((.)) letzendlich zwar nich meine Muttersprache äh bezie-
         hungsweise is schon meine Muttersprache, aber ich bin nich so aufgewachsen.

I: Hmhm̂.

GP 35:   Äh, aber d-das is eine für mich ((..)) der schönsten/ am schönsten klingenden
         Sprachen. ((.)) Und ((.)) sie hat so viel/ so viel Beziehungs/ so viel/ so viel Beziehung
         zu Hambuich ((.)) und da ich stolz bin Hamburger zu sein, gehört das einfach dazu.

GP 35 beginnt die Ausführungen über seine persönlichen Beweggründe für die
Mitgliedschaft im Plattdeutschen Rat für Hamburg mit einer allgemeinen Bewertung des Niederdeutschen („einfach ne wunderbare Sprache"). Gleichzeitig
stellt er die positiven Eigenschaften der Sprache heraus, nämlich, dass sie einfach
zu handhaben sei und gut klinge. Auffällig ist in dieser Äußerung das Konzept
von Muttersprache, da GP 35 das Niederdeutsche als seine Muttersprache bezeichnet, obwohl er Plattdeutsch nicht als Erstsprache gelernt habe. Durch den

Gebrauch der Possessivkonstruktion „meine Muttersprache" wird das Niederdeutsche mit der personalen Identität des Sprechers verbunden. Der Sprecher
nimmt nach Erhalt einer zustimmenden Hörerrückmeldung eine erneute Bewertung des Niederdeutschen vor; die durch den Superlativ („der schönsten/ am
schönsten klingenden Sprachen") ausgedrückte Bewertung wird allerdings in der
Allgemeingültigkeit durch Subjektivierung („für mich") eingeschränkt. Die lokale
Zuordnung der niederdeutschen Sprache wird schließlich zum Ausgangspunkt
der Konstruktion sprachlicher Identität: Da Plattdeutsch eine starke „Beziehung
zu Hambuich" habe, ist die Sprache für GP 35 als bekennenden Hamburger ein
Bestandteil seiner Identität und daher „Muttersprache". Hier wird gleichzeitig das
Stereotyp aufgerufen, dass Niederdeutsch nur beherrscht wird, wenn als Erstsprache erworben wurde.[28] Durch die Betonung seines Stolzes, Hamburger zu sein,
bringt GP 35 außerdem seine regionale Identität zum Ausdruck und verweist
explizit auf die Zugehörigkeit zur Gruppe der Hamburger.

3.2 Benennungen und Beschreibungen der Eigen- und der Fremdgruppe

Die Beschreibungen der Eigen- und der Fremdgruppe werden oft durch spezifische stereotype Wissensbestände oder durch Kontrastierungen zu anderen Regionen realisiert. Typische Kategorien, die von den Sprechern verwendet werden
und zumeist mit Bewertungen einhergehen, sind zum Beispiel die Nominationen
„Plattdeutscher" vs. „Hochdeutscher". Unter der Bezeichnung „Plattdeutscher"
werden in der Regel Personen gefasst, die das Niederdeutsche als Erstsprache
gelernt haben. Ihnen werden die Hochdeutschsprecher gegenübergestellt, auch
wenn sie im späteren Verlauf des Lebens eine Niederdeutschkompetenz erworben
haben. Weitere Bezeichnungen sind u. a. „Norddeutsche", „Hamburger", aber
auch spezifizierte Formen wie „Althamburger", „Ureinwohner" oder „Urham-
burger", denen weniger ortsfeste bzw. weniger traditionsverbundene Hamburger
oder Personen aus anderen Regionen gegenübergestellt werden.

So erklärt beispielsweise GP 63, wie er das Niederdeutsche zu Bundeswehr-
zeiten dazu einsetzte, um sich mit anderen „Norddeutschen" von Soldaten aus
anderen Regionen abzugrenzen:

I: Ähm vielleicht können Sie dann mal ganz kurz schildern, wie das nach der Schulzeit
        so bei Ihnen weiterging. Was Sie dann beruflich gemacht haben und ob ((.)) das
        Plattdeutsche da ne Rolle gespielt hat.

---

28 Vgl. ähnlich Arendt 2010, S. 187.

GP 63:   ((atmet ein)) Das Plattdeutsche hat zunächst mal ne Rolle gespielt, ((.)) um sich abzugrenzen oder um norddeutsch, äh äh den norddeutschen Slang gegen Bayern oder äh andere Volksstämme Deutschlands/ Deutschlands hervorzuheben. (Das) war bei der Bundeswehr.

I: Hmhm.

GP 63:   Also wenn wir da also dann mit Norddeutschen zusammen waren, ((.)) dann äh ((lacht 1s)) wars schon so, dass wir dann hin und wieder also ganz bewusst Platt-deutsch sprachen. [...]

Zunächst übernimmt der Sprecher die Formulierung der Interviewerin („ne Rolle gespielt") und beschreibt das Niederdeutsche als Mittel der Abgrenzung, das gleichzeitig Unterschiede zu anderen Sprechergruppen hervorhebt. GP 63 rekurriert dabei sowohl auf die norddeutsche Eigengruppe, die durch eine besondere Aussprache („norddeutsch, äh äh den norddeutschen Slang") gekennzeichnet ist, als auch auf Fremdgruppen („Bayern oder äh andere Volksstämme Deutschlands"). Erst nachfolgend nimmt er eine zeitliche wie räumliche Orientierung vor („(Das) war bei der Bundeswehr"). Mithilfe des Adverbs „also" bezieht sich GP 63 auf seine anfängliche Äußerung und verweist allgemein auf Situationen, in denen er „ganz bewusst Plattdeutsch" sprach. Das Niederdeutsche stellt damit ein Merkmal regionaler, genauer gesagt norddeutscher Identität dar, mittels dessen Sprecher die eigene Gruppenzugehörigkeit konstituieren können. GP 63 ordnet sich der Gruppe durch die Sprechergruppendeixis „wir" und die Gruppenbezeichnung „Norddeutsche[ ]" selbst zu.[29]

Andere Identitätskonstruktionen beziehen sich auf die Konturierung der „echten Hamburger". Im Folgenden wird das Personenstereotyp des zurückhaltenden Hamburgers aufgenommen:

I: Und gibt es so Eigenschaften, die typisch für Hamburger sind?

GP 35:   ((..)) Für die Hamburger als Person oder für Hamburg?

I: Nee, für die Hamburger als Person.

GP 35:   Für die Hamburger.

---

29 Darüber hinaus verbindet der Sprecher die regionale Zuordnung anscheinend mit einem tribalen Identitätskonzept, das er bei der Beschreibung der Fremdgruppe („Bayern oder äh andere Volksstämme Deutschlands") verwendet. Ob und inwieweit GP63 das Niederdeutsche mit einer etwaigen Stammesideologie verbindet, wie sie in der Zeit um 1900 in der Heimatkunstbewegung deutlich formuliert und literarisch fixiert und schließlich bis in die zweite Hälfte des 20. Jahrhunderts tradiert wurde, kann am vorliegenden Interview nicht rekonstruiert werden. Vgl. dazu Lesle 2004.

I: Hḿ.

GP 35:   Ja, denn erzähl ich die Geschichte. Jetz/ jetz passt sie.

I: Okay. ((lacht 1s))

GP 35:   Ja.

I: Ich bin gespannt.

GP 35:   Äh wo/ währnd meines Studiums, das ich da in Lübeck verbracht hab, hab ich äh Reisegruppen mit der Fähre f/ äh von Travemünde rüber nach Schweden gebracht. ((.)) Waren so Kurztouren, die verging von Sonnamdmorgen bis Sonntachabend, aber ich hatte auch ne Tour, die ging von Donnerstachabend bis Sonntachmittach nach Göteborch. Und ich hatte in Göteborch ne Stadtführerin, Monika, ganz Süße, die also denn halt durch Göteborch geführt hat, die Stadt erklärt hat und so nach – ich glaub, ich hab die Reise dreißig- oder vierzigmal gemacht – und irgendwann erzählte sie mir mal/ sacht sie: „Weißt Du einglich, wie Hamburger sind?" „Nö", sach ich, „weiß ich nich, wieso? Wie sollen die Hamburger sein?" Da sacht sie: „Wie ne Flasche Tomatenketchup." Ich sach: „Wieso das denn?" „Na", sacht sie, „hauste hinten drauf, kommt nix. Haust nochma drauf, kommt immer nix. Beim dritten Mal, da kommt alles. Das sind die Hamburger. Wie ne Flasche Tomatenketchup." Und so sind die Hamburger, so sind sie wirklich. Erst so das/ man behauptet ja, wir hätten so den bisschen/ wir wären son bisschen zurückhaltend, aber wenn wir denn w/ äh da sind, dann sind wer auch voll und ganz da.

I: Hmhḿ.

GP 35:   Ja, und denn geben wer auch gleich alles. Ja.

GP 35 leitet die Passage mit dem Hinweis auf eine erzählenswerte Geschichte ein („Ja denn erzähl ich die Geschichte. Jetz/ jetz passt sie.") und erhält diesbezüglich eine Hörerbestätigung der Interviewerin. Dass er die Geschichte in diesem Moment für passend erachtet, als er gefragt wird, welche Eigenschaften für Hamburger typisch sind, deutet darauf hin, dass die Episode mit dem Selbstbild des Sprechers als Hamburger verbunden ist, und es bereits geplant war, sie an geeigneter Stelle zu reproduzieren. GP 35 nimmt als Erstes eine zeitliche und räumliche Verortung vor. In wörtlicher Rede schildert er, wie er von einer Stadtführerin in Göteborg gefragt wurde, ob er wisse, wie „die Hamburger" seien. Bereits diese generalisierende Gruppenbezeichnung kann als Stereotypindikator gewertet werden. Nachdem GP 35 der Interviewerin gegenüber erklärt, dass er die Frage verneinen musste, zitiert er einen bildlichen Vergleich der Hamburger mit einer Flasche Tomatenketchup. Der Sprecher bestätigt anschließend die Beschreibung und verleiht seiner Zustimmung durch das Adverb „wirklich" zusätzlichen Nachdruck („Und so sind die Hamburger, so sind sie wirklich."). Dabei rekurriert GP 35 auf das vorhandene Personenstereotyp, dass Hamburger zurückhaltend seien, und verdeutlicht dies durch die pauschalisierende Formulierung „die Hamburger". Schließlich paraphrasiert er die Beschreibung der Stadtführerin. Der Sprecher ordnet sich der Gruppe der Hamburger deiktisch zu („wir") und nimmt damit zugleich die stereotype Beschreibung in sein Selbstbild auf.

3.3 Positionierungshandlungen in Narrativen

Ein letztes Beispiel soll eine Positionierungshandlung illustrieren, mittels derer sich die Gewährsperson gegenüber der Interviewerin wie auch gegenüber den Interaktionspartnern in der Erzählung als kompetenter und gewandter Niederdeutschsprecher darstellt:

GP 18: (Wenn) zum Beispiel ham meine Frau und ich (ham) vor paar Jahren auf Amrum.
((.)) Da waren wir ((unverständlich 0,5s)) am Sonntachmorgen um/ in Norddorf,
oder Nebel/ so schlechtes Wetter, in eim Lokal. ((.)) Schönen Tee mit Rum oder
irgendwat und am Nebentisch saßen so Einheimische. Un de hebbt nu/ de hebbt nur
Plattdüütsch schnackt, ne. Hebbt se vertellt, jå, ((.)) wie döisch doch de Urlauber
sünd und wie man/ jüm erst dat Fell öber de Oohrn trecken deit,

I: ((lacht))

GP 18: (dat da) ward meer betoolt und dat se je eere Priese hebbt. Dat weer to scheun.‿Und
denn hebbt se sabbelt und sabbelt und sabbelt. ((unverständlich 1s)) Na und as wi
denn / als ich denn mit bezahlt hatte, denn bün ik so an den Disch vörbigåån, ik
sech: „Scheun Dank. Dat hätt bannich Spoß mokt ((.)) 'n bitten wat totoheurn. Ji
sind mi hier vielleicht immer noch de ooln Piraaten wi freuer, nä. Erst dat Licht
hinhooln und wenn dat Schip strand is, dann aber gau aalns dåål holn, nä." Hebbt
se aber keken. Dat weer to scheun. ((unverständlich))

I: ((lacht))

GP 18: „Sett di man beten wat dåål." Nä. „Sett di man bitten wat dåål/ mit miene Freundin". Hebbt se erstmal een utgeben, nä. Hebb wi Plattdüütsch schnackt. „Kummst
ut Hamborch und versteihst uns?" secht he. Ik sech: „Ja, Düübel ouk, deit mi ja fix
leed, nich, jå, dat gifft noch meer davon bi uns." ((lacht 1s)) Das war zu schön, nä.

In einer Beispielerzählung, mit der belegt werden soll, welche Gelegenheiten der Interviewte nutzt, um Niederdeutsch zu sprechen, wird ein Erlebnis in einem Urlaub auf Amrum thematisiert. Dabei nimmt der Sprecher die zeitliche und räumliche Orientierung sehr anschaulich auf Hochdeutsch vor. Im Rahmen der Erzählung wechselt der Sprecher ins Niederdeutsche und stellt damit zugleich im aktuellen Gesprächskontext seine Sprachkompetenz unter Beweis. GP 18 gibt zunächst den Inhalt des plattdeutschen Gesprächs, dem er unbemerkt folgte, wieder, und distanziert sich davon bereits durch die gewählte Darstellungsform der indirekten Rede („Hebbt se vertellt, jå, ((.)) wie döisch doch de Urlauber sünd

[...]"). Die damalige Situation wird anschließend aus aktueller Perspektive der Sprechsituation kommentiert („Dat weer to scheun."). Der Sprecher schildert in direkter Rede, wie er den Amrumern nicht zuletzt auch durch die Wahl des Niederdeutschen deutlich gemacht habe, dass er den Inhalt des vermeintlich unverständlichen Gesprächs sehr wohl verstanden habe. Die Gesprächswiedergabe verdeutlicht die ironische Schlagfertigkeit des Sprechers, indem er sich bedankt („Scheun Dank."), das Gehörte als Spaß bewertet („Dat hätt bannich Spoß mokt ((.)) 'n bitten wat totoheurn.") und die Praktiken der Inselbewohner mit der Strandräuberei vergangener Zeiten vergleicht („Ji sind mi hier vielleicht immer noch de ooln Piraaten wi freuer, nä. [...]"). Den Kernpunkt der Erzählung bildet die Umkehrung der Situation: Der von den Einheimischen als „döisich" hingestellte Tourist ist aufgrund seiner Sprachkenntnis und zum Erstaunen der Amrumer in der Lage, dem Gespräch zu folgen („Hebbt se aber keken."). Am Ende bezahlen die Einheimischen dem Touristen, dem das Geld aus der Tasche gezogen werden sollte, sogar das Getränk („Hebbt se erstmal een utgeben, nä."). Der Niederdeutschgebrauch dient jetzt zur Herstellung von Gemeinsamkeit („Hebb wi Plattdüütsch schnackt."). Die Umstände werden erneut mit „Dat weer to scheun." bewertet. Der Sprecher stellt sich retrospektiv als überlegen und schlagfertig dar. Während er in der Situation aufgrund seiner Plattdeutschkompetenz kommunikativ erfolgreich war (Eigenpositionierung), wurden die anderen Personen entlarvt (Fremdpositionierung). GP 18 kommentiert und beendet die Anekdote anschließend durch ein Lachen und ergänzt auf Hochdeutsch: „Das war zu schön, nä." Durch das Lachen und die Rückversicherungspartikel wird auch hier Einverständnis mit der Interviewerin hergestellt.

4 Identitätskonstruktionen

Die Analyse hat gezeigt, dass die niederdeutsche Sprache sowohl für die Konstruktion von personaler wie auch sozialer Identität für die Befragten von Bedeutung ist, woraus auch die aktive Beschäftigung mit dem Niederdeutschen abzuleiten ist. Im Hinblick auf die personale Identität wird Sprache als kultureller Bezugspunkt aufgefasst; bei der Konstruktion sozialer Identität dient Sprache als Mittel zur Herstellung von Gemeinschaft, wobei das Konzept der Nahsprache eine Rolle spielt (GP 51). Niederdeutsch als Sprache, die vor allem in informellen und privaten Kontexten eingesetzt wird, kann umgekehrt auch das Gefühl von Zugehörigkeit hervorrufen. Die Bedeutung des Niederdeutschen für die Befragten wird auch durch explizit positive Bewertungen zum Ausdruck gebracht. Als eigene Gruppe werden die Hamburger (GP 35) oder auch die Norddeutschen (GP 63) als niederdeutsche Sprechergruppen benannt, im letzteren Fall unter Abgrenzung von anderen Regionen. Zur Konstruktion des „echten" Hamburgers gehört das Niederdeutsche (GP 35, GP 18), konzeptualisiert als „Muttersprache" (GP 35), ebenso wie die Wortkargheit (GP 35) als stereotypes Merkmal. Formal zeigt sich ein Spektrum von expliziten Äußerungen (GP 51, GP 69) und Bewertungen (GP 30, GP 35) über Schilderungen (GP 18) bis hin zu Positionierungen (GP 18) in Erzählungen. Hier können Verfahren beobachtet werden, mit denen sich die Gewährspersonen aufgrund ihrer Niederdeutschkompetenz als kommunikativ erfolgreich und überlegen darstellen (GP 18).

Niederdeutsch selbst wird in den hochdeutsch geführten Interviews funktional eingesetzt. Neben der illustrativen Funktion in Zitaten und dem Code-Switching als Ausweis der eigenen Sprachkompetenz wird ein emblematischer Gebrauch deutlich, wenn Niederdeutsch in emotional aufgeladenen Passagen ikonisch eingesetzt wird (GP 18), um das referierte Gefühl von Zugehörigkeit zugleich sprachlich umzusetzen.

Literatur

Arendt, Birte: Niederdeutschdiskurse. Spracheinstellungen im Kontext von Laien, Printmedien und Politik. Berlin 2010.

Blotevogel, Hans Heinrich: Regionalbewusstsein und Landesidentität am Beispiel von Nordrhein-Westfalen. In: Institut für Geographie Universität Duisburg. Diskussionspapier 2 (2001), S. 1–17. URL: http://duepublico.uni-duisburg-essen.de/servlets/DerivateServlet/Derivate-5198/blotevogel2.pdf [zuletzt aufgerufen: 29.09.2016].

Brinker, Klaus: Linguistische Textanalyse. Eine Einführung in Grundbegriffe und Methoden (Grundlagen der Germanistik; 29). 7. Aufl. Berlin 2010.

Ehlich, Konrad: Alltägliches Erzählen. In: Sanders, Willy/Wegenast, Klaus (Hrsg.): Erzählen für Kinder – Erzählen von Gott. Stuttgart 1983, S. 128–150.

Fienemann, Jutta: Erzählen in zwei Sprachen. Diskursanalytische Untersuchungen von Erzählungen auf Deutsch und Französisch. Münster [u. a.] 2006.

Gergen, Kenneth J./Gergen, Mary M.: Narrative and the Self as Relationship. In: Berkowitz, Leonard (Hrsg.): Advances in Experimental Social Psychology. New York 1988, S. 17–56.

Günthner, Susanne: Kleine interaktionale Erzählungen als Ressourcen der Fremd- und Selbststilisierung. In: Kern, Friederike/Morek, Miriam/Ohlhus, Sören (Hrsg.): Erzählen als Form – Formen des Erzählens. Berlin/Boston 2012, S. 65–83.

Hess-Lüttich, Ernest W. B.: Die sozialsymbolische Funktion der Sprache. In: Ammon, Ulrich/Dittmar, Norbert/Mattheier, Klaus J./Trudgill, Peter (Hrsg.):

Soziolinguistik. Ein internationales Handbuch zur Wissenschaft von Sprache und Gesellschaft. 1. Halbbd. 2., vollständig neu bearb. und erw. Aufl. Berlin/ New York 2004, S. 491–502.

Hoffmann, Ludger: Berichten und Erzählen. In: Ehlich, Konrad (Hrsg.): Erzählen in der Schule. Tübingen 1984, S. 55–66.

Hügli, Anton: Identität. In: Bermes, Christian/Dierse, Ulrich (Hrsg.): Schlüsselbegriffe der Philosophie des 20. Jahrhunderts. Hamburg 2010, S. 131–148.

Jürgens, Carolin: Niederdeutsch im Wandel. Sprachgebrauchswandel und Sprachwahrnehmung in Hamburg. Hildesheim 2015.

Keupp, Heiner: Identitätskonstruktionen. Das Patchwork der Identitäten in der Spätmoderne. Reinbek bei Hamburg 1999.

Kraus, Wolfgang: Identität als Narration: Die narrative Konstruktion von Identitätsprojekten. Berlin 1999. URL: http://web.fu-berlin.de/postmoderne-psych/berichte3/kraus.htm [zuletzt aufgerufen: 29.09.2016].

Kraus, Wolfgang: Falsche Freunde. In: Straub, Jürgen/Renn, Joachim (Hrsg.): Transitorische Identität. Der Prozesscharakter des modernen Selbst. Frankfurt a. M. 2002, S. 159–186.

Möller, Frerk: Platt in Hamburg anno 2007. In: Müns, Wolfgang (Hrsg.): Man mag sik kehrn un kanten, as man will, noch jümmer is der'n Eck, wo man ni wen is. 100. Jahrgang der Zeitschrift „Quickborn". Festschrift. Hamburg 2010, S. 549–565.

Labov, William/Waletzky, Joshua: Narrative Analysis. Oral Versions of Personal Experience. In: Helm, June (Hrsg.): Essays on the Verbal and Visual Arts. Proceedings of the 1966 Annual Spring Meeting of the American Ethnological Society. Seattle/London 1967, S. 12–44.

Lesle, Ulf-Thomas: Imaginierte Gemeinschaften: niederdeutsche Identitätskonstruktionen. In: Michelsen, Friedrich/Müns, Wolfgang/Römmer, Dirk (Hrsg.): Dat's ditmal allens, wat ik weten do, op'n anner Mal mehr... 100 Jahre Quickborn Vereinigung für niederdeutsche Sprache und Literatur e. V., Hamburg. Hamburg 2004, S. 387–404.

Lucius-Hoene, Gabriele: Narrative Identitätsarbeit im Interview. In: Griese, Birgit (Hrsg.): Subjekt – Identität – Person? Reflexionen zur Biographieforschung. Wiesbaden 2010, S. 149–170.

Lucius-Hoene, Gabriele/Deppermann, Arnulf: Rekonstruktion narrativer Identität. Ein Arbeitsbuch zur Analyse narrativer Interviews. Opladen 2002.

Lucius-Hoene, Gabriele/Deppermann, Arnulf: Narrative Identität und Positionierung. In: Gesprächsforschung – Online-Zeitschrift zur verbalen Interaktion 5 (2004), S. 166–183. URL: http://www.gespraechsforschung-ozs.de/heft2004/ga-lucius.pdf [zuletzt aufgerufen: 29.09.2016].

Quasthoff, Uta: Erzählen in Gesprächen. Tübingen 1980.

Quasthoff, Uta: Erzählen als interaktive Gesprächsstruktur. In: Brinker, Klaus/Antos, Gerd/Heinemann, Wolfgang/Sager, Svend (Hrsg.): Text- und Gesprächslinguistik. Linguistics of Text and Conversation. 2. Halbbd. Berlin/New York 2001, S. 1293–1309.

Reershemius, Gertrud: Biographisches Erzählen auf Jiddisch. Grammatische und diskursanalytische Untersuchungen. Tübingen 1997.

Rehbein, Jochen: Sequentielles Erzählen – Erzählstrukturen von Immigranten bei Sozialberatungen in England. In: Ehlich, Konrad (Hrsg.): Erzählen im Alltag. Frankfurt a. M. 1980, S. 64–108.

Rosa, Hartmut: Identität. In: Straub, Jürgen/Weidemann, Arne/Weidemann, Doris (Hrsg.): Handbuch interkulturelle Kommunikation und Kompetenz. Grundbegriffe – Theorien – Anwendungsfelder. Stuttgart 2007, S. 47–56.

Schiffrin, Deborah: Narrative as Self-portrait: Sociolinguistic Constructions of Identity. In: Language in Society 25 (1996), S. 167–203.

Stempel, Wolf-Dieter: Zur Frage der narrativen Identität konversationeller Erzählungen. In: Lämmert, Eberhard (Hrsg.): Erzählforschung. Stuttgart 1982, S. 7–32.

Tajfel, Henri: Human Groups and Social Categories. Studies in Social Psychology. Cambridge 1981.

Thim-Mabrey, Christiane: Sprachidentität – Identität durch Sprache. Ein Problemaufriss aus sprachwissenschaftlicher Sicht. In: Janich, Nina/Thim-Mabrey, Christiane (Hrsg.): Sprachidentität. Identität durch Sprache. Tübingen 2003, S. 1–18.

Tophinke, Doris: Lebensgeschichte und Sprache. Zum Konzept der Sprachbiographie aus linguistischer Sicht. In: Bulletin suisse de linguistique appliquée 76 (2002), S. 1–14.

Sachregister

SPRACHE IN DER GESELLSCHAFT
BEITRÄGE ZUR SPRACH- UND MEDIENWISSENSCHAFT

Herausgegeben von Bernhard Pörksen und Ingrid Schröder
Begründet von Jörg Hennig, Rainer Rath und Erich Straßner

Das sprachliche Universum ist äußerst facettenreich und ausdifferenziert. Sprache, so zeigt die moderne Linguistik, zerfällt in die Sprachen einzelner Gruppen und Medien, geprägt von Tradition und Innovation, von Handlungsfeldern und Weltanschauungen. Sprache signalisiert, was als Wirklichkeit erfahren wird, wie man diese beschreibt und ordnet, um sich und andere zu orientieren. Die Reihe Sprache in der Gesellschaft hat das Ziel, Bedingungen sprachlichen Handelns in unterschiedlichen Kommunikationssphären und Praxisfeldern zu beleuchten – auch um gesellschaftlich relevantes Wissen auf hohem fachlichen Niveau anzubieten. Es gilt, das Geflecht der sprachlichen Normen und Regeln zu erforschen, die eine soziale Wirklichkeit erzeugen, stabilisieren oder verändern. Diese Normen und Regeln zeigen sich in der Analyse von Situationen und Gattungen; sie werden bei der Erforschung von kommunikativen Strategien offenbar; und sie ergeben sich aus den Zwängen des jeweiligen Mediums (Zeitung, Radio, Fernsehen, Netzmedien). Die einzelnen in dieser Reihe veröffentlichten Arbeiten analysieren – primär auf linguistischer Grundlage, jedoch mit einem programmatischen Interesse an der Verbindung von Sprach- und Medienwissenschaft auf dem Weg zu einer interdisziplinären Medienforschung – ergiebige Schnittstellen und Spannungsfelder der mündlichen und schriftlichen Kommunikation: zwischen Wissenschaft und Anwendung, Öffentlichkeit und Privatheit, Norm und Variation.

Prof. Dr. Bernhard Pörksen
Medienwissenschaft
Universität Tübingen
Wilhelmstr. 50
72074 Tübingen
Tel. +49/7071/29-72798
E-Mail: bernhard.poerksen@uni-tuebingen.de

Prof. Dr. Ingrid Schröder
Institut für Germanistik
Niederdeutsche Sprache und Literatur
Universität Hamburg
Von-Melle-Park 6
20146 Hamburg
Tel. +49/40/42838-2723
E-Mail: ingrid.schroeder@uni-hamburg.de

SPRACHE IN DER GESELLSCHAFT
BEITRÄGE ZUR SPRACH- UND MEDIENWISSENSCHAFT

Herausgegeben von Bernhard Pörksen und Ingrid Schröder
Begründet von Jörg Hennig, Rainer Rath und Erich Straßner

Band   1   Rolf Haubl: Gesprächsverfahrensanalyse. Ein Beitrag zur sprachwissenschaftlichen Sozialforschung. 1982.

Band   2   Maria Biel: Vertrauen durch Aufklärung. Analyse von Gesprächsstrategien in der Aufklärung über die freiwillige Sterilisation von Frauen in einer Klinik. 1983.

Band   3   Rainer Rath (Hrsg.): Sprach- und Verständigungsschwierigkeiten bei Ausländerkindern in
Deutschland. Aufgaben und Probleme einer interaktionsorientierten Zweitspracherwerbs-
forschung. 1983.

Band   4   Heimke Schierloh: Das alles für ein Stück Brot. Migrantenliteratur als Objektivierung des
"Gastarbeiterdaseins". Mit einer Textsammlung. 1984.

Band   5   Marita Tjarks-Sobhani: Schule lernen. Eine Beschreibung von Aneignungsprozessen
situationsbezogenen Sprachhandelns. 1985.

Band   6   Jens Petersen: Sprache in der gesellschaftsorientierten Öffentlichkeitsarbeit. 1986.

Band   7   Ulrike Mühlen: Talk als Show. Eine linguistische Untersuchung der Gesprächsführung in
den Talkshows des deutschen Fernsehens. 1985.

Band   8   Eva Neugebauer: Mitspielen beim Zuschauen. Analyse zeitgleicher Sportberichterstattung
des Fernsehens. 1986.

Band   9   Wolfgang Ebner: Kommunikative Probleme tagesaktueller Berichterstattung im Fernsehen. Dargestellt am Beispiel der LANDESSCHAU BADEN-WÜRTTEMBERG. 1986.

Band 10   Friederike Batsalias-Kontés: Sprechhandlungen griechischer Grundschüler in deutscher
und griechischer Sprache. Eine empirische Untersuchung. 1988.

Band 11   Jobst Thomas: Denn sie leben ja voneinander. Analyse von Sport-Interviews im Zweiten
Deutschen Fernsehen und im Fernsehen der DDR. 1988.

Band 12   Andreas Narr: Verständlichkeit im Magazinjournalismus. Probleme einer rezipientenge-
rechten Berichterstattung im Hörfunk. 1988.

Band 13   Matthias Woisin: Das Fernsehen unterhält sich. Die Spiel-Show als Kommunikationser-
eignis. 1989.

Band 14   Nobuya Otomo: Interlinguale Interferenzerscheinungen im Bereich der Aussprache bei
ausländischen Studenten. Untersucht bei Japanern und Englischsprachlern. 1990.

Band 15   Annette Verhein: Das politische Ereignis als historische Geschichte. Aktuelle Auslands-
korrespondentenberichte des Fernsehens in historiographischer Perspektive. 1990.

Band 16   Ludwig Kohlbrecher: Differenzen. Untersuchungen zum Sprachbau der Geschlechter.
1990.

Band 17   Peter-Alexander Möller: Bedeutungen von Einstufungen in qualifizierten Arbeitszeugnis-
sen. Möglichkeitsbedingungen zur Identität sprachlicher Zeichen als Problem einer prag-
malinguistischen Untersuchung von normierten Texten. Eine empirische Fallstudie. 1990.

Band 18   Ulrich Nill: Die "geniale Vereinfachung". Anti-Intellektualismus in Ideologie und Sprachgebrauch bei Joseph Goebbels. 1991.

Band 19   Ute Burmester: Schlagworte der frühen deutschen Aufklärung. Exemplarische Textanalyse zu Gottfried Wilhelm Leibniz. 1992.

Band 20 Kirsten Brodde: Wer hat Angst vor DNS? Die Karriere des Themas Gentechnik in der deutschen Tagespresse von 1973 – 1989. 1992.

Band 21 Josef Schu: Kinder als Erzähler – Erwachsene als Zuhörer. 1994.

Band 22 Stephan Stein: Formelhafte Sprache. Untersuchungen zu ihren pragmatischen und kognitiven Funktionen im gegenwärtigen Deutsch. 1995.

Band 23 Varietäten der deutschen Sprache. Festschrift für Dieter Möhn. Herausgegeben von Jörg Hennig und Jürgen Meier. 1996.

Band 24 Christa Baldauf: Metapher und Kognition. Grundlagen einer neuen Theorie der Alltagsmetapher. 1997.

Band 25 Wolfgang Krischke: Zur Sprache der fachexternen Massenkommunikation. Mikrochips als Pressethema. 1998.

Band 26 Dieter Möhn / Dieter Roß / Marita Tjarks-Sobhani (Hrsg.): Mediensprache und Medienlinguistik. Festschrift für Jörg Hennig. 2001.

Band 27 Clarissa Blomqvist: Über die allmähliche Veränderung der Nachricht beim Redigieren. Eine linguistische Analyse der Nachrichtenbearbeitung bei der Deutschen Presse-Agentur (dpa) und verschiedenen deutschen Tageszeitungen. 2002.

Band 28 Silke Wiechers: Die Gesellschaft für deutsche Sprache. Vorgeschichte, Geschichte und Arbeit eines deutschen Sprachvereins. 2004.

Band 29 Bernd Struß: „Ewiggestrige" und „Nestbeschmutzer". Die Debatte über die Wehrmachtsausstellungen – eine linguistische Analyse. 2009.

Band 30 Walther von Hahn / Cristina Vertan (Hrsg. / eds.): Fachsprachen in der weltweiten Kommunikation / Specialized Language in Global Communication. Akten des XVI. Europäischen Fachsprachensymposiums, Hamburg 2007 / Proceedings of the XVIth European Symposium on Language for Special Purposes (LSP), Hamburg (Germany) 2007. 2010.

Band 31 Arne Roock: Wahlkampf. Eine linguistische Analyse strategischer Kommunikation. 2011.

Band 32 Yvonne Hettler / Carolin Jürgens / Robert Langhanke / Christoph Purschke (Hrsg.): Variation, Wandel, Wissen. Studien zum Hochdeutschen und Niederdeutschen. 2013.

Band 33 Alexa Mathias: Metaphern zur Dehumanisierung von Feindbildern. Eine korpuslinguistische Untersuchung zum Sprachgebrauch in rechtsextremen Musikszenen. 2015.

Band 34 Andreas Bieberstedt / Jürgen Ruge / Ingrid Schröder (Hrsg.): Hamburgisch. Struktur, Gebrauch, Wahrnehmung der Regionalsprache im urbanen Raum. 2016.

Band 35 Ingrid Schröder / Carolin Jürgens (Hrsg.): Sprachliche Variation in autobiographischen Interviews. Theoretische und methodische Zugänge. 2017.

www.peterlang.com

Milton Keynes UK
Ingram Content Group UK Ltd.
UKHW012006040923
428063UK00003B/82

9 783631 677346